안현주
다이어트

Keep Weight Training

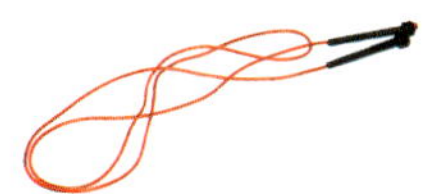

KI신서 3429

안현주
다이어트

1판 1쇄 인쇄 2011년 6월 30일
1판 1쇄 발행 2011년 7월 4일

지은이 안현주 김한상 **펴낸이** 김영곤 **펴낸곳** (주)북이십일 21세기북스
출판컨텐츠사업부문장 정성진 **생활문화팀장** 김선미
기획편집 최혜빈 **디자인** 디자인밥
영업마케팅본부장 최창규 **마케팅** 김보미 김현유 강서영 **영업** 이경희 우세웅 박민형
출판등록 2000년 5월 6일 제10-1965호
주소 (우413-756) 경기도 파주시 교하읍 문발리 파주출판단지 518-3
대표전화 031-955-2100 **팩스** 031-955-2151
이메일 book21@book21.co.kr **홈페이지** www.book21.com
트위터 @21cbook **블로그** b.book21.com

값 15,000원
ISBN 978-89-509-3185-8 13690

안현주 다이어트

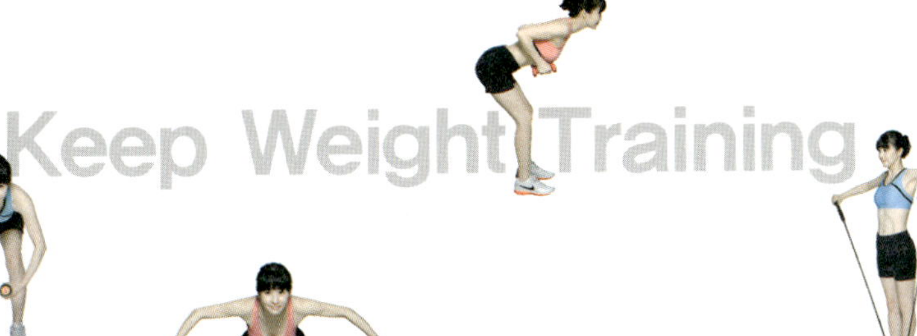

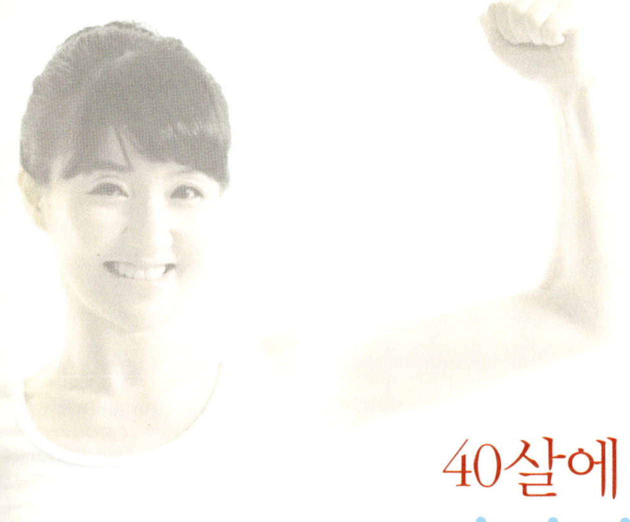

40살에 처음 시작한
다이어트

바쁘게 살아가는 우리 현대인들은 매일매일 일터에서, 집안에서, 학교에서 전쟁을 치르고 있죠. 그런데 우리에게는 피할 수 없는 또 다른 전쟁, 바로 '살과의 전쟁'이 있어요. 주변에 맛있는 음식이 너무 많은데, 신체적인 활동은 줄어들고 있잖아요? 적당히 먹고 많이 움직여야 건강하고 날씬한 몸매를 가질 수 있는데, 현실은 이와 반대죠.

특히 여성들은 결혼을 하고 아이를 낳은 뒤에는 대부분 몸매관리를 포기해요. 저 역시 결혼한 뒤, 살림하고 아이들을 키우면서 운동을 못했어요. '시간 되면 해야지, 다음 달부터 해야지, 내년에는 반드시 운동하고 말겠어!' 하면서 지금까지 지내왔답니다. 저는 평소에 계단을 오르내리기도 힘들 정도로 저질체력이었던 데다가 팔다리는 날씬하지만 세 차례의 출산으로 배만 나와 있는, '마른 비만' 몸매였어요. 운동을 시작하기 전, 전문가가 제 몸 상태를 확인하고는 6개월 동안 재활치료를 받고 나서 운동을 시작하자고 했을 정도예요.

정말 좋은 기회였던 방송국의 다이어트 프로그램이 아니었다면 지금의 몸매를 갖지 못했을 거예요. 저는 건강한 몸을 만들기 위해 열심히 노력했어요. 마흔 살에 처음으로 운동에 도전했어요. 게다가 저는 지금까지 '하루에 한 끼밖에 먹지 않는' 식습관을 갖고 있어 갑자기 운동을 하면서 식습관 조절까지 하려니 정말 힘겨웠어요.

하지만 막상 운동을 해보니 땀을 흘리고, 몸에 좋은 음식을 골라 먹고, 적당한 휴식을 취하는 일이 이렇게 기분 좋을 줄은 몰랐어요. 몸매는 더 날씬해지고, 복부도 탄탄해졌죠. 하루하루 내 몸이 달라지는 것을 보면서 운동하는 기쁨이 더욱 커졌어요. 운동, 해보니 정말 쉬워요. 이제는 운동을 하지 않은 날에는 뭔가 허전하고, 저도 모르게 체육관에 달려가고 싶은 마음까지 든다니까요.

여러분도 결심해보세요. 지금까지 수많은 방법으로 다이어트를 하고, 실패하지 않았나요? 이 책에는 내 몸을 건강하게 만들 수 있는 생활 습관과 운동을 즐기면서 건강하게 할 수 있는 방법, 그리고 정직하게 땀 흘려 몸을 만들 수 있는 체계적이고 과학적인 운동법이 있어요.

다이어트는 도전할 때도 어렵지만, 성공한 뒤에 그 몸매를 유지해 나가는 것이 더 힘들어요. 하지만 이 책을 읽는 여러분은 다를 거예요. 죽을 때까지 탄력 있는 몸을 만들 수 있는 방법이 들어 있거든요. 기초대사량이 높을수록 칼로리가 더 많이 소모되어 쉽게 살이 찌지 않죠. 열심히 운동하면 기초대사량을 높일 수 있답니다. 몸매를 계속 유지하려면 운동법과 건강한 식사법, 마인드 컨트롤하는 방법이 서로 어우러져야 하죠.
저를 보고 힘을 내세요. 평범한 아줌마였던 저도 해냈으니, 여러분도 충분히 할 수 있어요. 탄력 있는 몸매는 얻는 것만큼 유지하는 것이 중요하다는 것, 잊지 마세요.

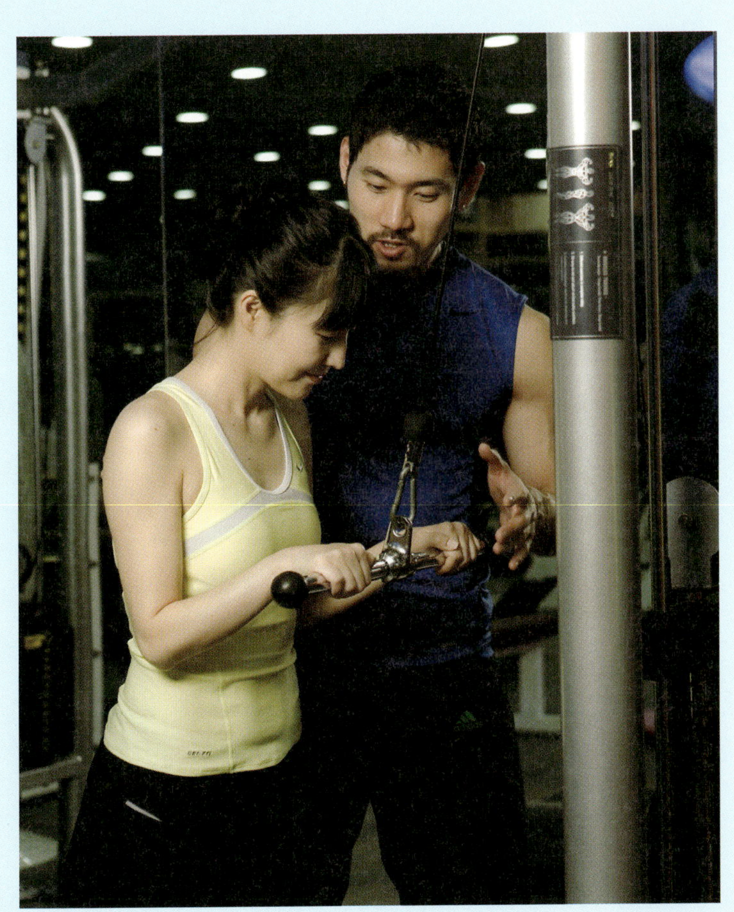

Contents

Chapter 3

도전! 안현주식 운동법

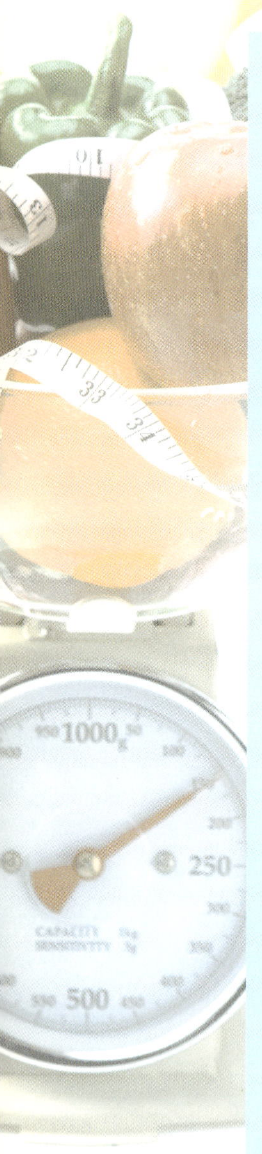

Contents

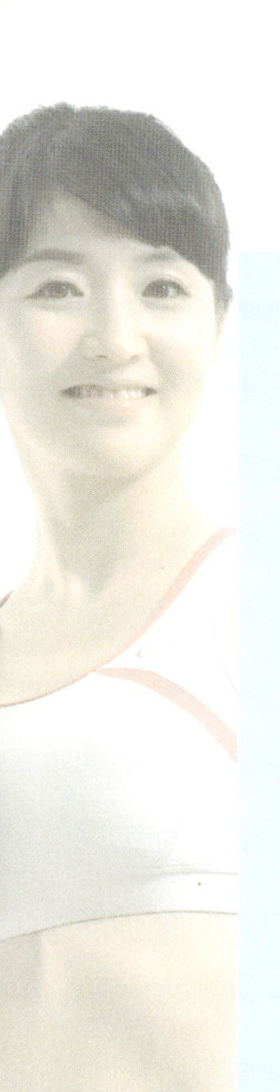

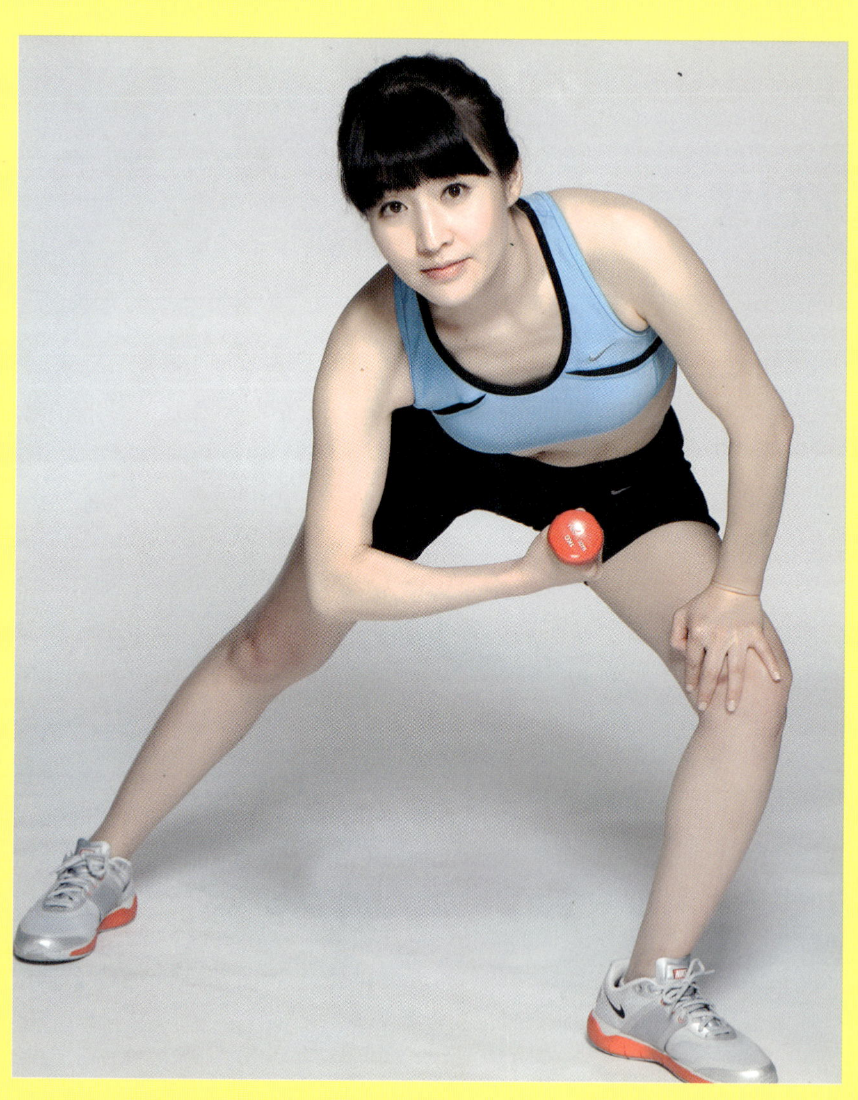

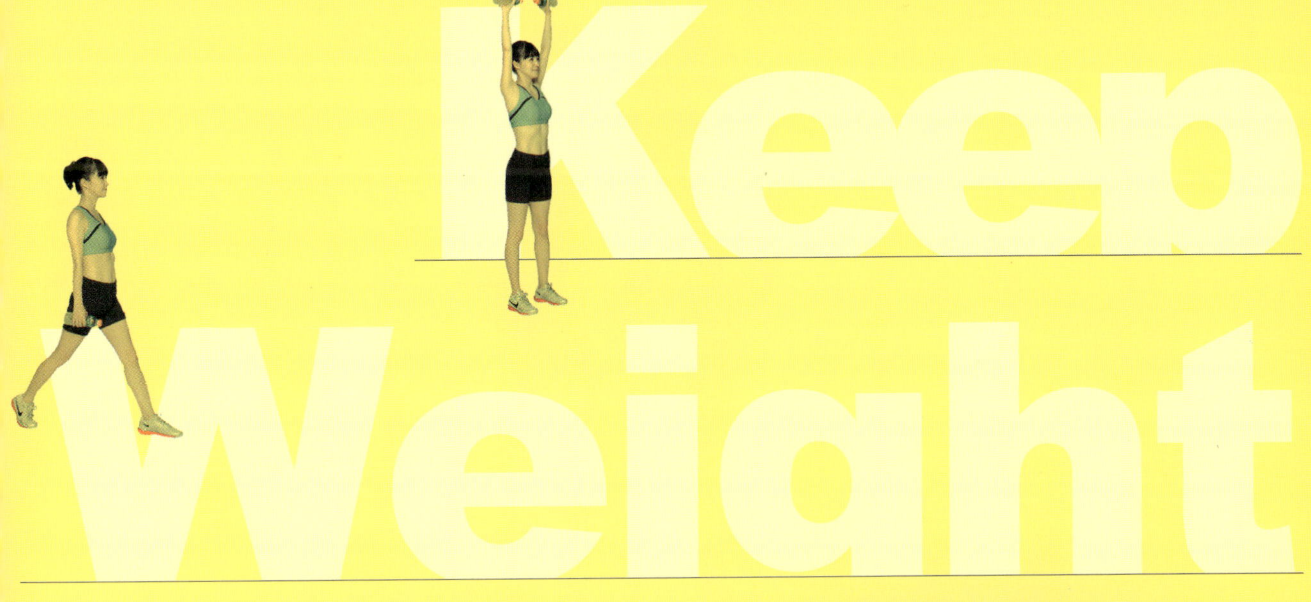
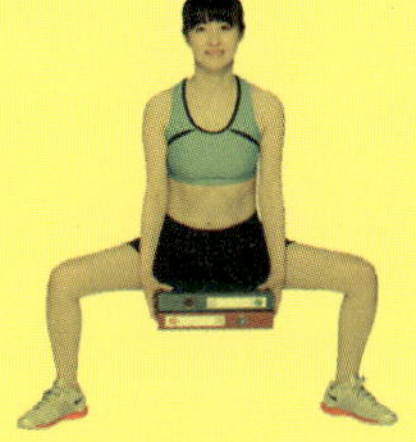

Chapter 1

몸만들기가 쉬워지는 키워드 6

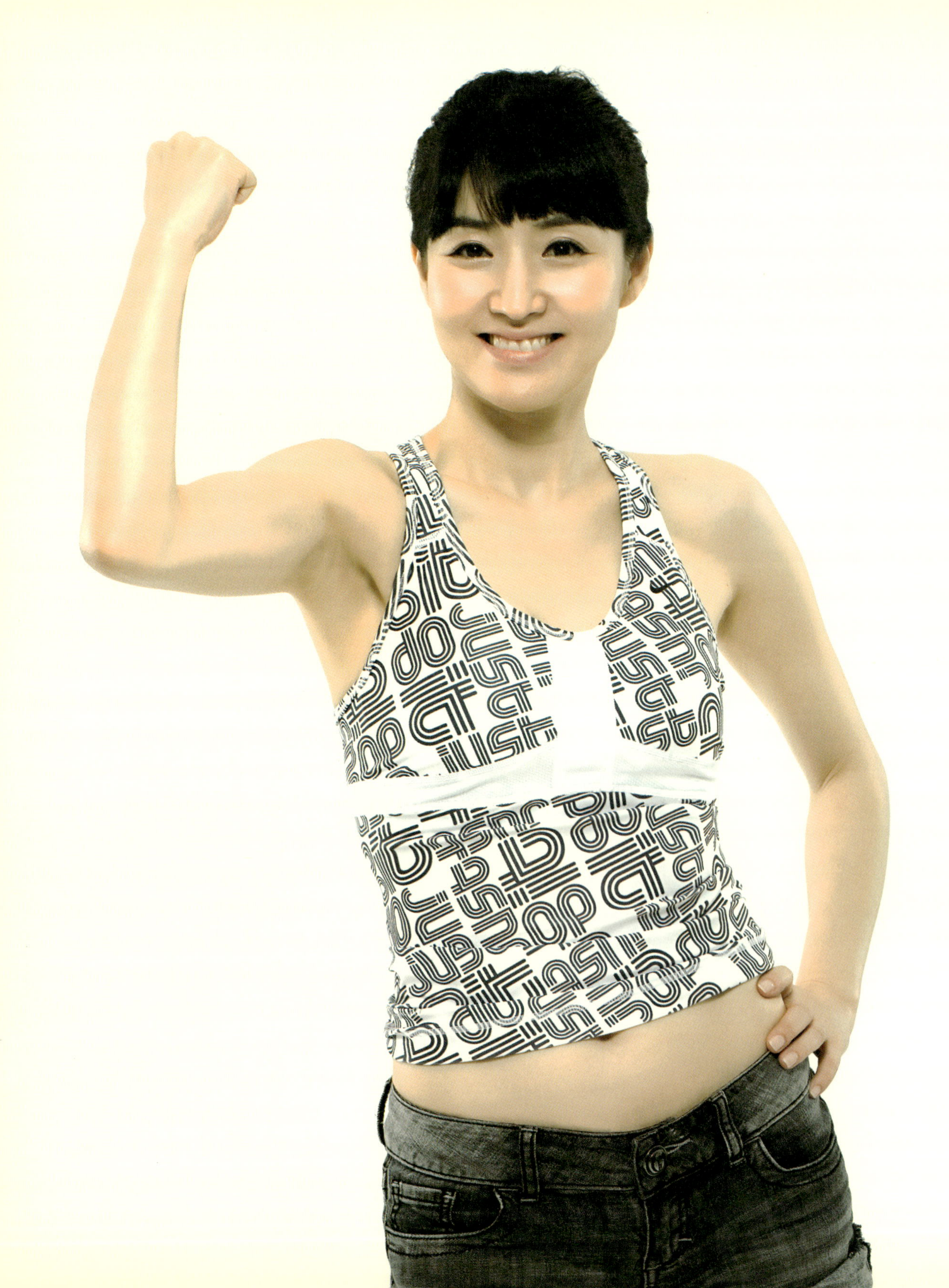

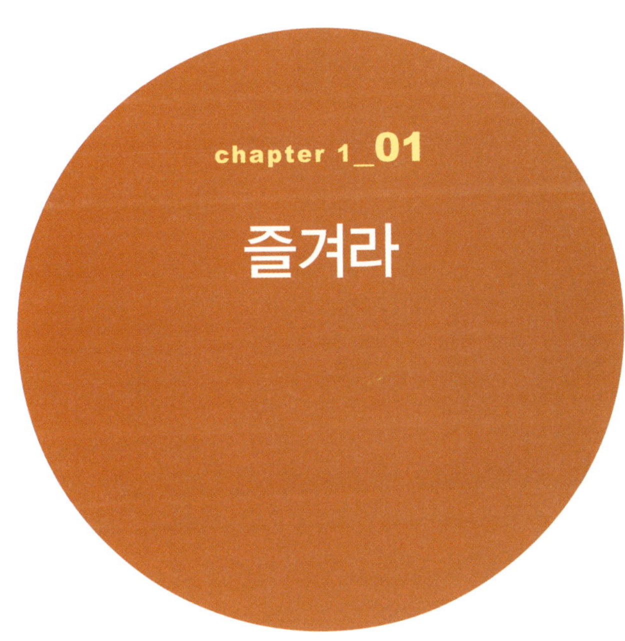

즐겨라

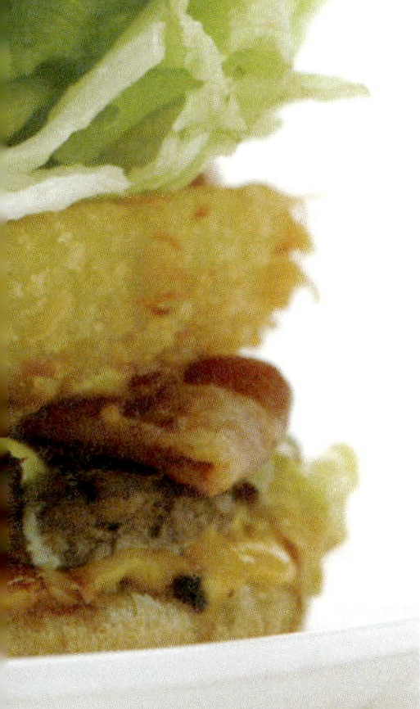

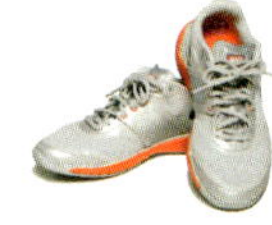

몸만들기에 앞서 가장 중요한 요령들이 있어요. 즐기면 해낼 수 있는 힘을 얻게 된다는 사실이지요.

먹고 싶은 것을 참고 기름기 없고 퍽퍽한 음식들을 먹어가며 생전 해 본 적 없는 운동을 한다는 것은 시도조차 두렵게 하는 참으로 못된 습관이지 않나 싶었어요. 이 힘든 과정을 포기하지 않고 이루어낼 수 있을까? 정말 이 과정이 지나고 나면 완벽한 몸매를 만들 수 있을까? 만약 만들어진다면 어떻게 유지하지? 평생 힘들게 먹고 싶은 거 못 먹고 스트레스를 받아야 하나? 말라 보이면 되는 것 아닌가? 수많은 생각의 꼬

15

리들이 나를 괴롭혔답니다. 시작도 하기 전에…….

참으로 놀라웠던 건 운동을 시작하고 하루하루 달라져 가는 내 모습이었어요. 변해가는 내 모습이 신기했고 자신감도 생기면서 끊임없이 '즐기자~!'를 외쳐댔죠. 간혹 다이어트와 관련된 TV 프로그램에서 고도비만이었던 출연자들이 다이어트에 성공한 순간 자신의 몸매 변화는 물론, 성격까지 변화돼 밝고 자신감 있게 행동하는 것을 본 적이 있을 거예요. 몇 주, 혹은 몇 달 동안 정말 많은 것을 참고 견뎌냈기에 그렇게 환하게 웃을 수 있지 않았을까요?

여러분들도 저처럼 즐기다 보면 어느새 자신이 원하는 날씬한 몸매와 건강을 가질 수 있을 거예요. 그럼 다 같이 한번 크게 외쳐볼까요? 피할 수 없다면 '즐겨라!'

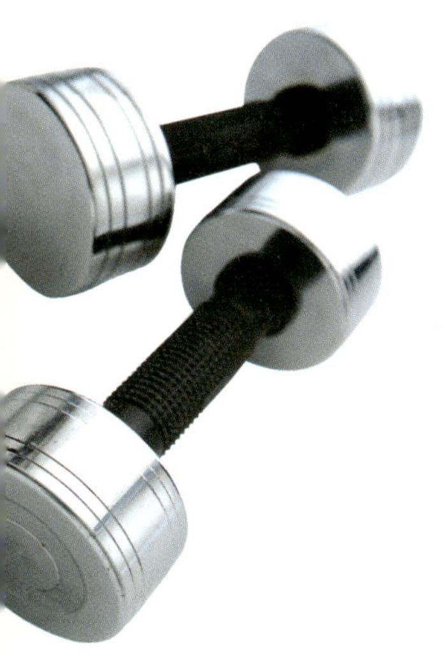

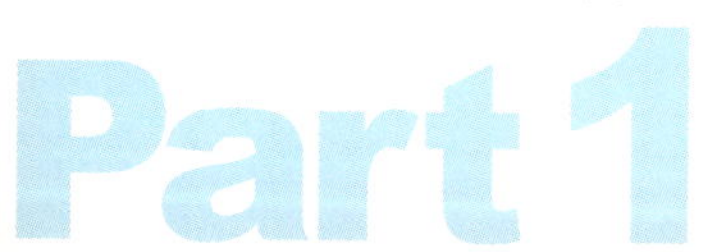

문제점을 인정하라

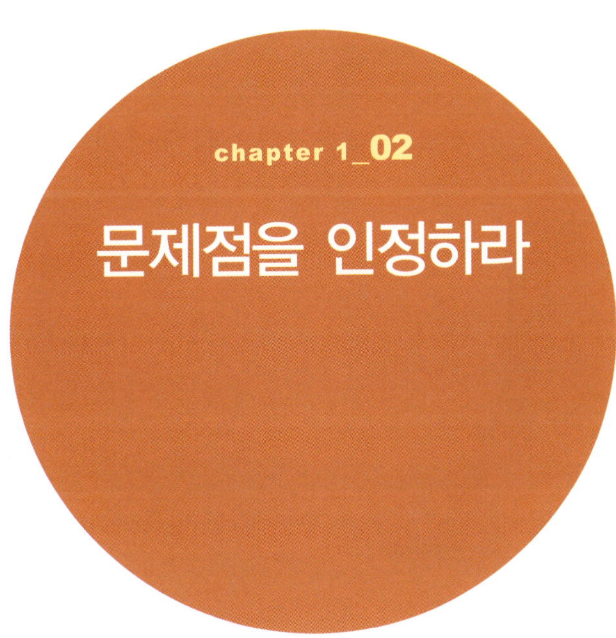

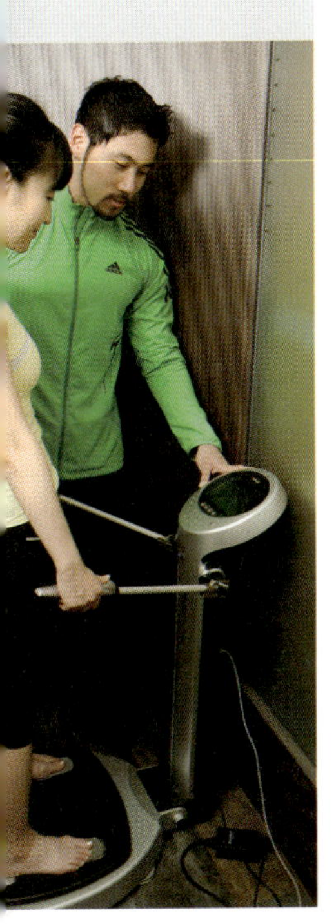

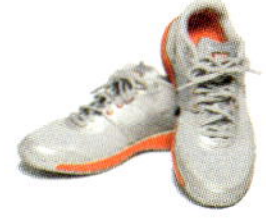

몸만들기를 시작하기에 앞서 자신의 현 상태를 파악하고 자신의 문제점이나 잘못된 습관을 인정하는 것은 매우 중요해요. 일단 지금 건강상 어떤 상태이고 체력수준은 어느 정도이며, 자신의 생활습관이나 식습관에 어떤 문제가 있는지 파악하지 못하면 효율적인 몸만들기를 할 수 없거든요. 부끄럽게도 저 또한 체력이 막연하게 약하다는 생각은 했지만 트레이너가 몸만들기를 포기할 정도로 저질인지는 몰랐답니다.

체성분 측정 결과, 부끄럽게도 현재 제 몸에 있는 근육량과 체지방률이 확실하게 드러났고 부족한 영양소가 무엇인지도 파악할 수 있었

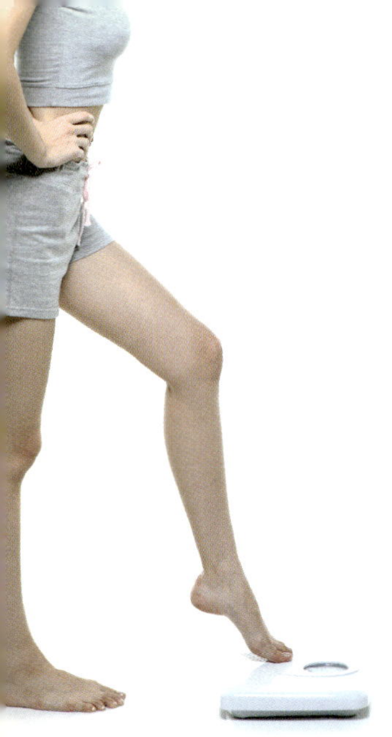

어요. 이어 앞으로 어떤 식습관을 유지해야 하고 어떤 운동 프로그램을 시행해야 할지 정확한 조언을 받았답니다. 전문가들은 객관적이고 냉정한 판단 아래 여러분의 현 상태를 파악하는 데 많은 도움을 줄 거예요.

제가 운동을 하다 보니 몸만들기에 실패하는 사람들에게 나름의 공통점이 있다는 걸 발견했어요. 그것은 바로 자신이 가지고 있는 '문제점'을 '문제점'으로 받아들이려고 하지 않는다는 것이었죠. 누가 보더라도 남들보다 더 많이 먹고 움직이는 걸 싫어하는 치명적인 '문제점'을 가지고 있는데도 자신은 별로 많이 먹지도 않는데 왜 살이 찌는지 모르겠다고 말하는 사람들이 있더라고요. 옆에서 보고 있으면 참 답답해요. 직설적으로 말해주기엔 너무 커져 버린 당신이기에……. 문제점을 자신 스스로 인식하는 것, 왜 중요한지 아시겠죠?

Part 1

목표를 설정하라

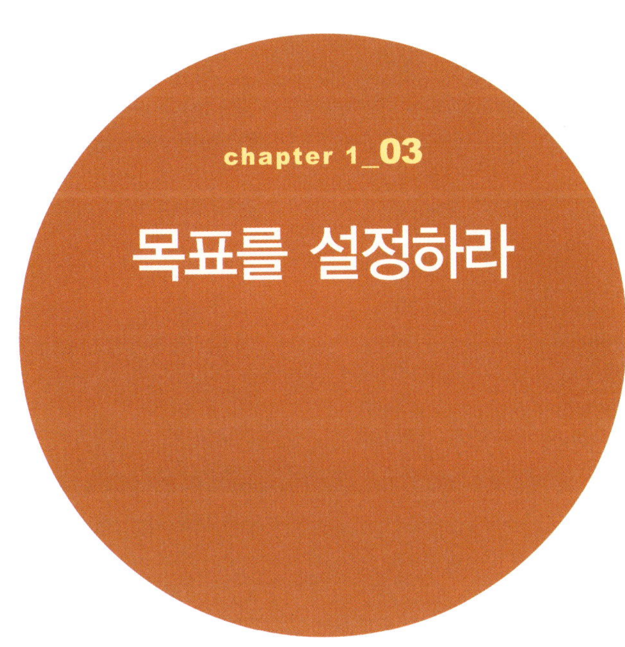

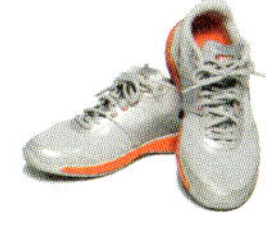

몸만들기를 할 때 막연하게 '살 좀 빼야지' '근육 좀 붙여야지' 하는 식으로 생각하고 시작하면 힘든 시기가 찾아왔을 때 자기도 모르게 주저앉게 된답니다.

기억하세요! 몸만들기 중 여러분에게 정말 힘든 시기가 찾아와서 포기하고 싶어질 때, 여러분을 다시 잡아줄 수 있는 것은 바로 뚜렷한 목표의식입니다.

그렇다면 지금 여러분의 목표는 무엇인가요? 좀 더 구체적이면서, 또한 실현 가능성이 있는 목표를 정하는 것이 무엇보다 중요해요. 저 또

한 처음에는 상품에 눈이 멀어 방송에서 1등에게 주는 여행상품이 목표였답니다. 운동신경이 뛰어난 남편을 앞세워서요. 하지만 운동을 하면 할수록 몰라보게 달라지는 제 자신을 보며 자신감을 갖게 되면서 구체적인 목표를 세우게 되었답니다. 결국 식스팩의 값진 몸매와 더불어 여러분께 저의 건강을 나눌 수 있는 계기를 갖게 된 것이죠.

자, 이제 구체적인 목표를 정하셨나요? 그렇다면 그 목표를 종이에 적어서 여기저기 붙여도 좋지만 우선, 자신의 마음속에 똑똑히 새겨두도록 하세요!

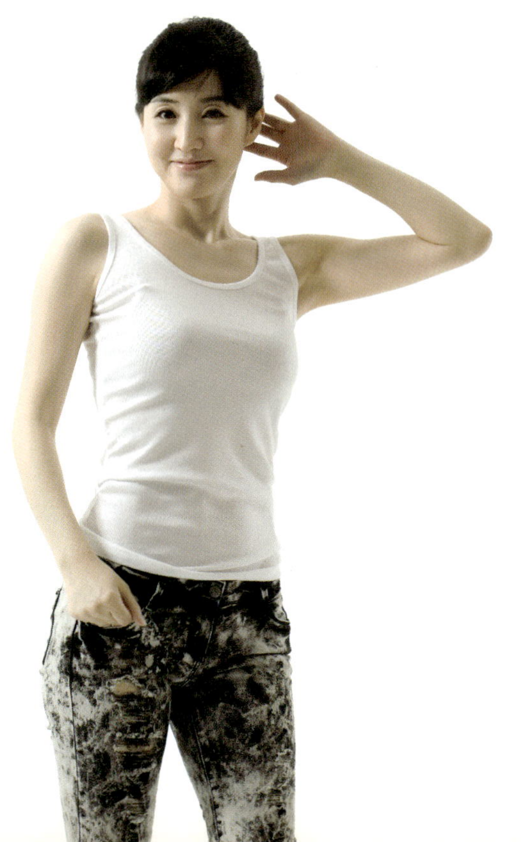

두려워하지 마라

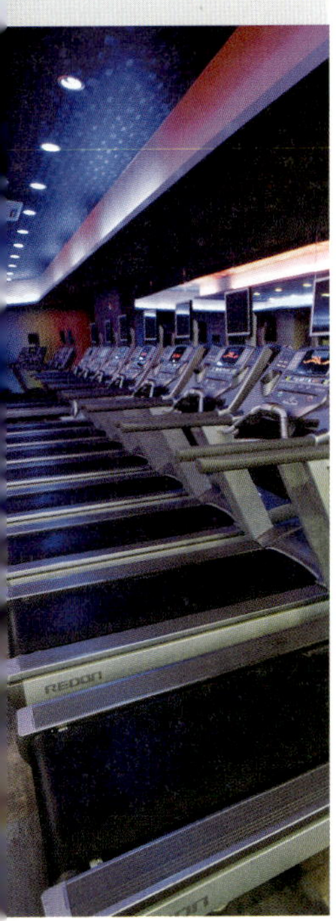

제대로
시설이 갖추어진
체육관에
가야 해요

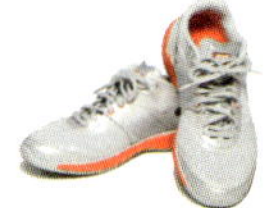

운동을 해본 적이 없는 초급자들은 운동을 시작하기 전에 미리 겁부터 먹어요. 평범한 주부가 집을 벗어나 전문적인 운동을 하는 체육관에 갈 용기가 선뜻 나지 않는 건 당연한 거죠. 물론 저도 예외가 아니었죠. 체육관에 가면 땀 냄새가 나서 왠지 불쾌하고 무엇에 쓰는 물건인지도 모르는 쇳덩이의 거대한 운동기구들과 우락부락한 남자들로 가득 차 있어 주눅 들고 용기가 나지 않았어요. 설사 문 앞까지 갔더라도 거대한 근육질의 직원을 보고 저처럼 놀라서 뛰쳐나온 적도 있었을 거예요.

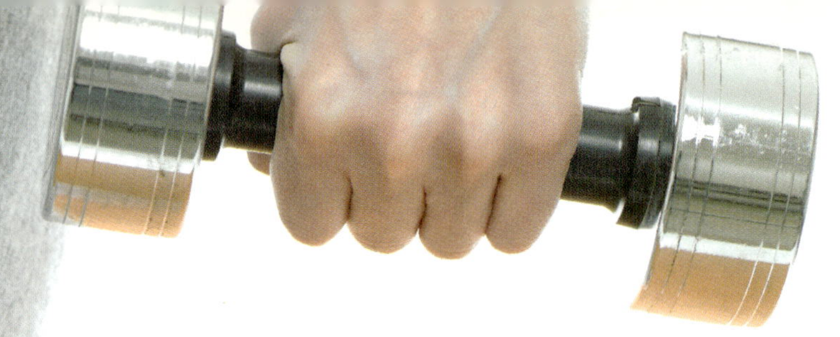

하지만 제대로 된 운동을 하기 위해서 우리는 제대로 시설이 갖추어진 체육관에 반드시 가야 해요. 여러분의 목표를 이루기 위해 부딪쳐야 할 아주 중요한 장소라는 것을 잊지 마세요.

그리고 사실 요즘 체육관들은 땀 냄새 걱정할 필요 없고 여성들을 위한 다양한 기구들도 준비되어 있답니다. 혹여 집이나 회사 근처에 있는 체육관들이 청결하지 못하고 춥고 무섭게 생긴 기구들로 가득하다 해도 목표를 향한 우리들의 열정을 막을 수는 없겠죠?

Part 1

스승을 찾아라

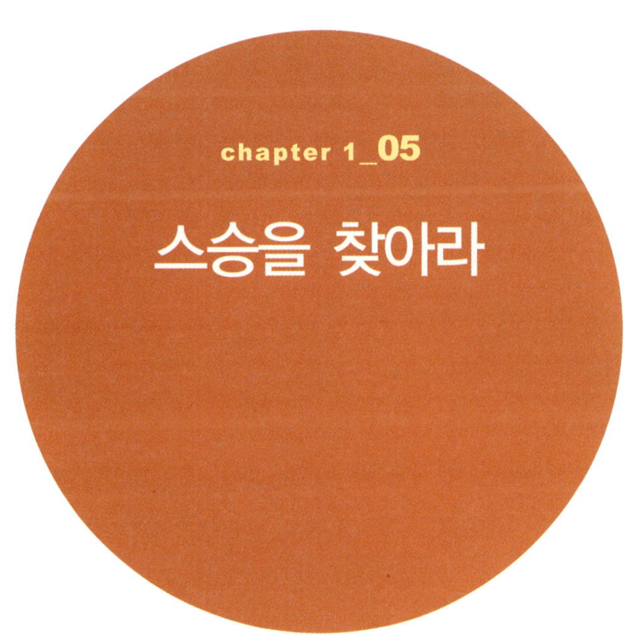

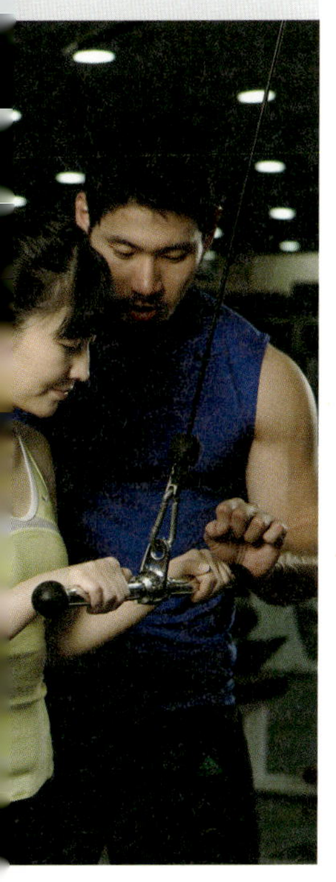

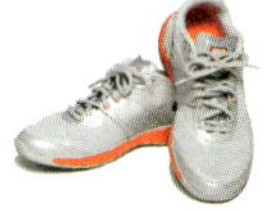

운동을 중도에 포기하게 되는 큰 이유 중 하나가 바로 제대로 된 가르침을 받지 못하기 때문이에요. 큰 맘 먹고 시작은 했지만 무엇을 어떻게 해야 할지 몰라 체육관 안에서 혼자 우왕좌왕하다가 그냥 포기해 버리는 사람들이 대부분이죠. 설령 그 체육관에 상주하는 트레이너에게 기구 사용법을 배웠다고 해도 돌아서면 잊어버리는, 주부들의 주특기인 건망증이 우리를 한없이 소심하게 만들고 말죠. 운동기구에 대한 정보나 지식도 없이 덤벼들어 오히려 몸을 상하게 하는 경우도 있고요.

이 책을 읽고 있는 분들의 대다수가 운동에 관한 한 초급자라고 봤을 때, 옆에서 올바른 운동자세와 호흡법에 대해 지도해주고 자세가 흐트러지면 그것을 바로 잡아줄 수 있는 트레이너가 꼭 필요해요. 물론 경험이 많고 풍부한 지식을 가진 트레이너일수록 더욱 좋겠죠?

제가 직접 해본 바로는 제대로 된 동작을 하기 위해선 호흡과 시선 등 신경 써야 할 부분이 많더라고요. 또 부위별 운동 때는 해당부위의 근육이 움직이는 느낌을 갖는 것이 중요한데 사실 이 부분이 초급자들에게는 가장 중요하면서도 어려운 부분이랍니다.

그래서 처음에 훌륭한 스승을 만나는 게 중요해요. 훌륭한 스승은 여러분이 운동 중 다치지 않게 올바른 자세를 알려줄 것이고 최소한의 시행착오로 원하는 목표를 이룰 수 있도록 많은 조언을 해줄 거예요. 반드시 전문가와 상의하세요!

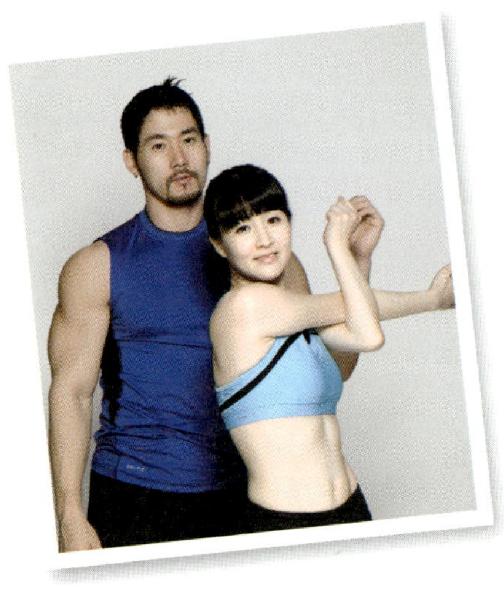

가족과 함께 하라

뭉치면
건강,
흩어지면
비만!

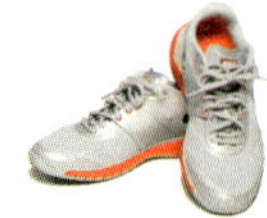

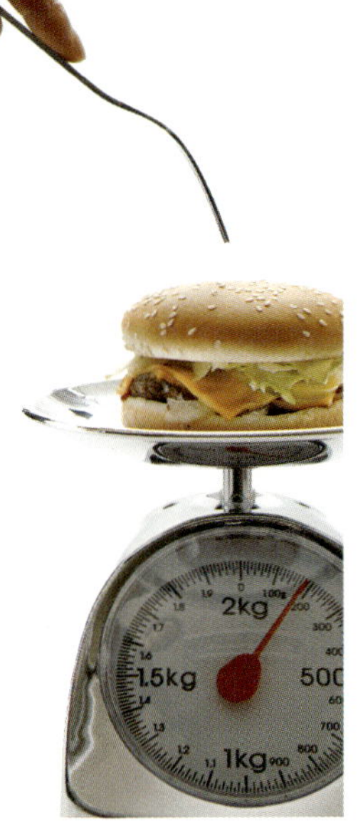

살이 찌는 가장 큰 원인은 잘못된 생활습관과 식습관이에요. 대부분의 사람들은 이 생활습관과 식습관을 가족이라는 울타리 안에서 공유하는 경우가 많아요. 엄마가 기름진 음식을 좋아해 그것을 만들면 아이들도 그 음식을 먹고, 엄마가 과식을 하면 아이들도 똑같이 과식을 하게 되는 거죠. 남편들은 외부에서의 식사로 인해 비만이 되는 경우가 많지만 아이들은 엄마의 식습관 환경에 의해서 비만이 형성된다고 해도 과언이 아니에요.

몸만들기에 필요한 여러 요령 중 중요한 한 가지가 바로 '만약 가족이 비만이면 같이 다이어트를 해야 한다'는 사실이에요. 이것은 가족들의 건강을 위한 것이기도 하지만 자신의 다이어트를 성공으로 이끄는 원동력이 되기도 한답니다.

생각해 보세요. 여러분이 다이어트를 하기 위해 힘든 운동을 마치고 집에 돌아와서 저칼로리, 저염분, 저지방, 저탄수화물의 식사를 준비해서 먹으려고 하는데, 같이 식탁에 앉은 다른 가족들은 보기만 해도 입에 침이 고이는 음식을 먹고 있다면 당신은 그 음식의 유혹을 뿌리칠 수 있을까요?

여러분의 몸만들기 다이어트가 성공하려면 가족들이 동참해야 하고 가족의 협조로 냉장고 안에 채워져 있는 음식들과 식단 또한 모두 바꾸어야 해요. 저도 남편과 함께 다이어트를 했기에 성공할 수 있었지, 남편이 제 앞에서 먹고 싶은 음식을 맘껏 먹었다면 분명히 실패했을 거예요. 뭉치면 건강, 흩어지면 비만!

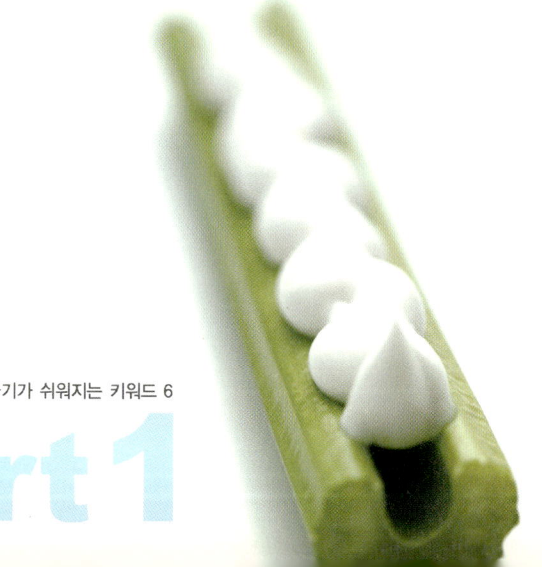

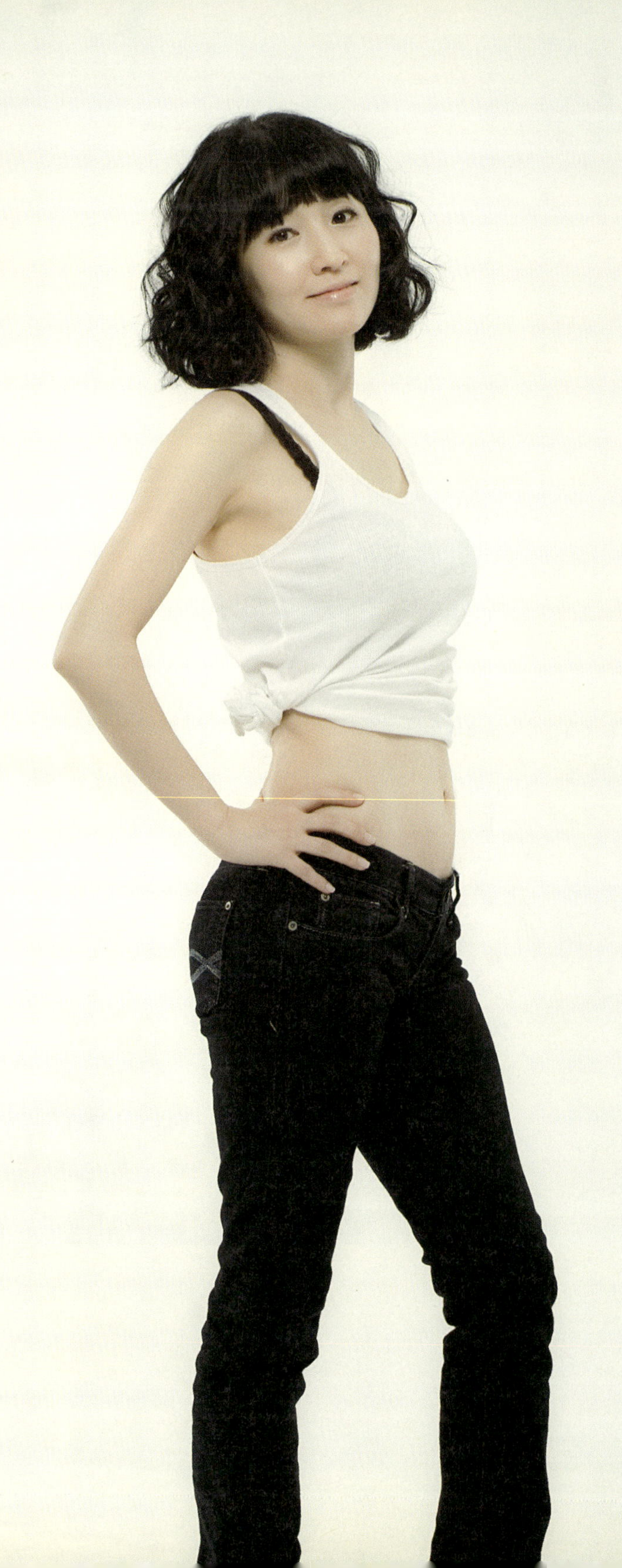

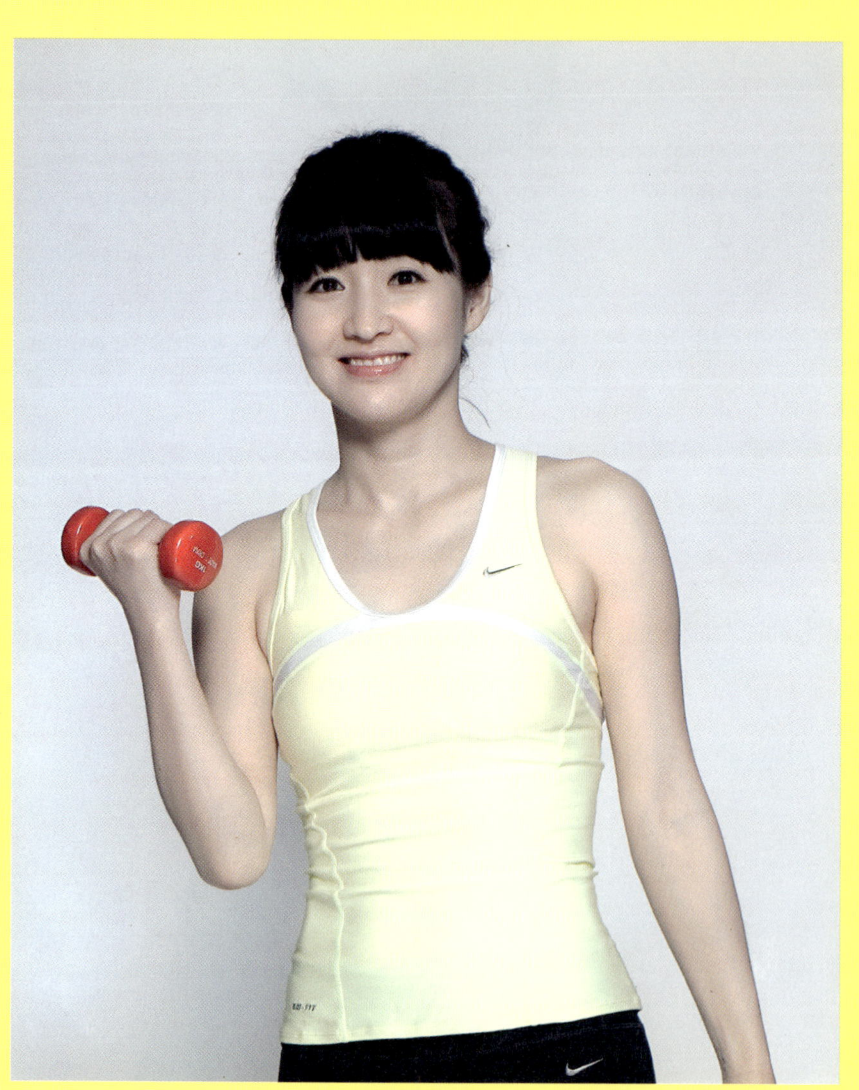

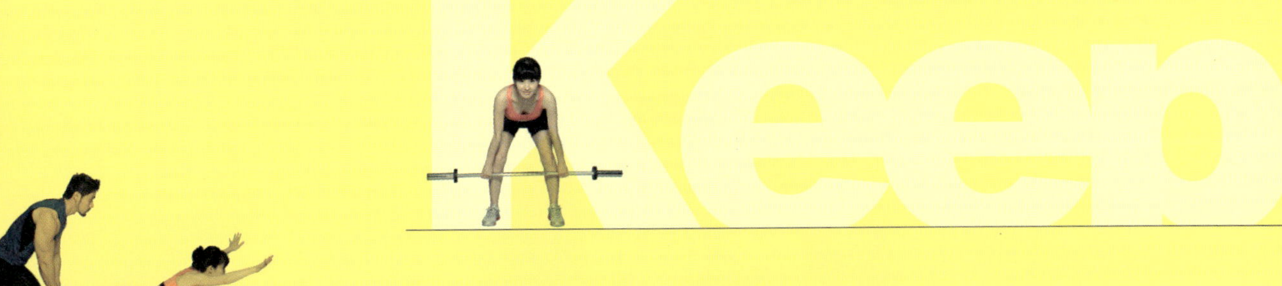

Keep Weight Training

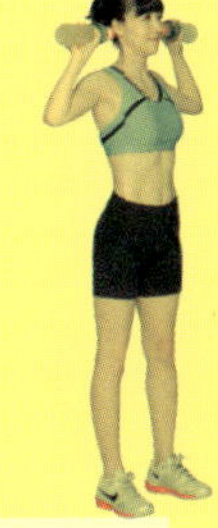

Chapter 2

몸만들기 전에 알아두자

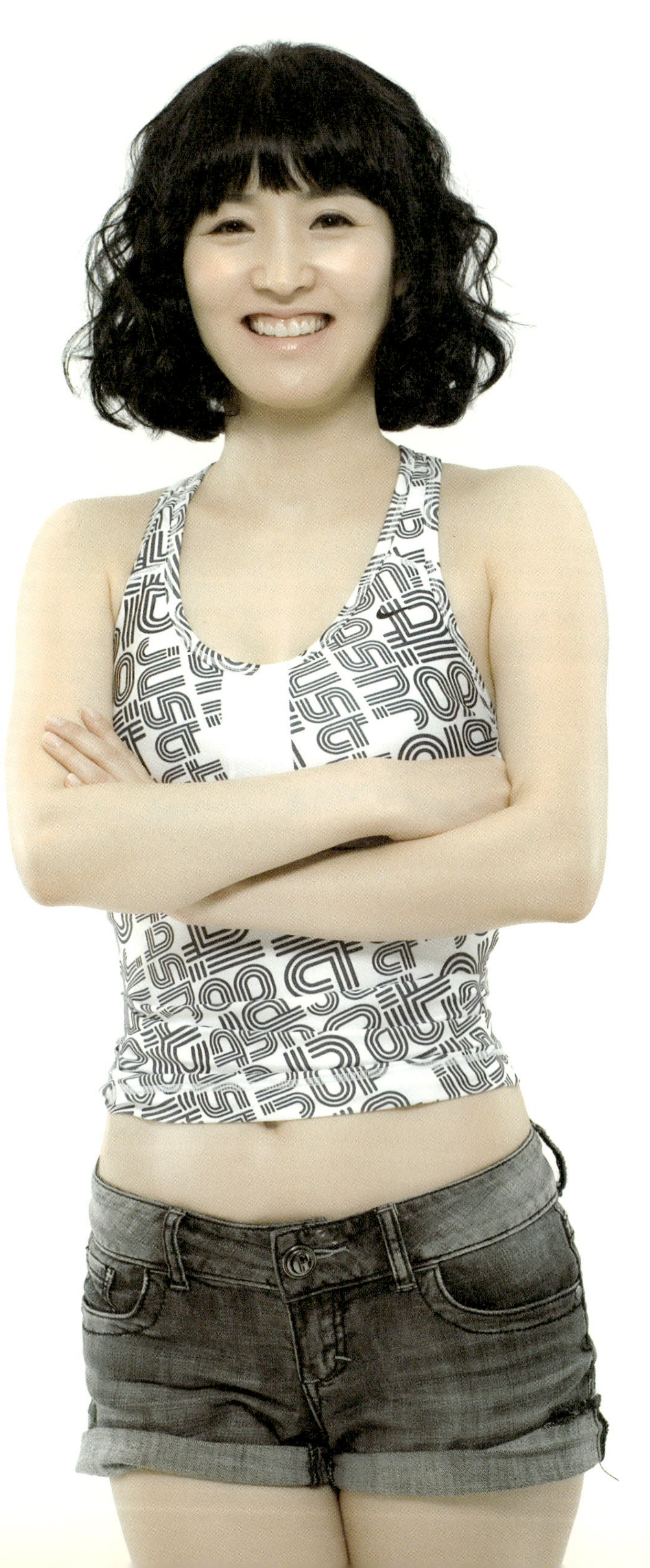

몸만들기의 3대 요소

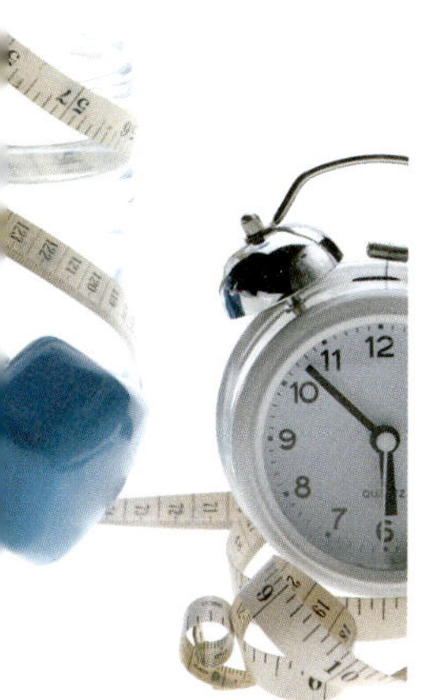

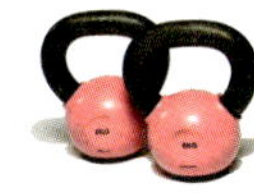

몸만들기에는 꼭 필요한 3대 요소가 있어요. 운동, 영양, 휴식 이 세 가지 요소들은 매우 중요하고 서로 상호보완적이라 어느 하나라도 소홀히 해서는 안 돼요.

첫째, 운동이 몸만들기에서 얼마나 큰 비중을 차지하는지는 운동을 해보지 않은 사람도 다 알 거예요. 우리가 지금 진정으로 원하는 목표인 '근육을 강하게 만들고 불필요한 체지방을 줄여서 건강하고 날씬한 상태'를 얻기 위해서 가장 적극적으로 실시해야 할 것은 바로 운동이에요. 운동에는 정말 여러 가지 형태의 방법이 있지만 근력운동과 유산소운동으로 크게 구분해서 좀 더 이해하기 쉽게 설명하려고 해요.

둘째는 영양이에요. 사실 3대 요소 중에 가장 큰 비중을 차지해요. 어떤 음식을 얼마만큼 먹을 것인가는 몸만들기에서 매우 중요한 부분이니까요. 대부분의 사람들이 몸만들기에 실패하는 이유도 이 영양을 소홀히 하기 때문이에요. 시간과 노력을 투자해 운동을 하는 것은 누구나 할 수 있지만 정해진 음식을 정해진 양만큼만 먹으면서 운동을 계속해나가는 것은 생각만큼 쉽지가 않아요. 아니, 아주 어렵답니다.

셋째는 휴식이에요. 휴식은 몸만들기에 있어서 매우 중요한 부분임에도 불구하고 종종 간과되곤 해요. 몸을 만들겠다는 욕심이 크면 클수록 더 많이 운동해야 한다고 생각하고, 쉬면 안 된다고 생각하기 쉽거든요. 심하면 오버트레이닝 증후군으로 이어져 운동의 부정적인 면을 더 많이 경험하게 되지요.

근력운동을 예로 설명하면 근육은 운동으로 자극을 주고, 양질의 영양을 공급하고, 쉬는 동안 자라게 돼요. 그런데 지속적인 운동으로 근육에 계속 자극만 주고 회복할 시간을 주지 않는다면 근육은 성장하지 못하고 점점 더 피로가 누적되어 결국 부상을 입거나 처음보다도 못한 상태가 될 수도 있어요.

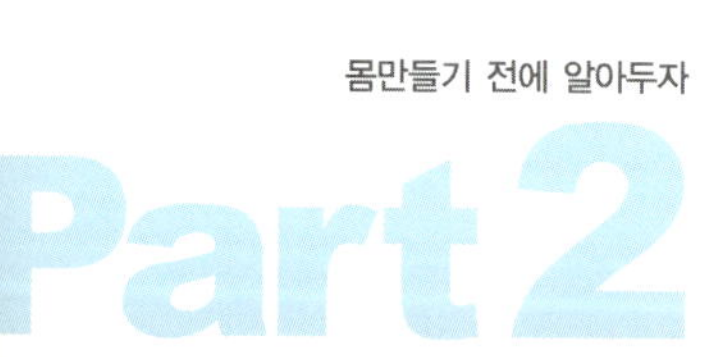

기초대사량의 비밀

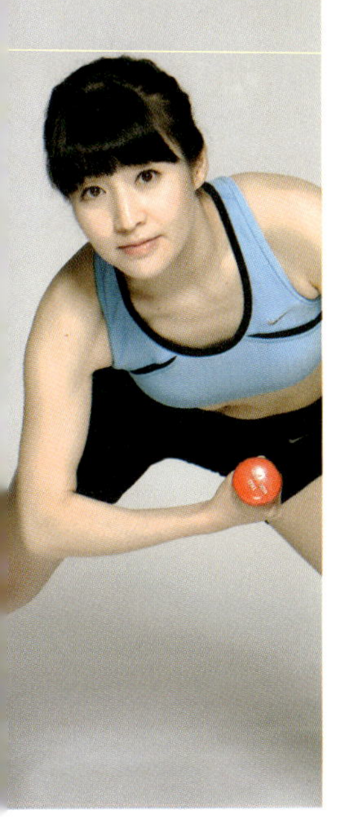

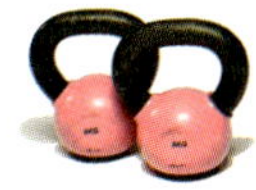

기초대사량은 평생 날씬한 몸매를 유지하는 데 정말 중요한 역할을 해요. 기초대사량은 생물체가 생명을 유지하는 데 필요한 최소한의 에너지량, 즉 온종일 아무것도 하지 않고 가만히 누워만 있어도 몸이 생명유지를 위해서 소모하는 에너지를 뜻해요.

기초대사량은 신장과 체중, 성별, 나이, 체성분의 구성비율, 유전 등 많은 요인으로 인해 사람마다 차이가 난답니다. 대략적으로 남자는 하루에 평균 1500~1800kcal 사이, 여자는 1200~1500kcal 사이예요.

만약 여러분 주위에 많이 먹는데도 쉽게 살이 찌지 않는 사람이 있다면 그 사람은 기초대사량이 평균보다 높은 경우가 많아요. 기초대사량이 높기 때문에 많은 칼로리를 섭취해도 그 칼로리가 몸 안의 대사활동에 에너지로 쓰이기 때문에 쉽게 살이 찌지 않는 거죠. 반대로 조금만 먹어도 살이 쉽게 찌는 사람들은 기초대사량이 매우 낮은 사람인 경우가 많답니다.

기초대사량은 운동을 할 때 더 큰 힘을 발휘해요. 같은 시간 동안 같은 강도로 운동을 해도 기초대사량이 높은 사람이 그렇지 못한 사람보다 훨씬 더 많은 칼로리를 소모해요. 결국 몸만들기의 목표는 기초대사량이 높은 몸을 만드는 거예요.

사실 기초대사량은 유전적인 요인이 커요. 하지만 열심히 노력하면 바꿀 수 있답니다. 바로 몸 안의 근육량을 늘리는 거예요! 우리 몸 안에 근육량이 늘어나면 우리 몸은 그 근육을 유지하고 움직이기 위해서 아주 많은 양의 칼로리를 필요로 하게 된답니다. 이렇게 되면 섭취하는 칼로리 중 많은 양이 근육을 유지하는 데 쓰이기 때문에 결과적으로 잉여 칼로리는 줄고 쉽게 살이 찌지 않는 체질이 되는 거지요.

빠른 효과를 보겠다고 원 푸드 다이어트나 기타 검증되지 않은 다이어트로 칼로리를 제한할 경우 체지방보다 근육량이 더 많이 줄어들어요. 처음에는 다이어트에 성공했다고 생각하기 쉽지만 근육량이 줄어들면 기초대사량이 급격히 떨어지게 되고 몸은 살이 더 쉽게 찌는 상태로 변하게 되죠. 이게 바로 요요현상의 가장 큰 원인이에요. 그렇게 기

Part 2

기초대사량이 떨어져 있는 상태로는 운동을 해도 칼로리를 조금밖에 소모하지 못하고, 먹으면 순식간에 체중이 늘어나는, 최악의 몸 상태가 된답니다. 예전보다 훨씬 많은 양의 음식을 섭취하는 제가 날씬하고 탄탄한 몸매를 유지하는 비결은 근육운동을 통해 근육량이 늘어나면서 기초대사량이 꾸준히 높아진 덕분이에요.

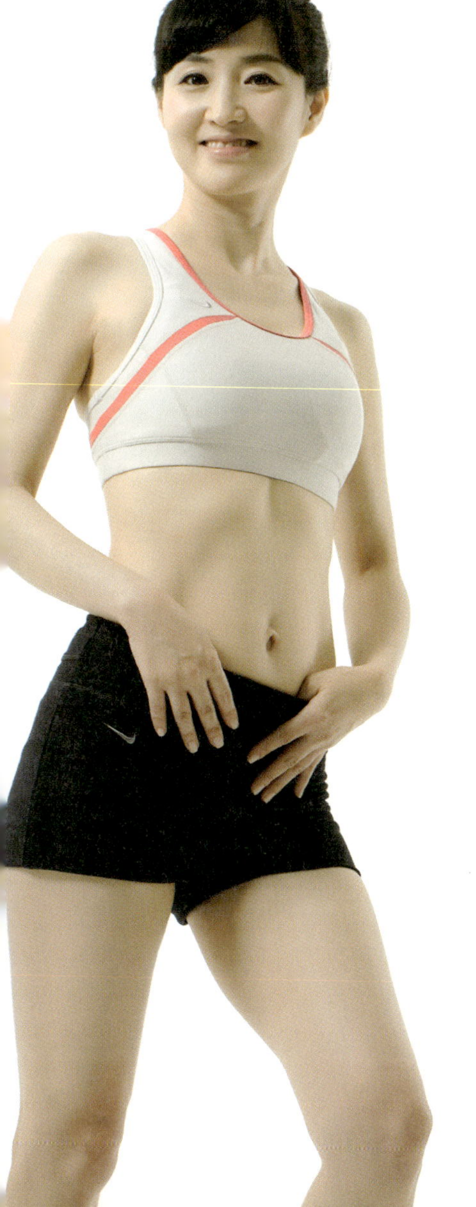

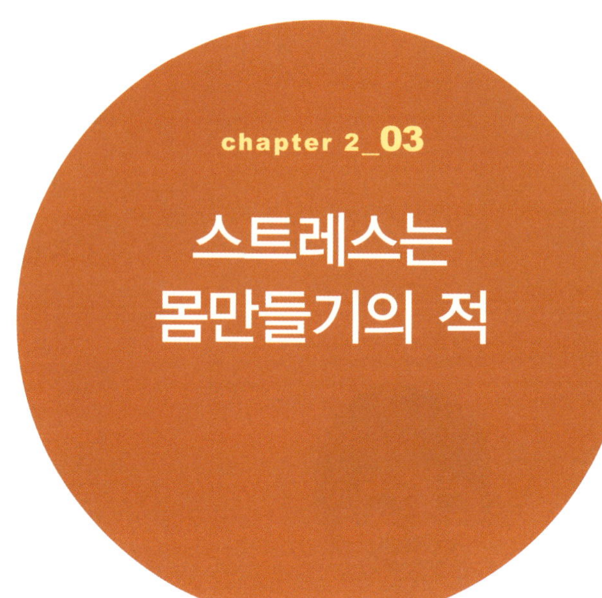

스트레스는
몸만들기의 적

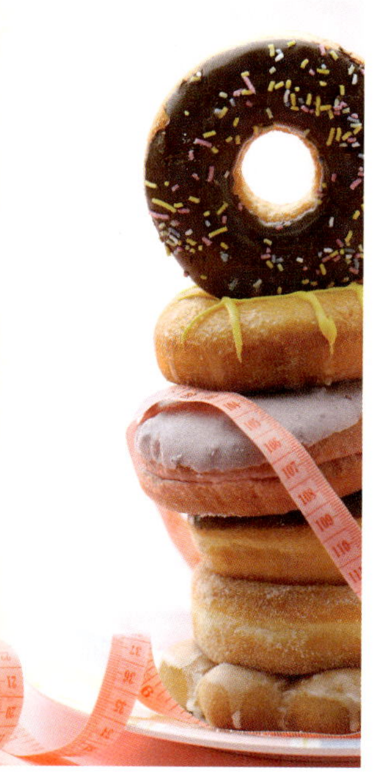

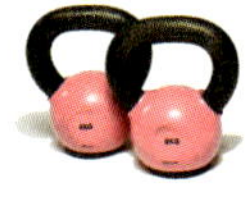

몸만들기에서도 많은 스트레스가 존재하고 그 스트레스는 여러분을 계속해서 괴롭힐 거예요. 스트레스는 몸만들기에 있어서 어떤 부정적인 작용을 할까요? 대표적인 것은 바로 스트레스 대응 호르몬인 코티솔의 과다분비! 신체가 정신적, 육체적인 스트레스를 받으면 몸은 그에 대한 반응으로 부신이라는 장기에서 코티솔이라는 스테로이드성 호르몬을 분비해요. 사실 코티솔은 스트레스에 대항해 우리 몸을 지키기 위해 분비되는 물질이지만 문제는 이 호르몬이 과다분비되었을 때랍니다.

코티솔이 과다분비되면 식욕이 증가하고 혈액 내에 포도당 수치를 높여서 체지방이 에너지로 쓰이는 것을 방해한답니다. 결과적으로 체지방 축적이 가속화되죠. 많은 여성들이 스트레스를 받으면 뭔가를 정신없이 먹으면서 푸는데, 몸만들기를 위해 계속해서 운동을 해야 하고 입에 맞지 않는 음식들을 먹어야 하는 일들로 스트레스가 쌓인다면 어떻게 해야 할까요?

그 스트레스가 육체적인 것이라면 운동량과 활동량을 줄여서 몸을 쉬게 해주어야 하고, 정신적인 것이라면 마음을 편하게 가져야 해요. 몸만들기에 성공하려면 스트레스를 쌓아두지 말고 즉시 풀어야 해요.

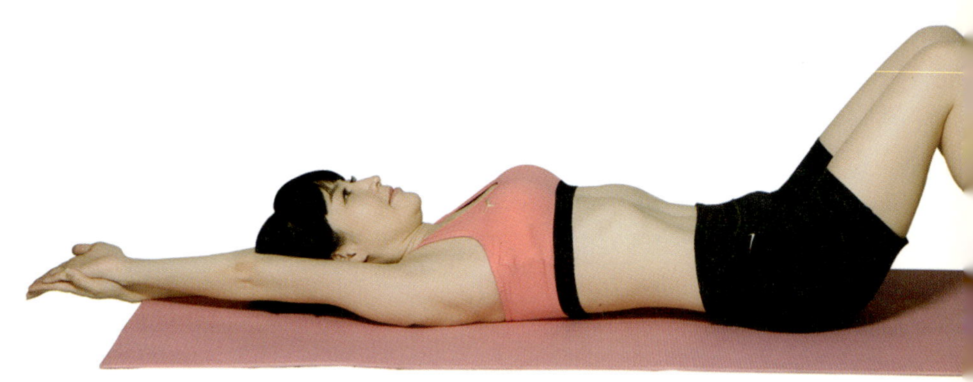

물은 많이
마셔도
절대로 살이
찌지 않아요

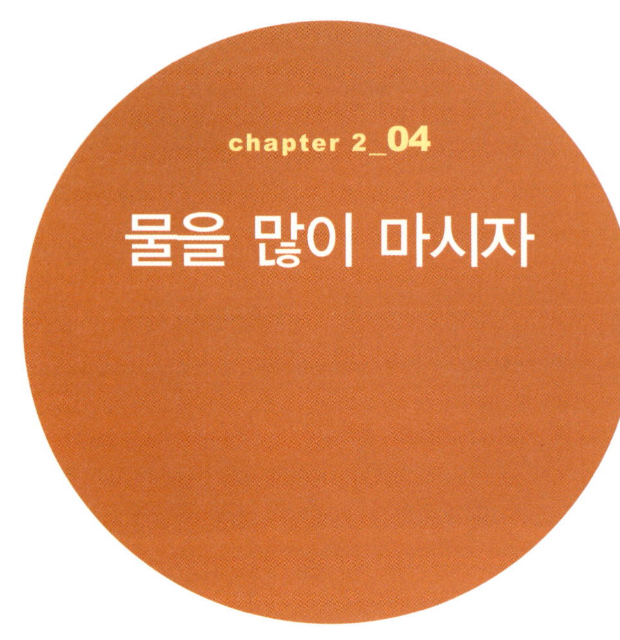

물을 많이 마시자

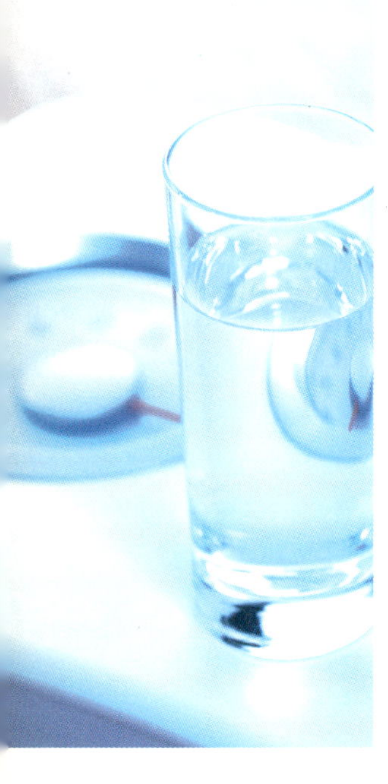

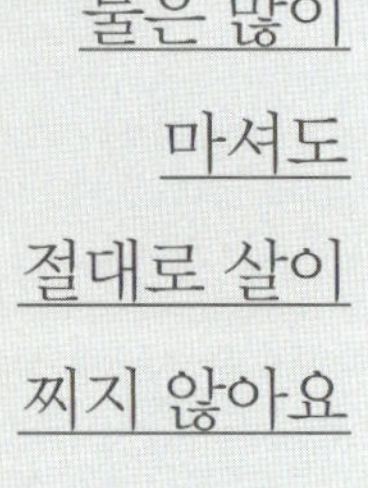

여러분은 매일 충분한 양의 수분을 섭취하고 있나요? 이 질문에 '네'라고 대답할 수 있는 사람은 많지 않을 거예요. 몸만들기에 대한 여러 속설 중에 '운동 중에 물을 마시면 운동효과가 떨어진다' '운동이 끝나고 바로 물을 마시면 다시 살이 찐다'와 같은 말이 있죠. 운동이 끝나자마자 체중이 줄어 있는 것은 운동 중 몸의 수분이 땀으로 배출된 일시적 현상으로, 물을 마셔서 수분이 보충되면 원래대로 다시 돌아오게 된답니다. 그리고 물은 칼로리가 0이기 때문에 많이 마셔도 절대로 살이 찌지 않아요.

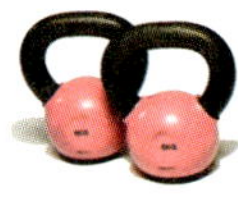

그렇다면 왜 몸을 만들 때 충분한 양의 수분이 필요한 걸까요? 가장 중요한 이유는 근육을 만들고 체지방을 태우기 위해서 꼭 필요한 것이 물이기 때문이에요. 우리 몸의 근육이 단백질로만 이루어져 있다고 생각하는 사람들이 많은데 근육의 75%가 수분, 즉 '물'이라는 사실! 근육을 유지하고 더 많은 근육을 만들기 위해서는 당연히 충분한 양의 수분을 섭취해야 하겠죠?

또 한 가지, 몸 안에서 체지방을 태워 연료로 사용하는 과정에는 화학적으로 반드시 산소와 물이 필요하답니다. 또 충분한 양의 수분 섭취는 우리 몸의 신진대사를 더욱 활발하게 하고 노폐물을 제거해 건강한 피부를 유지하는 데에도 필수랍니다.

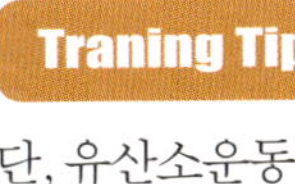

Traning Tip

단, 유산소운동을 하는 중에 물을 많이 마시면 뱃속이 출렁거려 금방 지치고 경미한 옆구리 통증 등을 유발할 수 있기 때문에 운동 전후에 물을 마셔 주세요.

주 5회 이상 운동을 하고 있다면 하루에 2.5~3L 이상을 마시는 게 좋아요. 조금씩 천천히 양을 늘려나가면서 의식하지 않아도 습관적으로 물을 마시도록 하세요. 운동 전후, 근력운동 중간에도 조금씩 자주 물을 마셔 주세요. 저도 처음엔 운동 전후 물 무게라도 줄여볼 요량으로 물을 멀리했지만, 물의 기능을 알고 난 후부터는 물을 열심히 챙겨 먹고 있답니다.

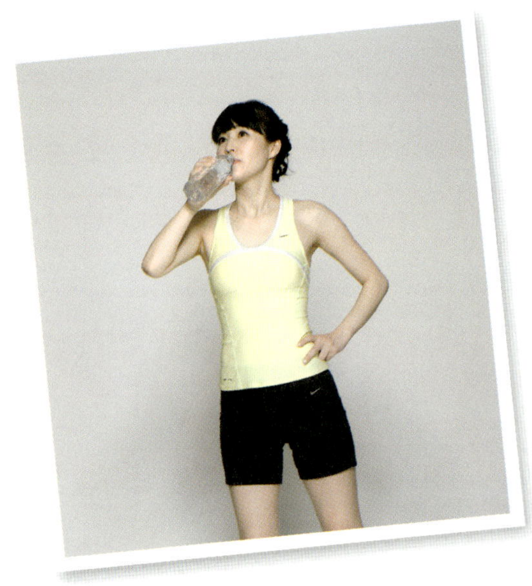

체중계보다는 거울을 믿어라

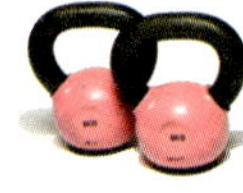

많은 사람들은 일단 다이어트를 시작하면 체중계의 숫자에 목숨을 걸죠. 하지만 체중계가 보여줄 수 있는 것은 말 그대로 체중뿐이랍니다. 몸만들기에 있어서 체중이 전부는 아니에요. 체중을 많이 줄였다고 몸이 만들어지는 것은 아니랍니다.

함께 다이어트를 한 A와 B. A는 10kg을 감량했고 B는 5kg을 감량했어요. A는 체지방을 5kg 줄였지만 근육량도 5kg이 줄었고, B는 체지방은 7kg 줄고 근육량은 2kg이 늘었어요.

A – 10kg 감량 (체지방 5kg 감소, 근육량 5kg 감소)

B – 5kg 감량 (체지방 7kg 감소, 근육량 2kg 증가)

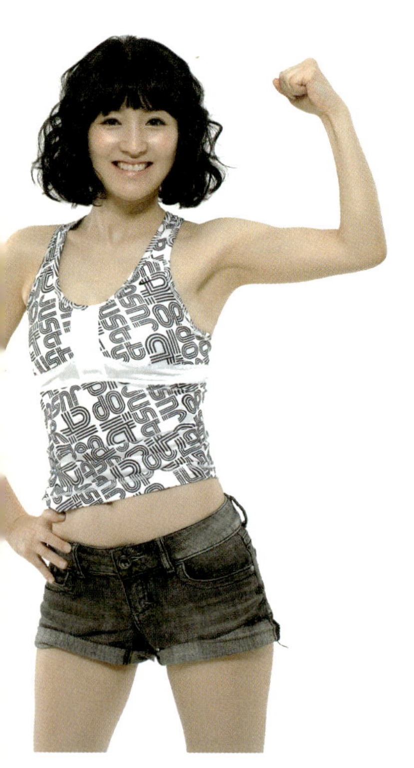

체중으로만 봤을 때는 B보다 5kg이나 더 감량한 A가 다이어트에 성공한 것처럼 보이지만 실제로는 B가 다이어트에 성공한 사례예요. B는 A보다 체지방도 더 많이 줄였을 뿐만 아니라 근육량도 늘려 아주 날씬하고 탄탄해 보이는 반면, A는 체중은 많이 줄였지만 근육을 5kg이나 잃었기 때문에 탄력이 떨어지고 기초대사량이 많이 떨어져 있는 상태랍니다.

A는 근육을 많이 잃어서 기초대사량이 대폭 감소해 있기 때문에 조금만 먹어도 다시 살이 찌게 될 거예요. B는 늘어난 근육량을 바탕으로 더 많은 운동량을 소화할 수 있기 때문에 계속해서 근육은 늘리고 체지방을 줄여나갈 수 있죠. 체중이 더디게 줄더라도 근육량을 늘려가면서 체지방만을 줄여나가는 게 올바른 몸만들기랍니다.

조급하게 생각하지 마세요. 몸만들기는 평생 해야 하는 일이랍니다. 체중계를 치워버리고 거울을 보세요. 체지방이 2kg 줄고 근육이 2kg 늘었다면 체중에는 전혀 변화가 없겠죠. 하지만 거울 속의 모습은 너무나 많이 변해 있을 거예요. 체지방이 빠져서 날씬해져 있을 것이고 근육이 늘어서 탄탄해 보일 거예요. 이게 바로 여러분이 체중계의 숫자보다 거울 속에 비친 자신의 모습을 믿어야 하는 이유랍니다.

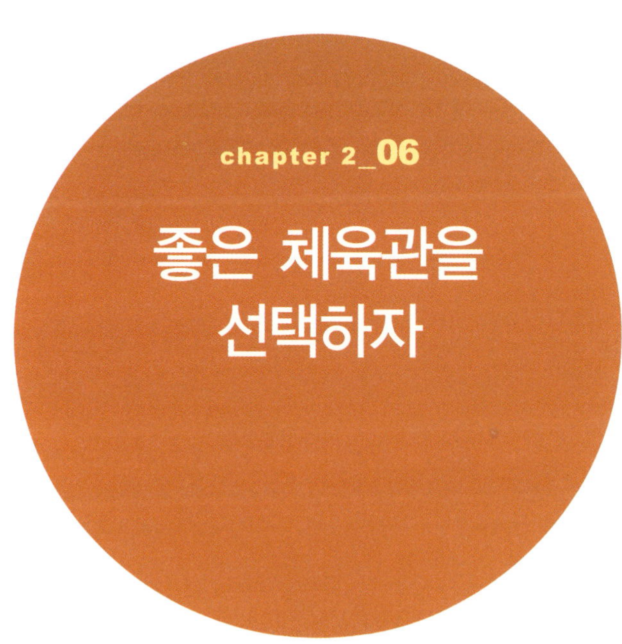

좋은 체육관을 선택하자

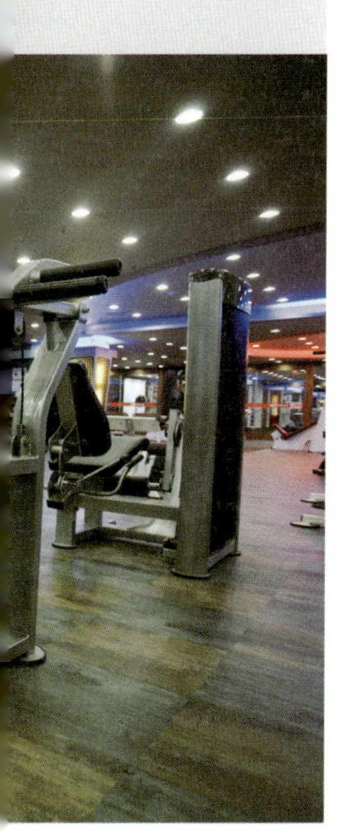

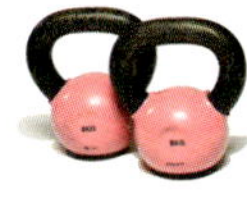

운동은 집에서 간단하게 할 수도 있고 가까운 공원이나 학교 운동장 등을 이용할 수도 있지만 정말 효율적이고 집중적인 트레이닝이 필요하다면 체육관에 가는 것이 좋아요.

집에서 운동하면 집중도가 낮아지기 쉽고 운동기구가 적어 운동 강도가 부족하기 마련이죠. 야외에서 운동하면 날씨의 영향을 받게 되고요.

그럼 좋은 체육관을 찾아볼까요? 우선은 집이나 직장에서 가까운 거리에 있어야 해요. 아직 운동이 습관화되지 않은 초급자들은 먼 거리를 오가면 지치게 되고 결국 잘 나가지 않게 돼요. 거리가 가깝다고 해도 운동기구가 턱없이 부족해 전신운동에 제약이 있다거나 유산소운동 기구가 부족해서 차례를 기다려야 한다면 곤란하겠죠? 체육관에 근력운동 기구와 유산소운동 기구가 충분한지 꼭 확인해 보세요.

체육관에는 풍부한 경험과 지식을 갖춘 트레이너들이 있어야 해요. 운동기구들의 사용법을 자세히 설명해주고 운동하다 생기는 궁금증에 대해서 명확하게 답변해줄 수 있어야 하죠. 몇몇 대형 체육관들은 PT(Personal Training)를 신청한 회원들에게만 운동을 지도해주기도 하니 꼭 확인해 보세요.

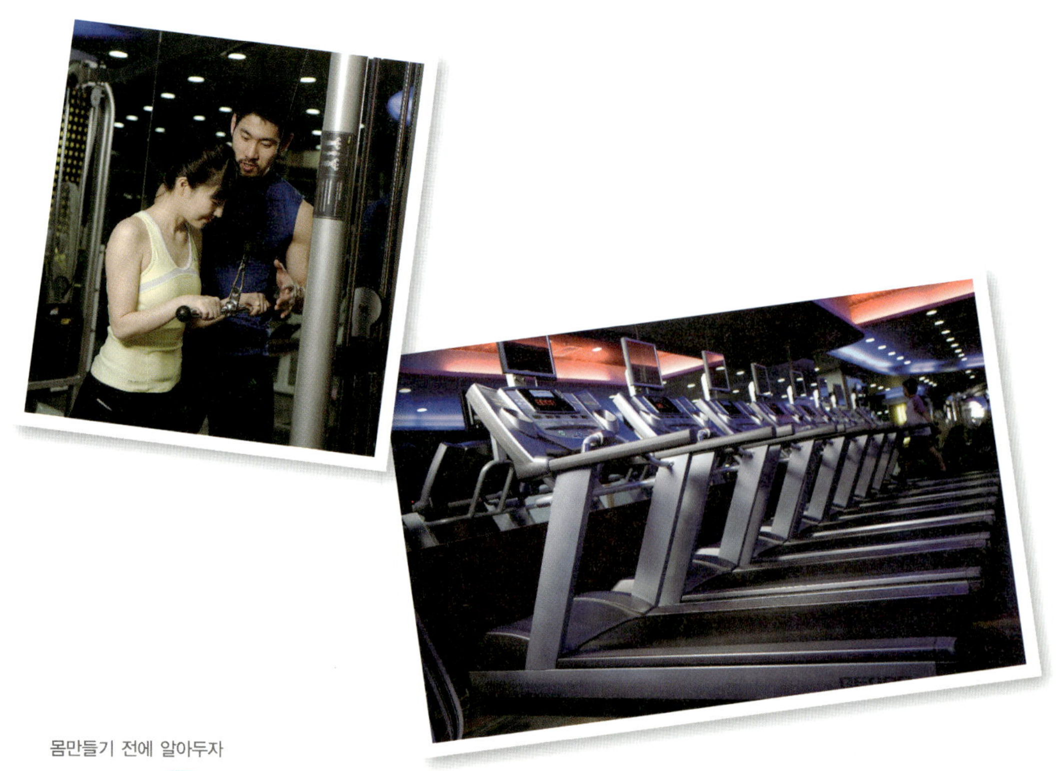

Part 2

　　체육관은 한두 달만 다니고 말 것이 아니라 앞으로 계속 다녀야 하는 곳이기 때문에 경제적으로 감당할 수 있는지도 따져봐야 해요. 덥석 등록부터 해버리지 말고 이것저것 여러 가지를 꼼꼼히 확인한 뒤 등록하는 것이 좋아요.

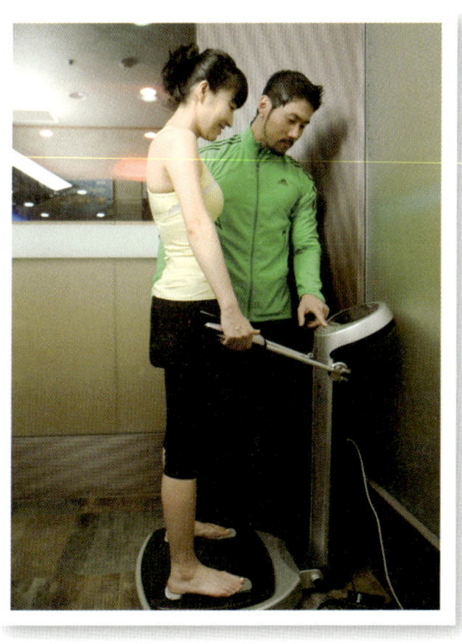

체육관에 체성분 측정기가 있는지 확인하세요. 체성분 측정기는 체중은 물론이고 우리 몸 안에 있는 체성분의 양과 비율을 보기 쉽게 표기해준답니다. 현재 몸의 건강상태를 파악할 수 있고 앞으로 어떤 방향으로 운동을 해나가야 할지 알 수 있어요. 1달에 1번 정도 주기적으로 측정해서 동기부여를 하거나 운동법을 반성할 수도 있어요.

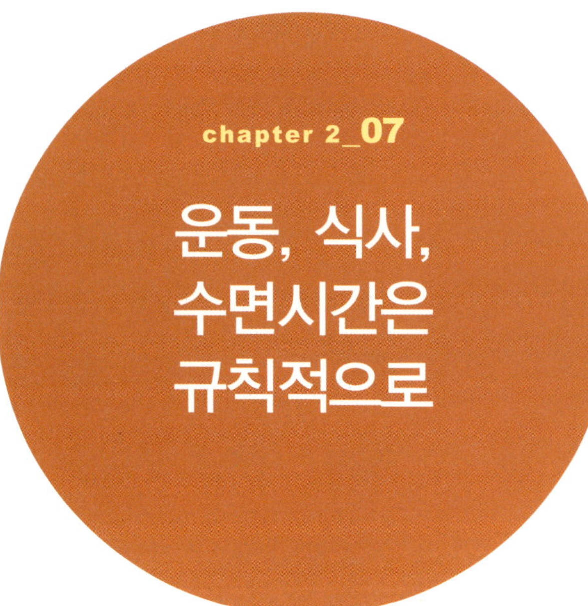

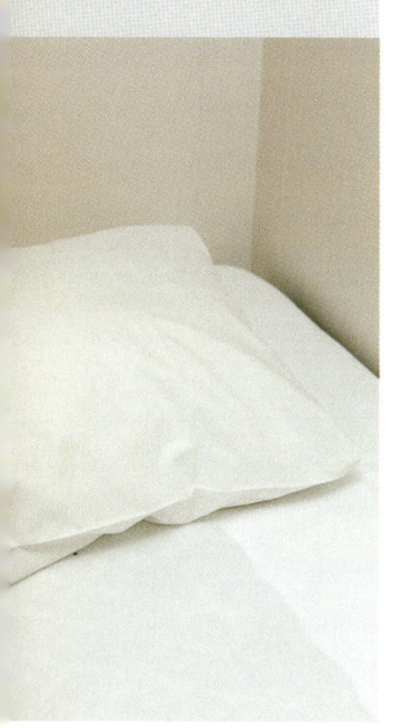

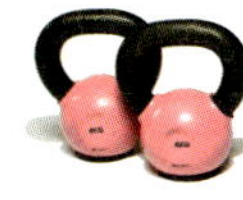

규칙적인 시간을 정하지 않고 운동을 하면 습 관이 붙지 않아서 금방 포기하게 돼요. 혹 조금 씩 시간을 내서 운동한다 해도 효과를 기대하기는 어렵죠. 그럼 어떻게 해야 할까요? 아예 운동시간부터 정해놓고 자신의 스케줄을 짜보자고 요. 물론 바쁜 현대인들에게 하루에 몇 시간을 몸만들기에 투자하라는 것은 사치라 여길 수도 있지만 꼭 기억하세요. 건강하고 멋진 몸매는 많 은 시간과 많은 노력을 투자해야만 얻을 수 있다는 것을요!

운동은 식사하고 2시간 이후에 하는 것이 좋아요. 음식물이 위에 남 아 있는 상태에서 운동을 하면 금방 지치고 소화기관에 무리가 가요. 약간 배가 고픈 듯한 상태에서 운동해야 효과적입니다. 또 잠잘 시간이 가까워지는 너무 늦은 시간에는 운동을 피하는 것이 좋아요. 운동을 하면 몸에서 아드레날린 분비 등 화학적인 작용이 일어나고 심박 수가 오르면서 약간의 흥분상태가 되기 때문에 수면에 방해를 받을 수 있답니다. 잠자리에 들기 4시간 전에는 운동을 끝내는 것이 좋아요.

식사시간도 운동시간과 마찬가지로 반드시 정해놓아야 해요. 식사를 거르면 이전보다 훨씬 더 배가 고파지고 과식을 하게 되죠. 과식은 많은 양의 잉여 칼로리를 만들어내고, 이 잉여 칼로리는 고스란히 체지방으로 전환되어 우리 몸에 축적된답니다. 또 식사를 제대로 하지 않으면 공복감을 느끼기 때문에 군것질을 하게 돼요. 군것질거리들은 영양가는 낮고 칼로리는 매우 높아서 식사로 섭취하는 칼로리를 훨씬 웃돌죠.

수면시간 역시 규칙적이어야 해요. 근육은 운동할 때 자라는 것이 아니라, 운동하고 영양을 공급한 후 충분한 수면을 취할 때 자란답니다. 또 근육을 만들고 체지방을 줄이는 데 아주 큰 역할을 하는 성장호르몬도 수면시간 동안 많이 분비된다는 것, 꼭 기억하세요. 이 모든 것들이 습관화되고 내 생활의 일부분으로 자리 잡아야만 평생 동안 멋지고 건강하며 날씬한 몸매로 살아갈 수 있답니다.

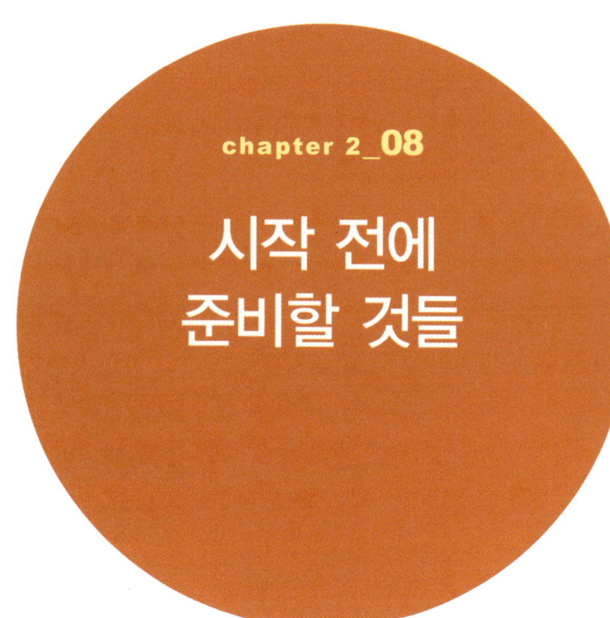

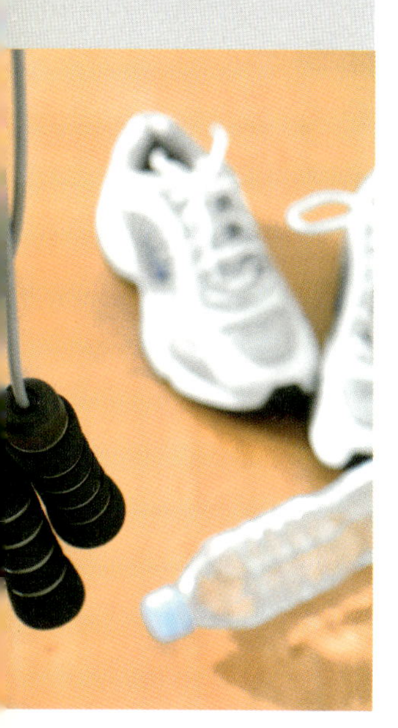

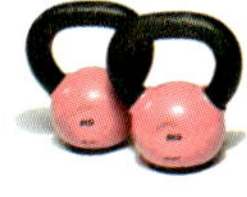

- 착용감과 쿠션이 좋은 운동화
- 트레이닝복
- 휴대용 물통
- 목표를 향한 열정과 강한 의지

사람들은 몸만들기를 위해 운동을 시작할 때 굉장히 많은 것을 준비해야 한다고 생각하지만 사실 이제 막 운동을 시작하는 사람들에게는 위의 네 가지 정도면 충분하답니다. 다른 것은 몰라도 운동화는 좋은 것으로 준비하세요. 특히 체지방을 줄이기 위해서는 유산소운동을 많이

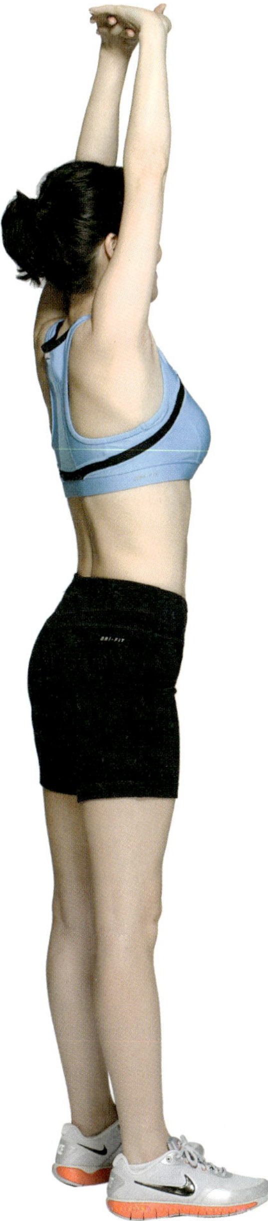

해야 하는데 가장 효과적인 유산소운동은 빨리 걷기거든요. 체중이 많이 나가는 사람들은 쿠션이 좋은 신발을 신어서 걸을 때마다 관절이 감당해야 할 부담을 덜어줘야 해요. 예쁜 디자인보다는 발에 딱 맞는 착용감과 안전성, 통풍 등이 더 중요하겠죠?

운동을 할 때 입을 트레이닝복도 준비하세요. 체육관에서 운동복을 대여해주기도 하지만 반소매 티셔츠와 반바지로 되어 있기 때문에 겨울철에는 워밍업도 힘들 뿐 아니라 감기에 걸릴 수도 있어요. 또 여러 사람이 돌아가며 같이 입기 때문에 청결문제가 생길 수 있으니 자신이 입을 트레이닝복을 따로 준비하는 것이 좋아요.

운동을 시작하기 전에 워밍업을 통해 체온을 어느 정도 올려놓아야 관절과 근육의 긴장이 풀려서 더 큰 힘을 낼 수 있고 부상을 방지할 수도 있어요. 하지만 날씨가 추워져 기온이 내려가면 체온을 올리기가 힘들어지죠. 이때는 바람막이 점퍼나 긴소매 티셔츠를 한 겹 더 입고 워밍업을 하세요. 몸이 추위를 느낄 정도로 체온이 낮다면 몸의 근육과 관절은 잔뜩 움츠러들어 긴장하게 돼요. 이 상태에서 운동하면 부상의 가능성이 아주 크답니다.

앞에서 운동 전후에 충분한 양의 수분을 섭취해야 한다고 말씀드렸죠? 나만의 물통을 휴대하기 간편한 것으로 준비하세요. 적어도 500㎖ 정도는 담을 수 있는 물통이 좋아요. 항상 물통을 휴대하고 다니면서 조금씩 자주 물을 마시도록 하세요. 한 번에 너무 많은 양을 마시면 소화

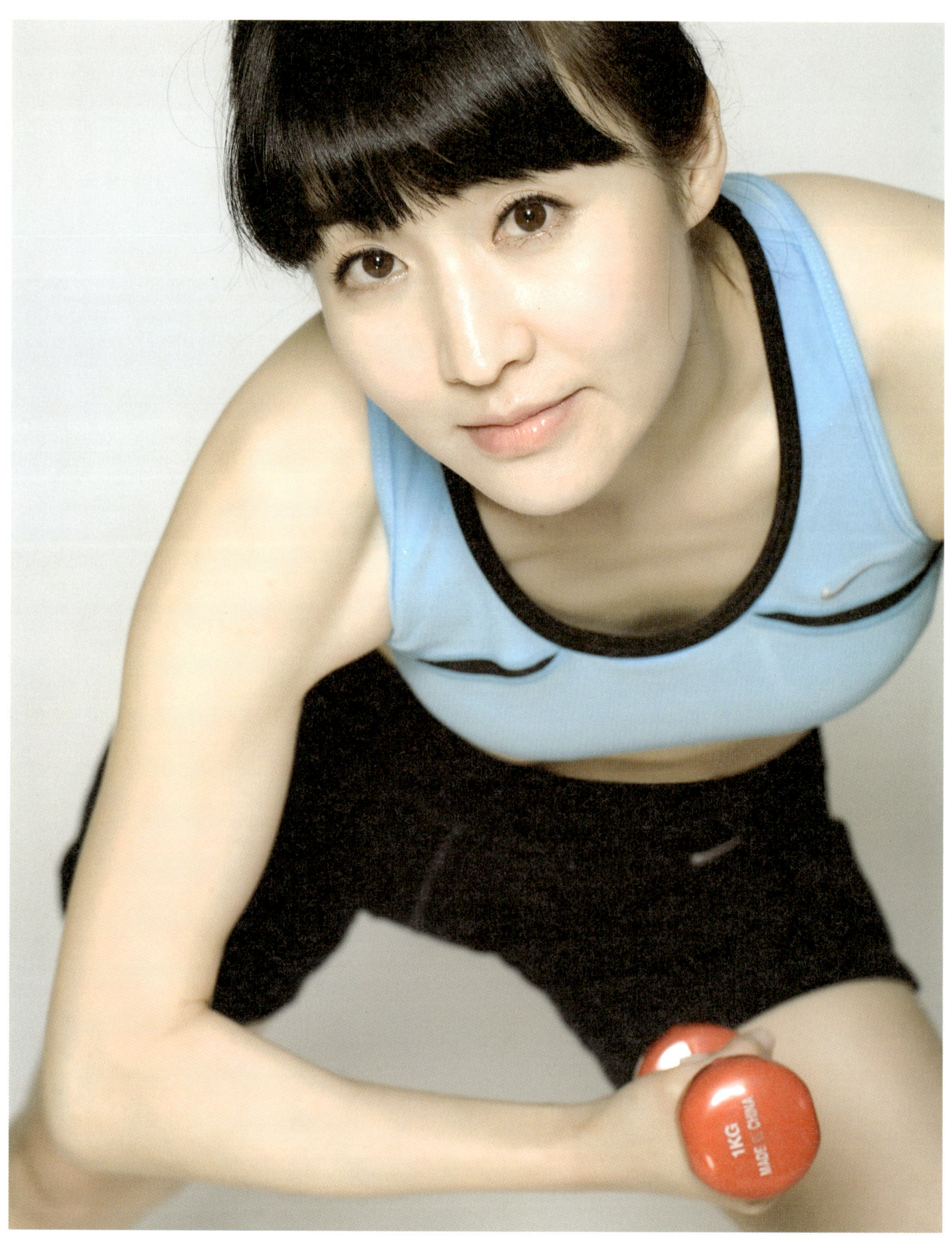

1KG
MADE IN CHINA

기관에 무리를 줄 수도 있어요.

자! 이제 몸만들기에 들어가기 전에 가장 중요한 것을 알려 드릴게요. 그건 바로 '목표를 향한 식지 않는 열정과 반드시 해내겠다는 강한 의지'랍니다. 아무리 좋은 운동화를 신고 좋은 트레이닝복을 입고서 최고급 시설을 갖춘 체육관에 다닌다고 해도, 최고의 트레이너가 아낌없이 지도한다고 해도 자신의 열정과 의지가 없다면 절대로 몸은 만들어지지 않아요. 우린 그 동안 수도 없이 결심하고, 포기하기를 반복해왔지만 무엇 때문에 계속 포기했을까요? 지치고 힘이 들 때 다시 자신을 일으켜 세워줄 열정과 의지가 없었던 탓이에요.

자신이 진정으로 원하는 것을 목표로 정하세요! 그리고 자신이 세워 놓은 목표에 대한 열정을 가지세요! 그리고 반드시 이루어내겠다는 의지를 불태우세요! 그리고 이루어내세요! 여러분도 할 수 있습니다! 국민 대표 약골 주부, 저 안현주도 해냈으니까요.

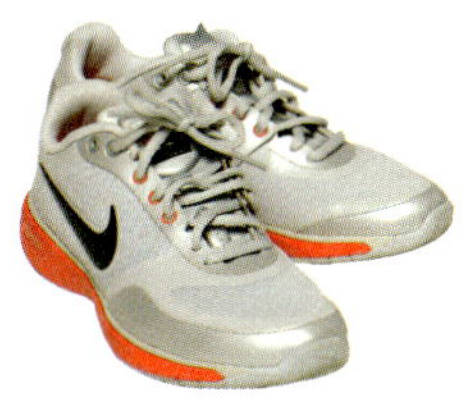

Traning Tip

운동화는 평상시에 신고 다니던 것도 별다른 문제가 없다면 사용 가능해요. 만약에 새로 하나 구입할 의사가 있어서 매장에 간다면 저녁시간에 가도록 하세요. 사람의 발은 아침보다는 저녁에 조금 더 커져 있답니다. 디자인이나 색상을 떠나, 신었을 때 편안한 느낌이 드는 운동화가 좋은 운동화랍니다.

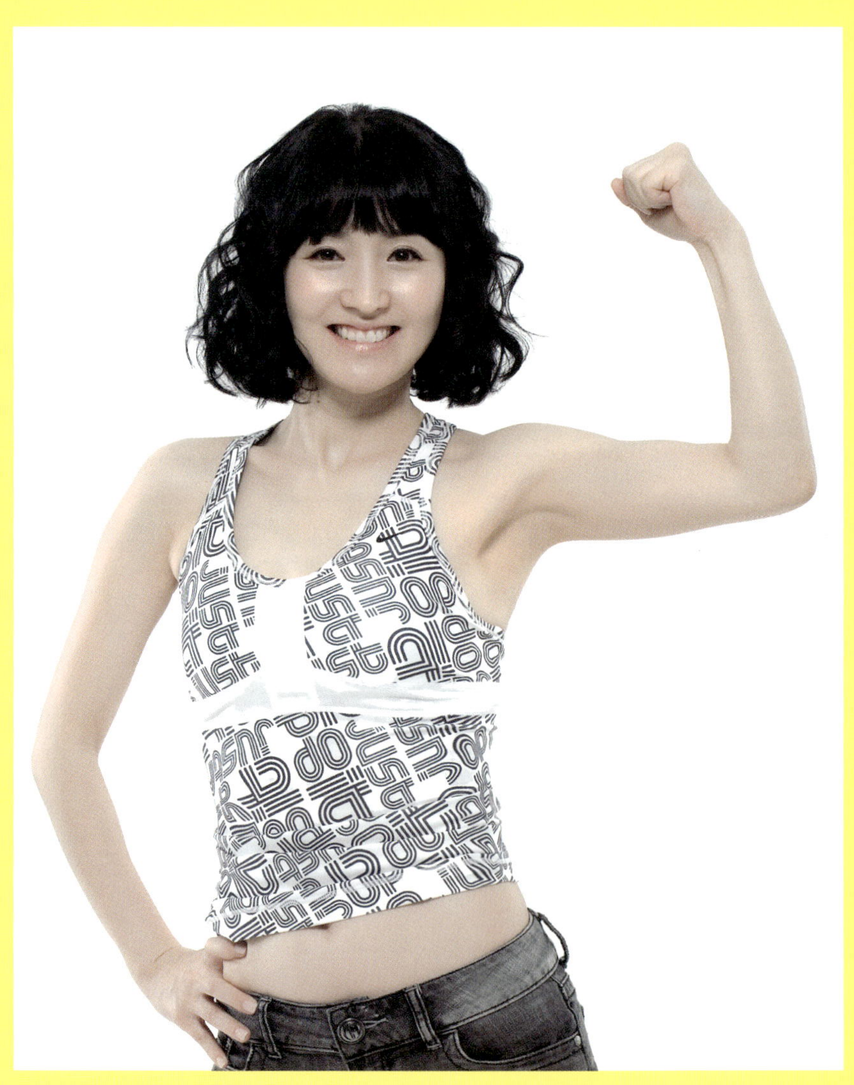

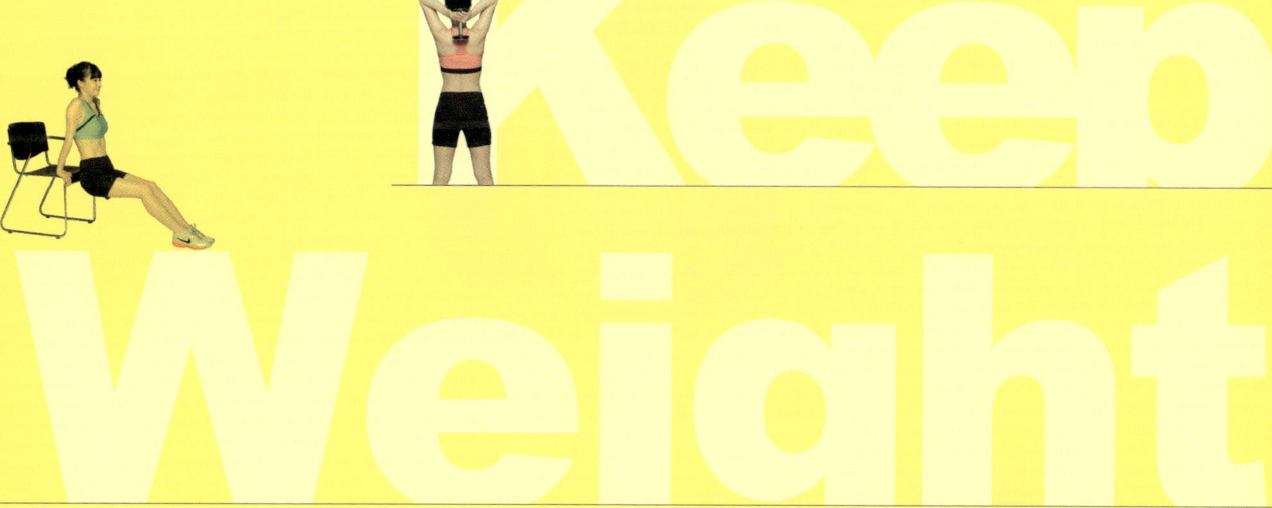

Chapter 3

도전!
안현주식 운동법

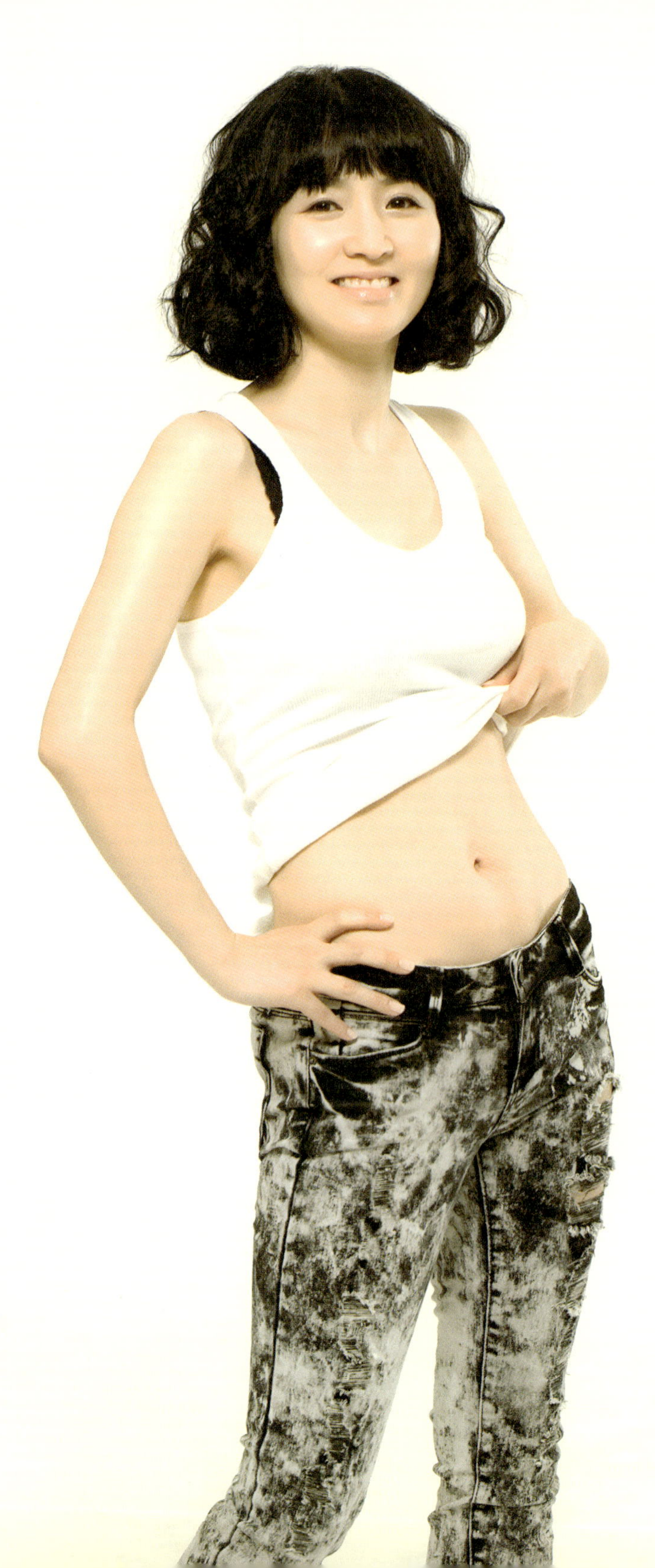

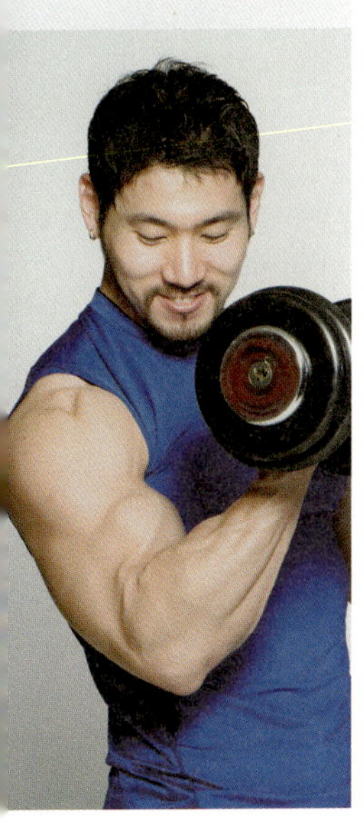

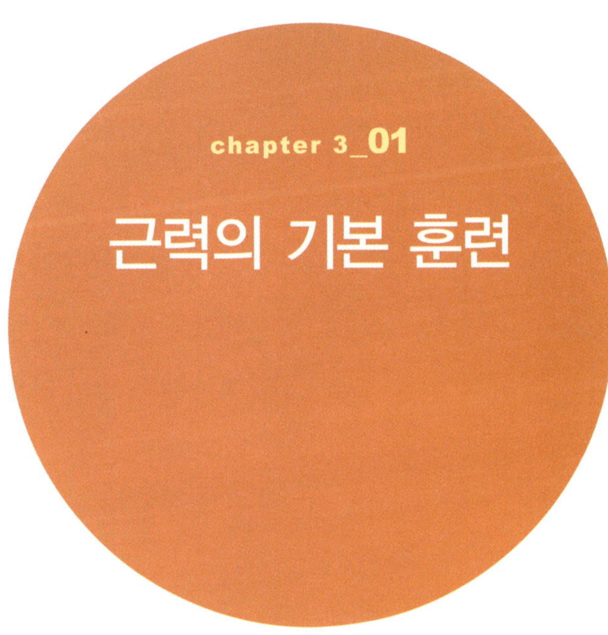

근력의 기본 훈련

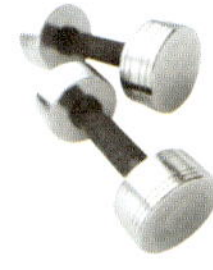

왜 근력운동을 해야 하는가?

많은 사람, 특히 주부들이 이런 질문을 해요. "저는 근육은 원하지 않고 그냥 날씬해지고 싶은데 근력운동이 필요한가요?"

결론부터 말하자면 여성이 아무리 열심히 근력운동을 한다고 해도 체육관이나 TV에서 가끔씩 볼 수 있는 우락부락한 근육질 몸매가 될 수 없답니다. 근육의 크기와 양을 많이 늘리려면 테스토스테론이라는 남성호르몬이 많이 필요한데 여성에게는 그 양이 너무 적어요. 또 근육을 크게 만들려면 아주 무거운 중량을 이용해서 운동해야 하고 많은 칼로리를 섭취해야 하기 때문에 칼로리를 제한하며 운동하게 될 여러분은 걱정하지 않아도 된답니다.

몸 안에 근육이 많아야 기초대사량이 높아져서 쉽게 살이 찌지 않는 체질로 바뀌어요. 몸 안에 근육이 늘어나면 그 근육을 먹여 살리기 위해서 많은 양의 칼로리를 필요로 한답니다. 설사 아주 많은 양을 먹는다고 해도 근육량이 많은 사람들은 근육량이 적은 사람들보다 훨씬 적은 폭으로 체지방이 늘죠. 근육량을 늘려서 기초대사량을 높여야만 쉽게 살이 찌지 않고 짧은 시간 안에 많은 양의 체지방을 태울 수 있는 효율성을 가질 수 있답니다.

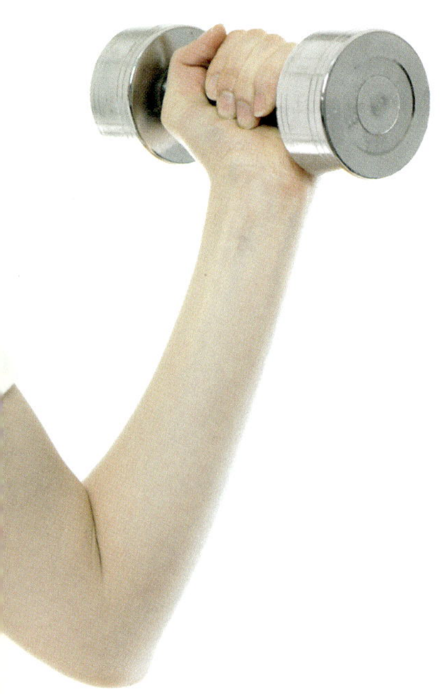

중량 선택과 강도조절

우리가 흔히 근력운동이라고 부르는 웨이트 트레이닝은 중량을 사용해 중력에 저항하는 과정에서 근육과 근력, 스태미나 등을 강화시키는 운동이에요. 이 운동에서 어느 정도의 중량을 다룰 것인가는 굉장히 중요한 문제예요. 너무 무거운 중량으로 운동하면 부상의 위험이 크고, 목표 근육 외에 다른 근육들도 개입되기 때문에 효율적으로 근육을 자극할 수 없어요. 반대로 무게가 너무 가벼우면 성장을 이끌어낼 정도의 충분한 자극을 근육에 전달할 수가 없답니다.

　사람마다 모두 체격조건이 다르고 근력수준이 다르기 때문에 개인에게 맞는 사용중량의 설정은 매우 상대적일 수밖에 없어요. 근육을 자극하는 데 가장 적합한 횟수는 10~15회 정도예요. 중량을 들고 한 가지 동작을 실시할 때 1세트를 10~15회 정도 반복하는 것이 가장 좋다는 거죠. 하지만 그 정도 반복하면 힘이 들어서 더 이상 반복하지 못할 정도의 무게로 운동해야 한답니다.

　그래도 처음 운동할 때만은 가벼운 무게로 시작하세요. 정확한 자세를 먼저 몸에 익히고 난 다음에, 차츰 사용중량을 늘려 10~15회 정도를 힘겹게 반복할 수 있는 무게를 찾으세요. 바른 자세를 몸에 익히는 게 우선이니까요.

근력운동 할 때 주의할 점

▎호흡을 정확하게 실시한다

　근력운동은 무산소운동이기 때문에 유산소운동처럼 많은 양의 산소를 필요로 하지는 않지만 호흡의 중요성은 같답니다. 숨을 참은 상태로 동작을 계속하면 혈압이 급상승해서 평소 혈압이 높지 않은 사람이라도 위험할 수 있어요. 또 근육이 수축할 때 숨을 강하게 내쉬어야 근육을 더욱 강하게 수축시킬 수 있어요. 근력운동의 호흡법은 근육

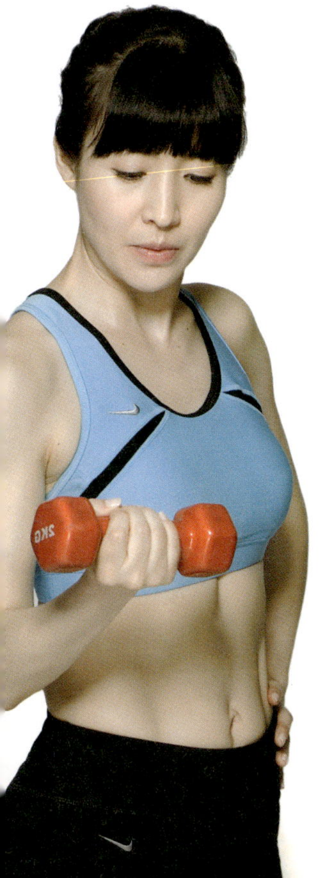

이 이완할 때 들이마시고 근육이 수축할 때 내쉬는 것이에요.

예를 들어 복근운동인 크런치를 할 때는 상체를 땅에서 들어 올렸을 때 복근이 수축되기 때문에 이때 숨을 강하게 내쉬고, 누울 때 복근이 이완되기 때문에 누우면서 숨을 들이마셔야 해요.

워밍업을 먼저 실시한다

낮은 강도의 유산소운동, 근력운동, 가벼운 스트레칭 등을 통해 근육에 혈액과 산소를 충분히 공급하고 강도 높은 운동에 대비시켜야 해요. 워밍업은 반드시 천천히 해야 하죠. 근육은 고무줄과 비슷해요. 고무줄은 잘 늘어나지만 얼어 있을 때 세게 잡아당기면 늘어나지 않고 끊어지죠. 근육도 경직되어 있을 때 무리하게 잡아 늘이게 되면 고무줄이 끊어지는 것처럼 미세한 파열을 일으킬 수 있답니다.

체육관에 들어서면 가장 먼저 러닝머신이나 고정식 자전거를 약한 강도로 10~20분 정도 타세요. 그 다음에 가벼운 맨손체조나 스트레칭을 해주면 돼요.

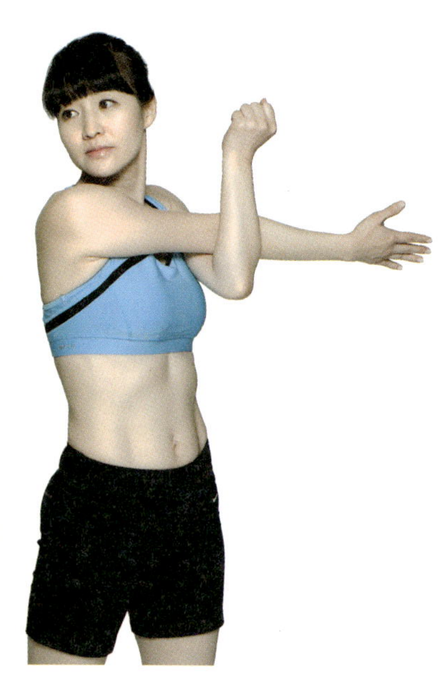

허리를 곧게 펴자

중량을 이용하여 운동할 때 올바른 자세를 유지하지 않으면 관절과 그 밖의 신체기관에 무리를 줄 수도 있어요. 그래서 웨이트 트레이닝을 할 때는 항상 허리를 곧게 편 상태를 유지해야 해요. 엉덩이를 뒤

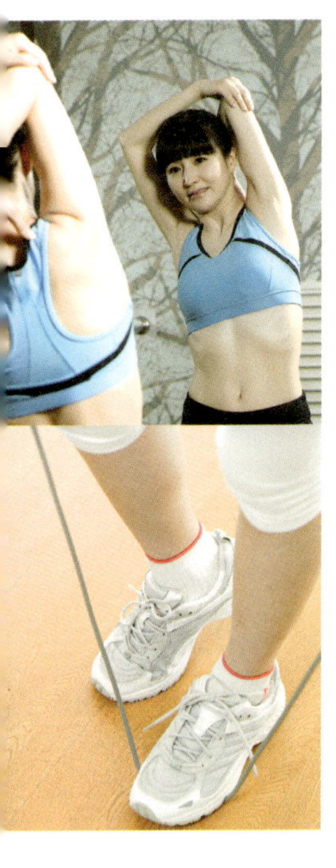

로 살짝 밀어내면 허리를 더 쉽게 펼 수 있답니다. 체육관에서 운동할 때뿐만 아니라, 체육관 밖의 일상생활에서도 항상 허리를 곧게 펴고 다니세요. 항상 가슴을 위로 올리고 허리를 곧게 펴서 운동할 때 부상을 방지하고 더 당당해보일 수 있도록 해요.

운동할 때는 운동에 집중한다

웨이트 트레이닝은 단순해 보이지만 아주 많은 집중력을 요구하는 운동이랍니다. 세트와 반복이 계속될수록 근력과 집중력이 떨어지기 때문에 자세가 흐트러지고 근육에 자극을 주는 것이 힘들어지죠. 운동할 때는 집중해서 모든 것을 조절해야 해요. 올바른 자세를 유지해야 하고 정확하게 호흡해야 하며 해당 근육의 힘을 이용해 동작할 수 있도록 근육의 움직임을 느끼려고 최대한 노력해야 해요. 같은 시간 동안 운동해도 집중력이 좋은 사람이 그렇지 않은 사람보다 훨씬 더 좋은 결과를 얻을 수 있답니다.

거울을 이용하자

웨이트 트레이닝 기구들을 비치해놓은 체육관에 가보면 사방이 유리로 둘러싸여 있죠. 그 이유는 운동 내내 거울에 비친 모습을 보면서 자세를 체크하고 잘못된 점을 수정하도록 이끌기 위해서예요. 그만큼 '자세가 중요하다'라는 뜻도 되겠지요. 운동을 할 때는 자세가 흐트러지지 않도록 항상 거울을 보면서 운동하도록 해요.

근력운동 전, 중간, 후에 물을 마시자

운동할 때 물을 마시면 몸의 대사활동이 활성화되어서 더 많은 체지방을 태울 수 있고, 순간적으로 혈액이 묽어져서 혈류량이 늘어나 근육에 더 많은 영양소와 산소를 공급할 수 있어요. 또 운동으로 손실된 몸의 수분을 보충해줄 수도 있죠. 우리 몸은 약 70% 가까이 수분으로 이루어져 있고 운동으로 인해 과다하게 수분이 배출되면 탈수현상으로 몸의 기능이 저하돼요. 그렇다고 한 번에 너무 많은 양의 물을 마시면 속이 불편해져서 운동에 지장을 줄 수 있으니 조금씩 자주 마시는 것 잊지 마세요.

체육관에 갈 수 없어도 운동하자

사정이 생겨 체육관에 갈 수 없을 때는 집에서라도 운동을 해야 해요. 근육은 쉴 때 자라기 때문에 쉬기로 계획한 날에는 쉬어야 하지만 운동해야 하는 날에 체육관에 가지 못한다면 집에서 하는 운동으로 대체하면 된답니다. 하지만 집에서 하는 운동은 어디까지나 체육관에서 운동하지 못할 경우의 대체운동이라는 것, 잊지 마세요.

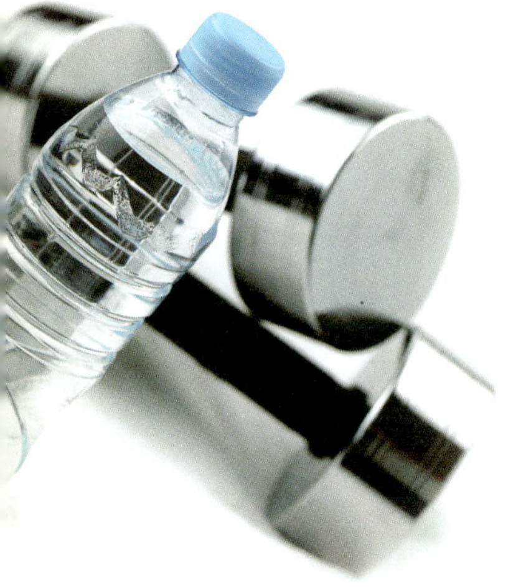

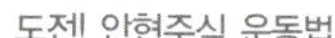
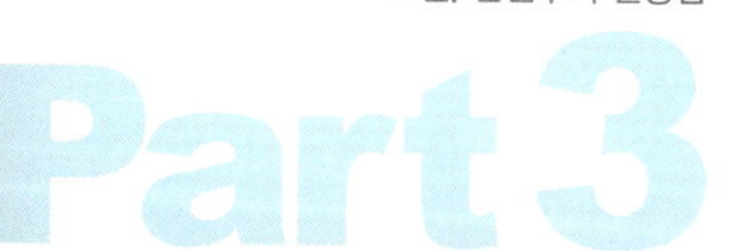

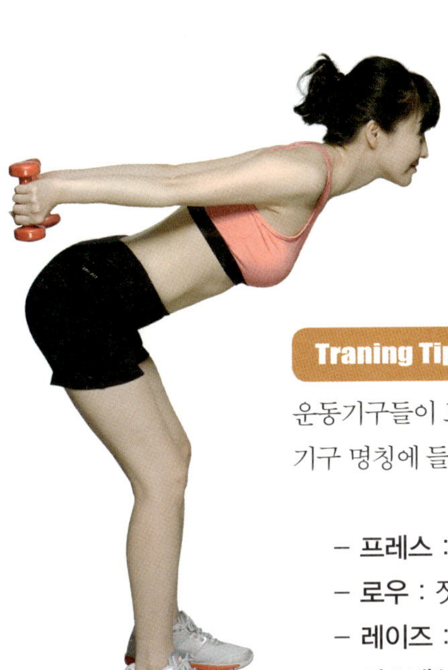

운동기구들이 모두 외래어이다 보니 어떤 운동을 어떻게 하는 것인지 알기가 쉽지 않아요.
기구 명칭에 들어가는 운동 동작이 무엇을 의미하는지 알고 있다면 이해하기 쉽겠죠?

- **프레스** : 밀어 올린다
- **로우** : 젓는다
- **레이즈** : 위로 올린다
- **익스텐션** : 늘린다
- **컬** : 말아 올린다
- **킥** : 찬다
- **풀** : 당긴다

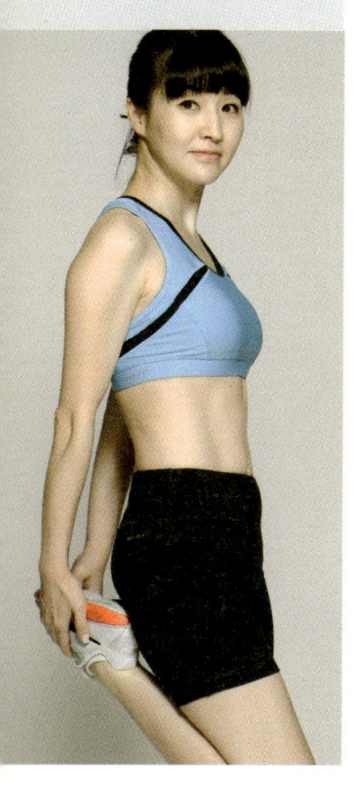

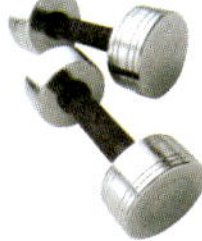

근력 부위별 집중 훈련

상체운동

상체 근육은 크게 분류하면 등 근육(광배근), 가슴 근육(대흉근), 어깨 근육(삼각근), 팔 근육(상완삼두근, 상완이두근)으로 나눌 수 있어요. 특히 등 근육과 가슴 근육은 상체 근육의 대부분을 차지할 정도로 커서 작은 근육인 어깨와 팔 근육에 비해 더 많은 운동량과 더 높은 운동 강도를 필요로 한답니다. 에너지 레벨이 높은 운동 초반에 큰 근육들을 운동하고 그 후에 작은 근육들을 운동하도록 해요. 특히 여성들에게 등과 팔은 살이 잘 찌는 부위라는 것, 공감하시죠? 등과 팔에 근육을 만들어서 체지방을 쫓아내자고요!

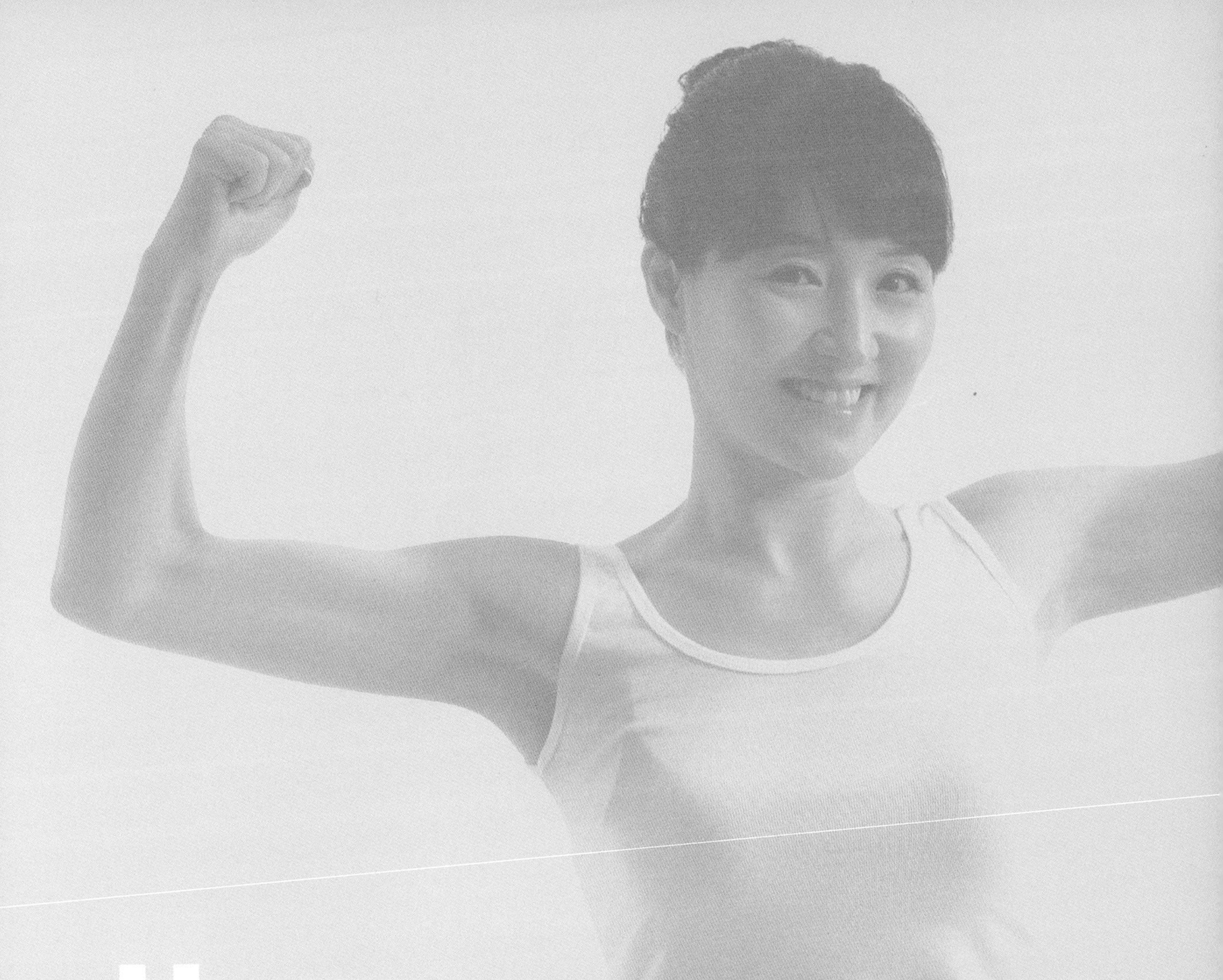

Upper
Body

플랫 덤벨 프레스

가슴 근육 전체

12~15회 정도를
할 수 있는 중량으로
3세트 실시한다

상체

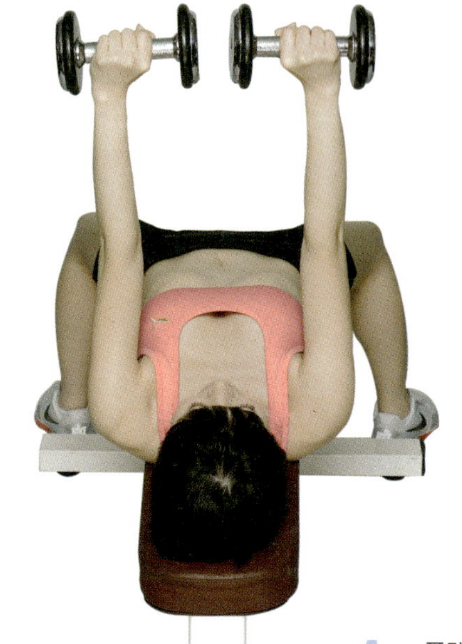

1 플랫 벤치(평평한 벤치)에 천장을 보고 누워 엉덩이와 발바닥을 벤치와 땅바닥에 각각 단단하게 고정한다. 허리를 아치형으로 만들어 벤치에서 살짝 떨어지게 하고 흉곽은 천장을 향해 들어 올린다. 양손에 덤벨을 잡고 팔을 쭉 펴서 천장을 향해 들어올린다. 이때 덤벨은 가슴근육의 연장선 상에 위치해야 하고 팔꿈치는 바깥쪽을 향하게 한다.

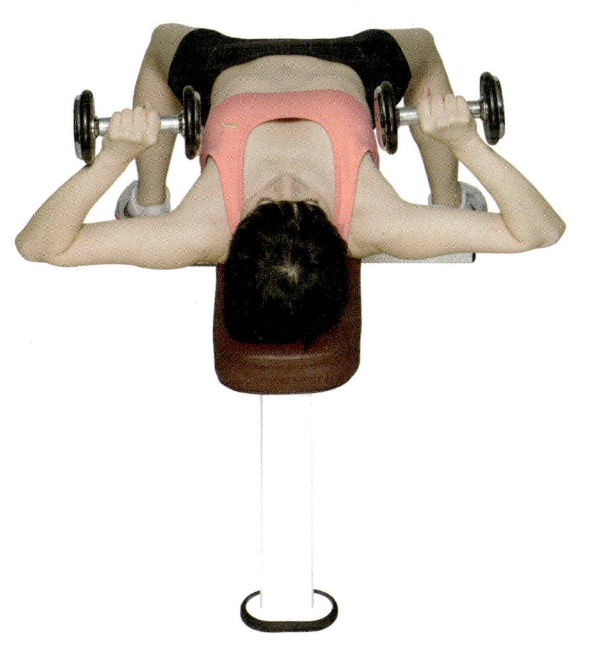

숨을 들이마시며 각 덤벨의 안쪽 부분이 가슴의 바깥쪽에 오도록 팔꿈치를 구부린다. 이때 팔꿈치와 팔의 각도는 90도를 유지하고 바닥과 평행을 이뤄야 하며, 덤벨은 가슴에서 멀어지면 안 된다. 이 단계에서 가슴 근육이 쫙 펴지는 느낌이 있어야 한다.

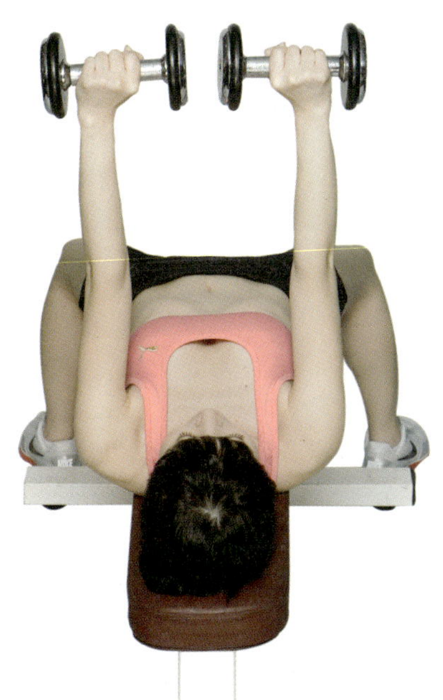

숨을 강하게 내쉬며 가슴 근육의 힘을 이용해 덤벨을 천장을 향해 밀어내어 다시 자세 1로 돌아간다.

플랫
덤벨
프레스

체육관에
갈 시간이
없다면?

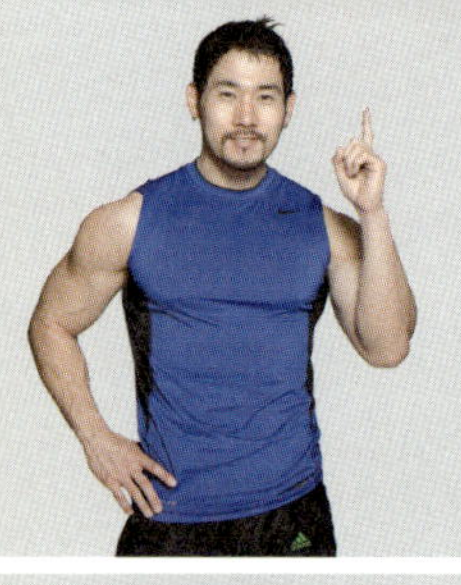

가슴 근육 전체

12~15회 정도로

3세트 실시한다

푸시업

무릎을 굽혀서 바닥에 대고 하게 되면 팔에 걸리는 부하가 줄어들기 때문에 밀리터리 푸시업보다 여성이나 근력이 없는 초보자들이 하기에 좋은 근력운동이다.

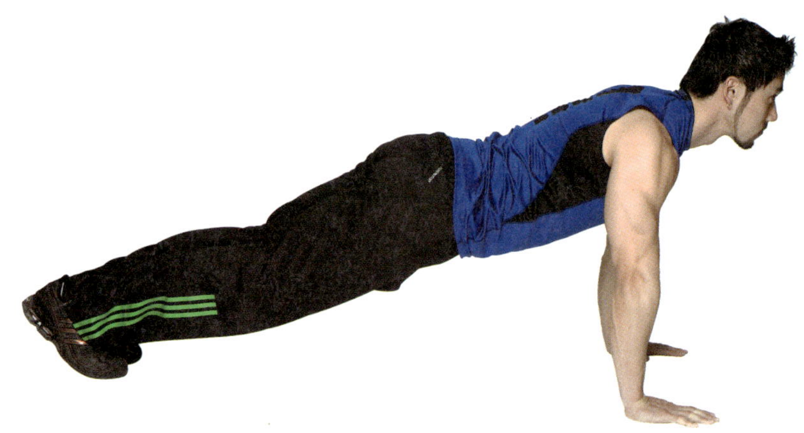

1 바닥이나 매트 위에 양손과 양발을 대고 엎드린다. 이때 양팔과 양다리는 쭉 펴도록 하고 고개를 살짝 들어 정면을 본다. 만약 근력이 부족하다면 양발이 아닌 양 무릎을 땅에 대고 양발을 꼰 채로 자세를 잡도록 한다. 엉덩이를 들게 되면 자세가 흐트러지므로 주의하자.

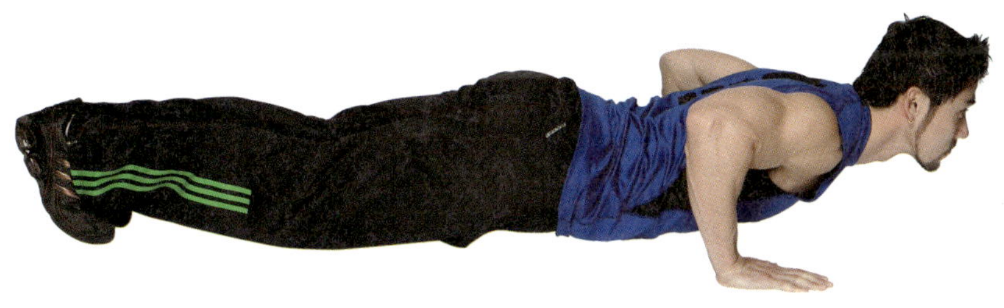

2 숨을 들이마시며 양팔을 구부려 가슴이 거의 바닥에 닿을 때까지 몸을 낮춘다. 이때 팔꿈치는 몸 옆에 붙이지 말고 바깥쪽으로 살짝 벌려야만 팔의 뒤쪽이 아닌 가슴과 어깨 전면에 자극을 줄 수 있다.

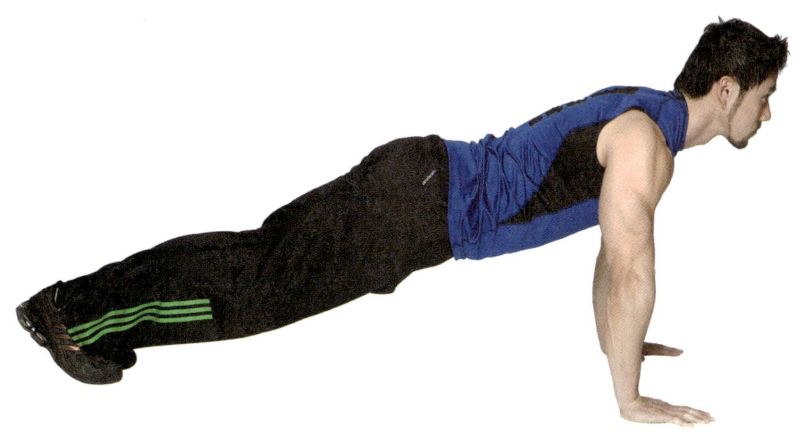

3 숨을 강하게 내쉬며 팔을 쭉 펴서 다시 자세 1로 돌아간다.

인클라인
덤벨
프레스

가슴 근육 위쪽

12~15회 정도를
할 수 있는 중량으로
3세트 실시한다

인클라인 덤벨 프레스는 플랫 벤치가 아닌 인클라인 벤치를 사용한다는 점만 제외하고 플랫 덤벨 프레스와 동일하다.

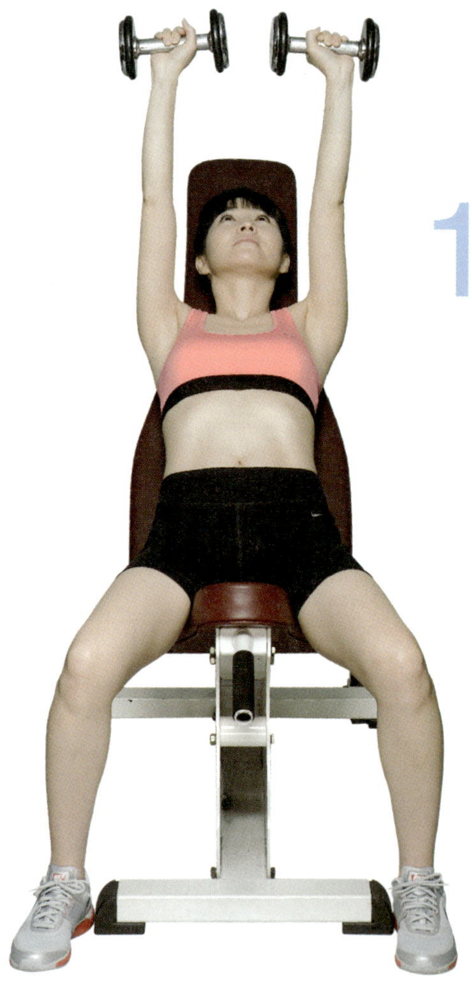

1 인클라인 벤치(기울어진 벤치)에 누워 엉덩이와 발바닥을 벤치와 땅바닥에 각각 단단히 고정한다. 허리를 아치형으로 만들어 벤치에서 살짝 떨어지게 하고 가슴은 천장을 향해 들어 올린다. 양손에 덤벨을 잡고 팔을 쭉 펴서 천장을 향해 들어 올린다. 이때 덤벨은 가슴 근육의 연장선 상에 위치해야 하고 덤벨을 잡은 손등이 얼굴 쪽을 향하게 하고 팔꿈치는 바깥쪽을 향하게 한다.

Traning Tip

이 운동을 실시할 때 가슴 근육을 강조하고 더 많은 자극을 주기 위해 허리를 과도하게 아치형으로 만드는 사람들이 있는데, 이는 부상을 유발할 수 있는 동작이니 주의하세요. 허리의 아래쪽이 벤치에 닿지 않게 살짝만 들어주면 된답니다.

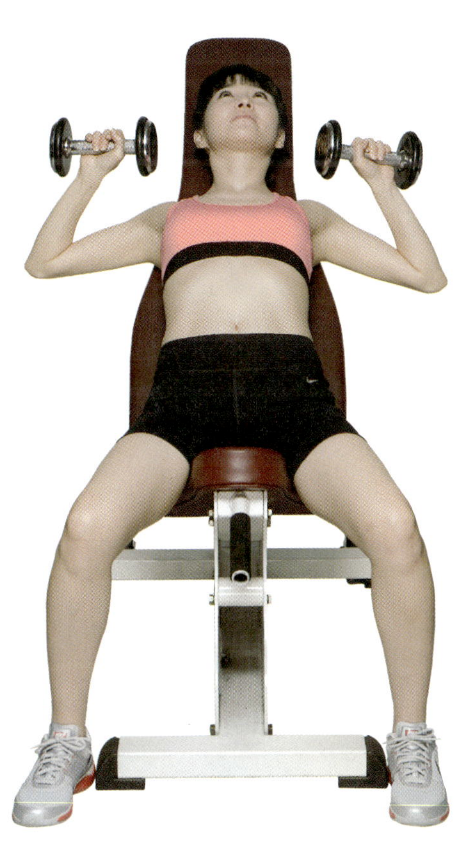

2 숨을 들이마시며 각 덤벨의 안쪽 부분이 가슴의 바깥쪽에 오도록 팔꿈치를 구부린다. 이때 팔꿈치와 팔의 각도는 90도를 유지하고 바닥과 평행을 이뤄야 하며, 덤벨은 가슴에서 멀어지면 안 된다. 이 단계에서 가슴 근육이 쫙 펴지는 느낌이 있어야 한다.

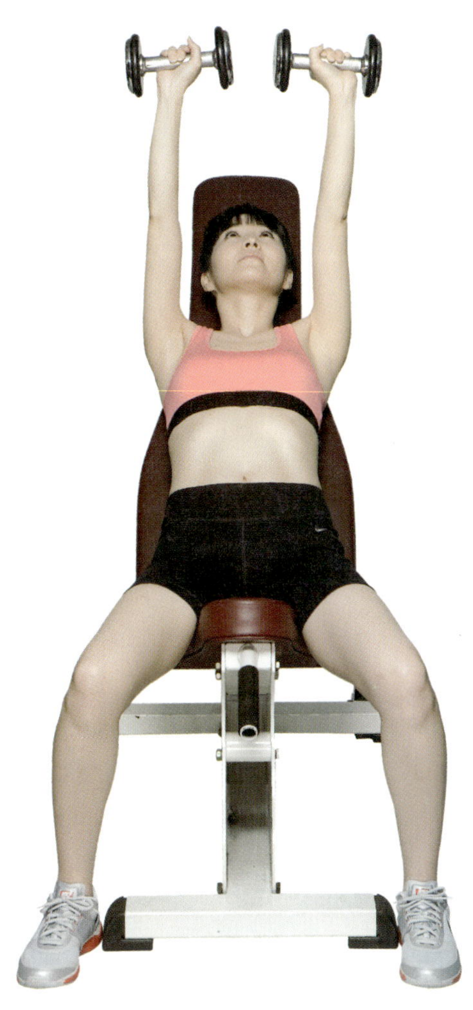

3 숨을 강하게 내쉬며 가슴 근육의 힘을 이용해 덤벨을 천장을 향해 밀어내어 다시 자세 1로 돌아간다.

인클라인 덤벨 프레스

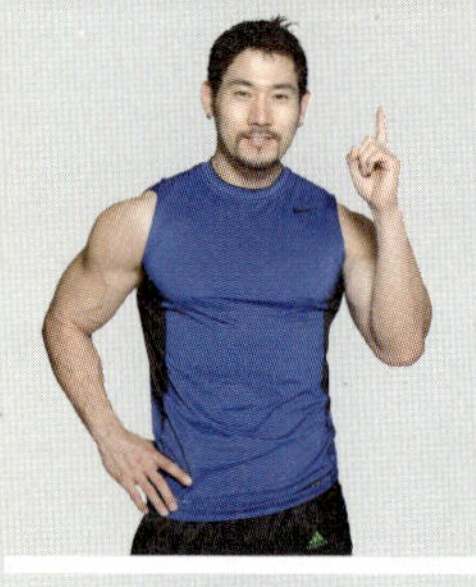

가슴 근육 위쪽

12~15회 정도로

3세트 실시한다

상체

푸시업

다리를 의자 위에 올려놓고 실시하면 부하가 가중되어 가슴 상부의 발달에 더 큰 효과가 있다.

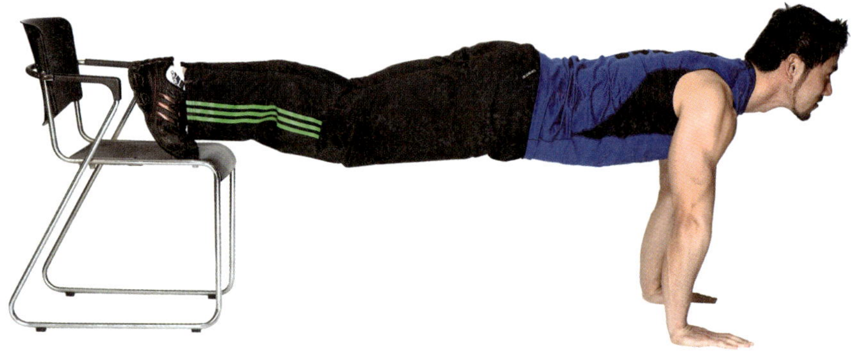

1 발을 의자에 올려놓고 몸이 직선이 되게 자세를 잡은 다음, 양 손바닥은 어깨너비, 자극부위에 따라서 그보다 넓게, 또는 좁게 하고 엎드린다.

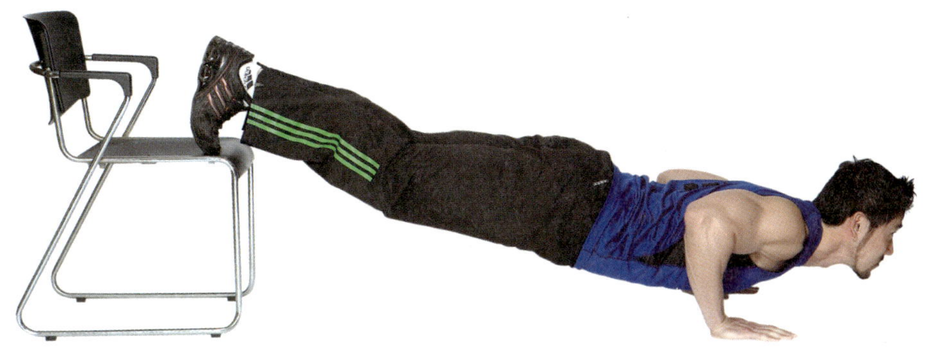

2 숨을 들이마시면서 가슴이 바닥에 닿기 직전까지 팔을 구
부려 내린 뒤 1~2초간 멈춘다.

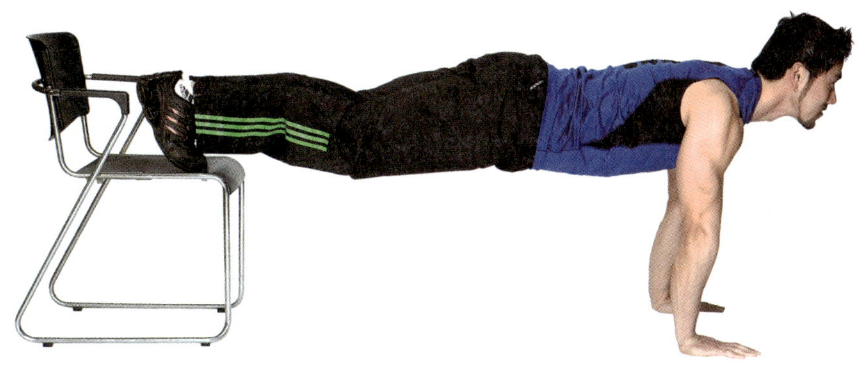

3 숨을 강하게 내쉬며 팔을 펴서 힘껏 밀어 올려
자세 1로 돌아간다.

덤벨 플라이

가슴 근육 안쪽

15~20회 정도를
할 수 있는 중량으로
3세트 실시한다

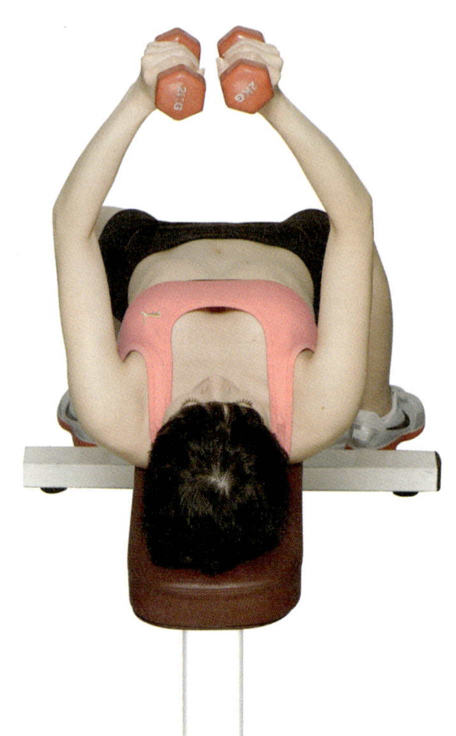

1 플랫 벤치에 천장을 보고 누워 엉덩이와 발바
닥을 벤치와 땅바닥에 각각 단단하게 고정한
다. 허리를 아치형으로 만들어 벤치에서 살짝
떨어지게 하고 가슴은 천장을 향해 들어 올린
다. 양손에 덤벨을 잡고 천장을 향해 들어 올
린다. 이때 덤벨은 손바닥이 마주보게 하는 모
양으로 잡고 팔꿈치는 바깥쪽을 향하게 한 후
살짝 구부려 팔로 커다란 통나무를 안고 있는
모양을 만든다.

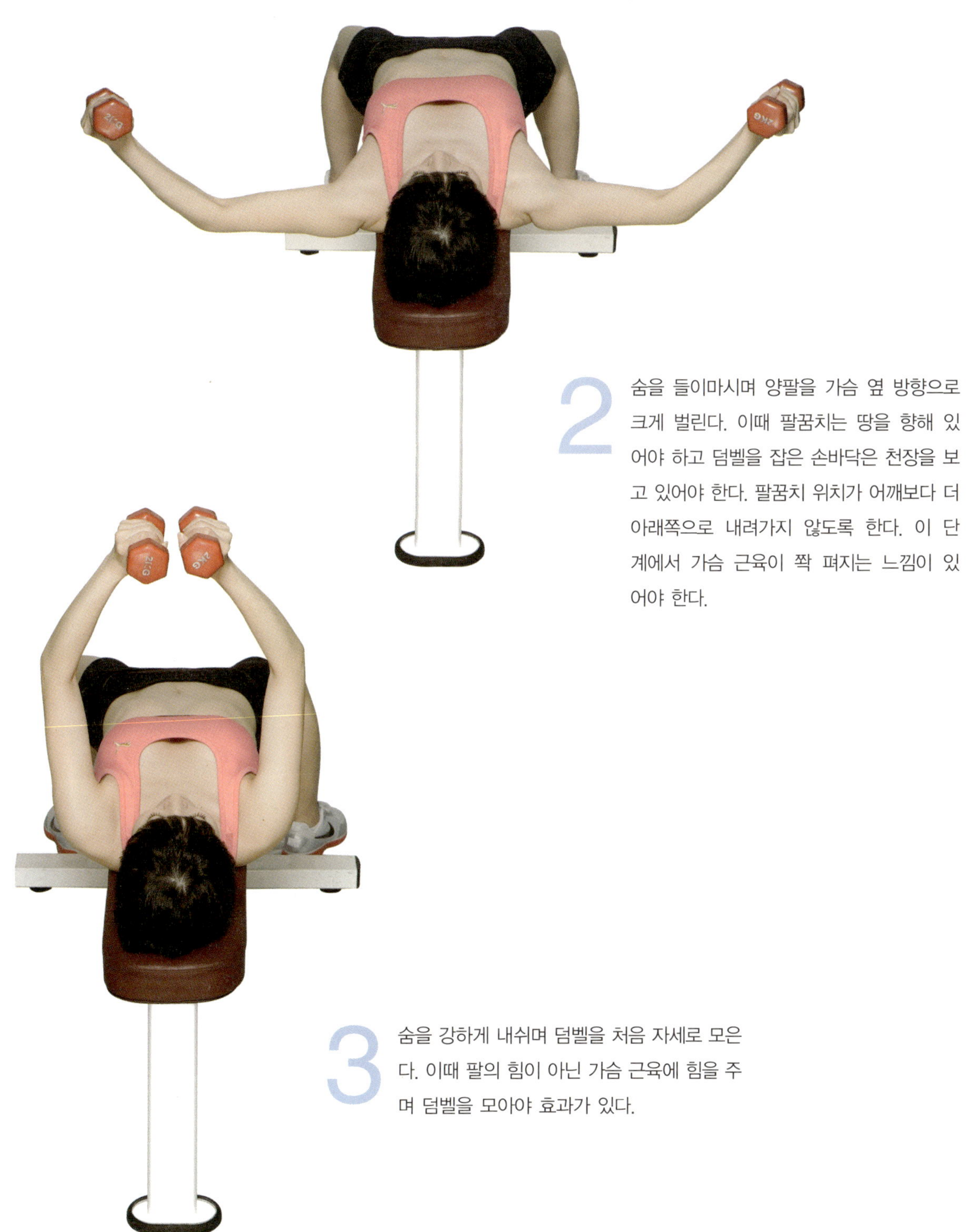

2 숨을 들이마시며 양팔을 가슴 옆 방향으로 크게 벌린다. 이때 팔꿈치는 땅을 향해 있어야 하고 덤벨을 잡은 손바닥은 천장을 보고 있어야 한다. 팔꿈치 위치가 어깨보다 더 아래쪽으로 내려가지 않도록 한다. 이 단계에서 가슴 근육이 쫙 펴지는 느낌이 있어야 한다.

3 숨을 강하게 내쉬며 덤벨을 처음 자세로 모은다. 이때 팔의 힘이 아닌 가슴 근육에 힘을 주며 덤벨을 모아야 효과가 있다.

덤벨
플라이

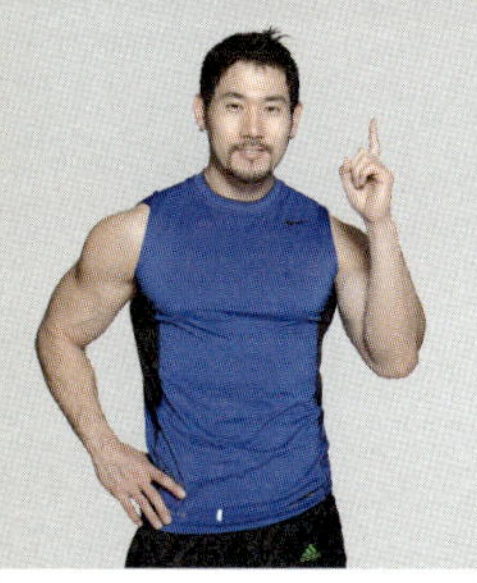

가슴 근육 안쪽

15~20회 정도로

3세트 실시한다

상체

페트병을 이용한 플라이

기본적인 운동 방법과 요령은 체육관에서 실시하는 덤벨 플라이와 같으며 집에서는 덤벨 대신 페트병이나 기타 중량물을 이용하도록 한다.

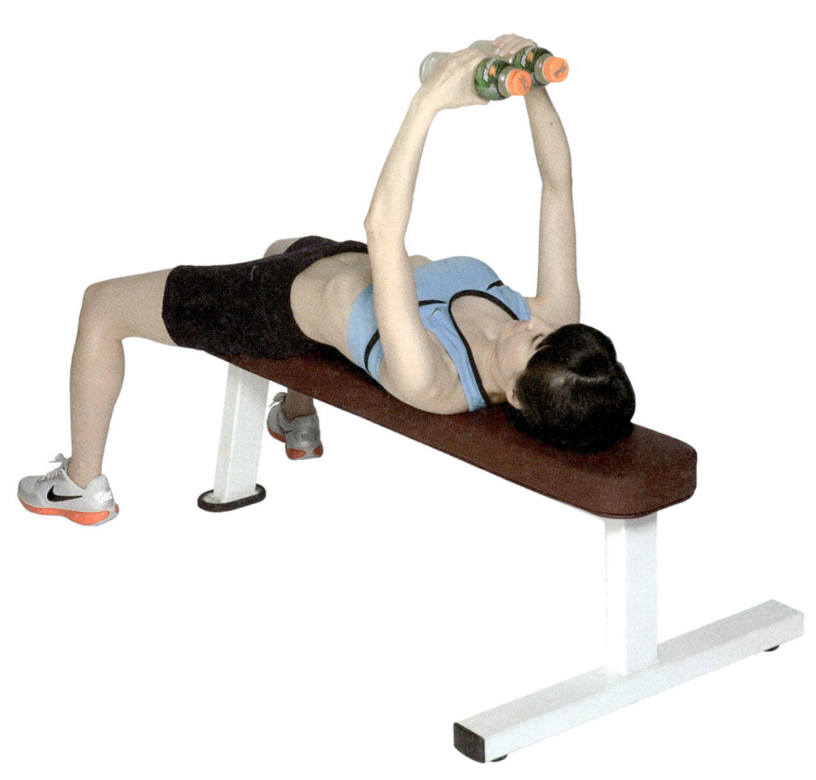

1 벤치에 천장을 보고 누워 엉덩이와 발바닥을 벤치와 땅바닥에 각각 단단하게 고정한다. 허리를 아치형으로 만들어 벤치에서 살짝 떨어지게 하고 가슴은 천장을 향해 들어 올린다. 양손에 페트병을 잡고 천장을 향해 들어 올린다. 이때 페트병은 손바닥이 마주보게 하는 모양으로 잡고 팔꿈치는 바깥쪽을 향하게 한 후 살짝 구부려 팔로 커다란 통나무를 안고 있는 모양을 만든다.

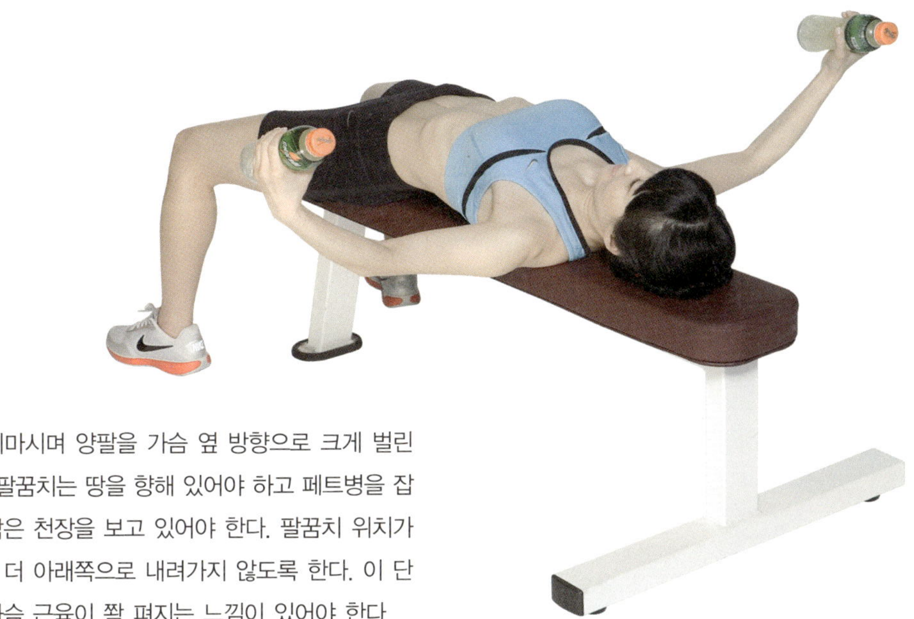

2 숨을 들이마시며 양팔을 가슴 옆 방향으로 크게 벌린
다. 이때 팔꿈치는 땅을 향해 있어야 하고 페트병을 잡
은 손바닥은 천장을 보고 있어야 한다. 팔꿈치 위치가
어깨보다 더 아래쪽으로 내려가지 않도록 한다. 이 단
계에서 가슴 근육이 쫙 펴지는 느낌이 있어야 한다.

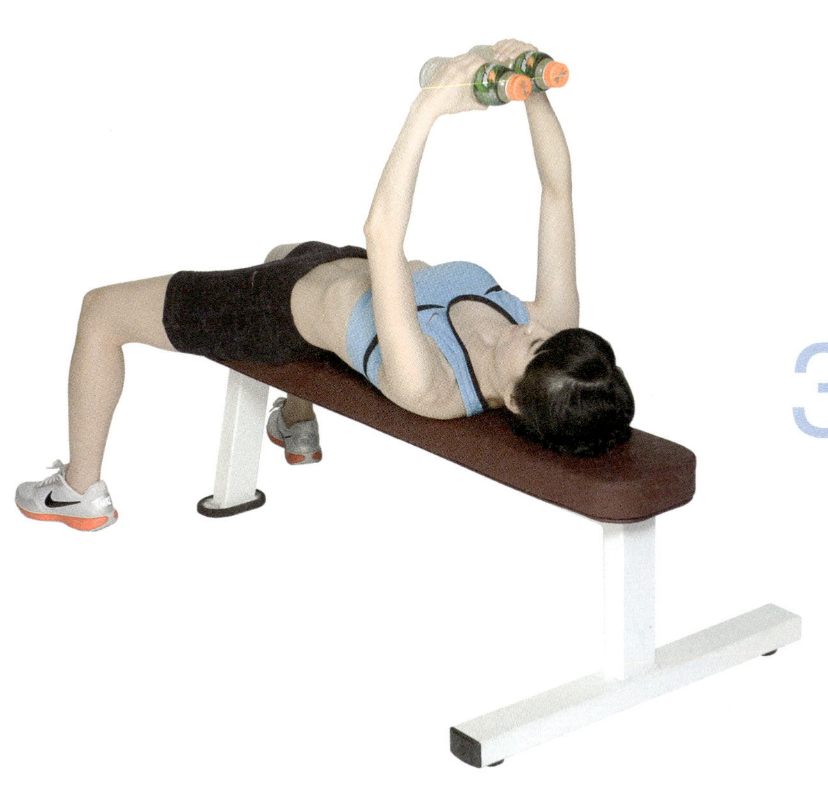

3 숨을 강하게 내쉬며 페트병
을 처음 자세로 모은다. 이
때 팔의 힘이 아닌 가슴 근
육에 힘을 주며 페트병을 모
아야 효과가 있다.

인클라인 덤벨 플라이

**가슴 근육
위쪽의 안쪽**

15~20회 정도를
할 수 있는 중량으로
3세트 실시한다

인클라인 덤벨 플라이는 플랫 벤치가 아닌 인클라인 벤치를 사용한다는 점만 제외하고 플랫 덤벨 플라이와 동일하다.

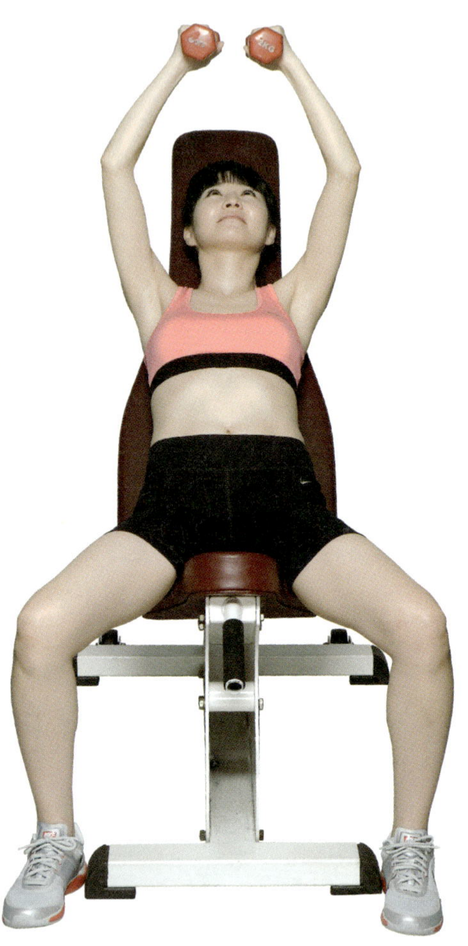

1 인클라인 벤치에 천장을 보고 누워 엉덩이와 발바닥을 벤치와 땅바닥에 각각 단단하게 고정한다. 허리를 아치형으로 만들어 벤치에서 살짝 떨어지게 하고 가슴은 천장을 향해 들어 올린다. 양손에 덤벨을 잡고 천장을 향해 들어 올린다. 이때 덤벨은 손바닥이 마주보게 하는 모양으로 잡고 팔꿈치는 바깥쪽을 향하게 한 후 살짝 구부려 팔로 커다란 통나무를 안고 있는 모양을 만든다.

Traning Tip

이 운동을 실시할 때 자세 2에서 양팔을 너무 과도하게 벌리게 되면 어깨 근육에 부상을 입을 수 있답니다. 초보자는 팔을 벌릴 때 팔꿈치가 어깨 높이보다 더 내려가지 않도록 하세요.

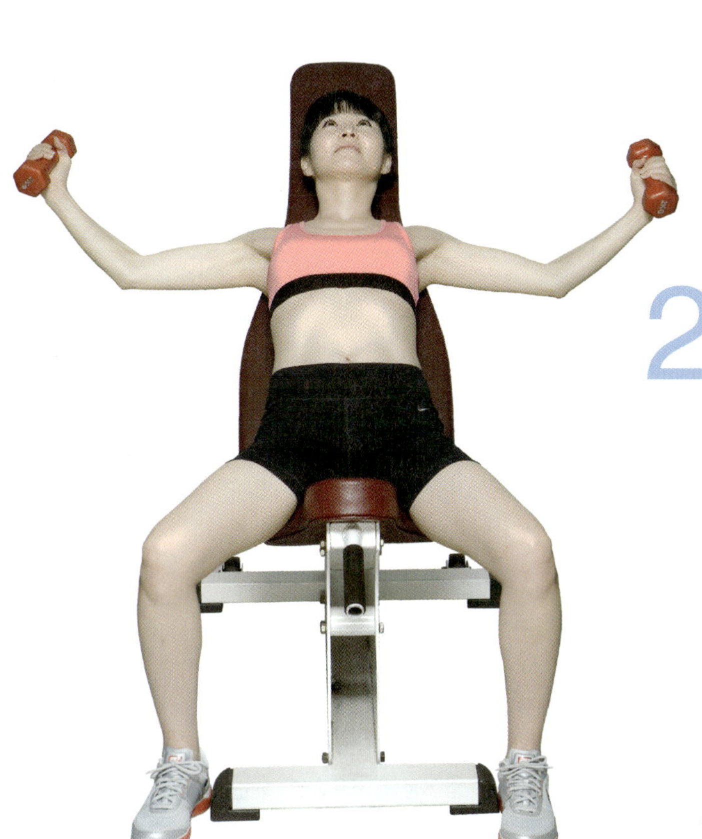

2 숨을 들이마시며 양팔을 가슴 옆 방향으로 크게 벌린다. 이때 팔꿈치는 땅을 향해 있어야 하고 덤벨을 잡은 손바닥은 천장을 보고 있어야 한다. 팔꿈치 위치가 어깨보다 더 아래쪽으로 내려가지 않도록 한다. 이 단계에서 가슴 근육이 쫙 펴지는 느낌이 있어야 한다.

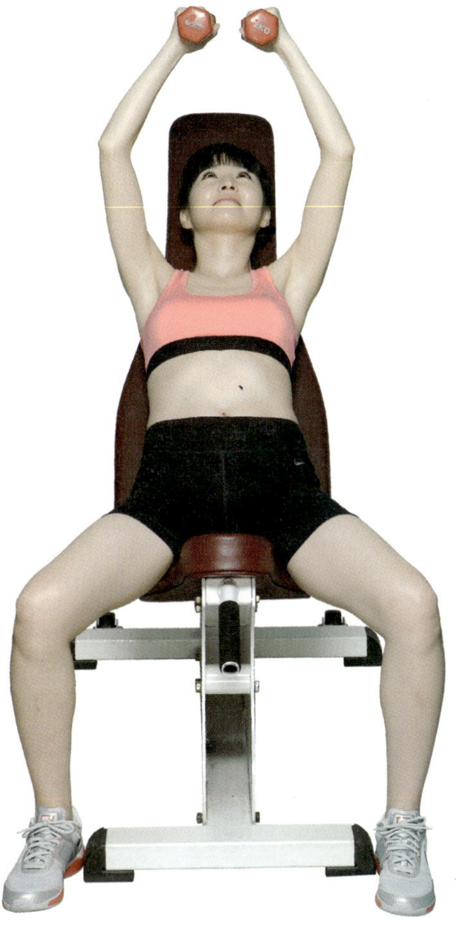

3 숨을 강하게 내쉬며 덤벨을 처음 자세로 모은다. 이때 팔의 힘이 아닌 가슴 근육에 힘을 주며 덤벨을 모아야 효과가 있다.

케이블
크로스
오버

가슴 근육 안쪽

15~20회 정도를

할 수 있는 중량으로

3세트 실시한다

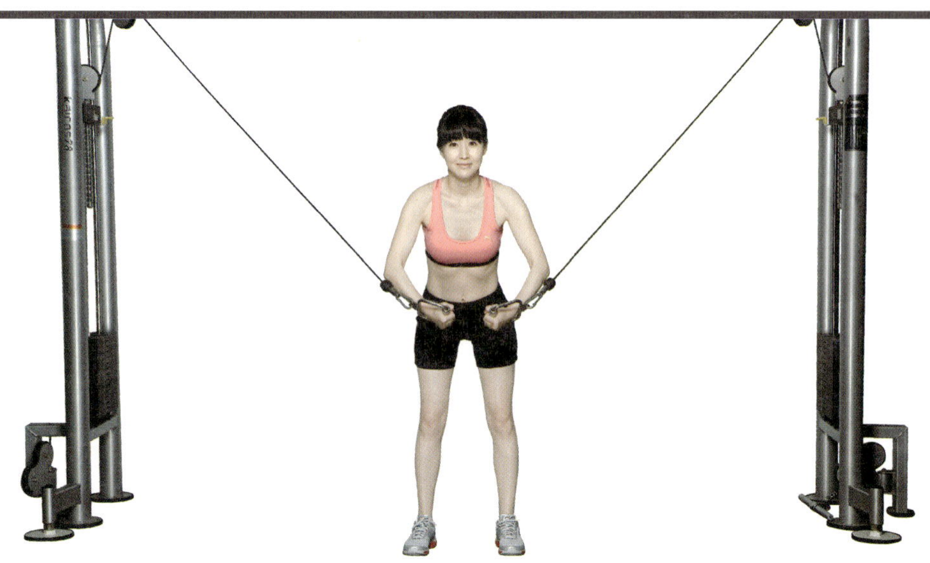

1 케이블 머신 상단에 달려 있는 D형 그립을 양손에 각각 잡고 케이블 머신의 중간에 선다. 이 상태에서 한 걸음 정도 앞으로 나가 상체를 약간 앞으로 숙이고 양발은 앞뒤로 살짝 벌려 중심을 잡는다. 양손은 가슴 앞쪽에서 모은다. 이때 팔꿈치를 바깥쪽으로 향하게 해서 팔모양이 커다란 통나무를 안고 있는 것과 같은 모양이어야 한다.

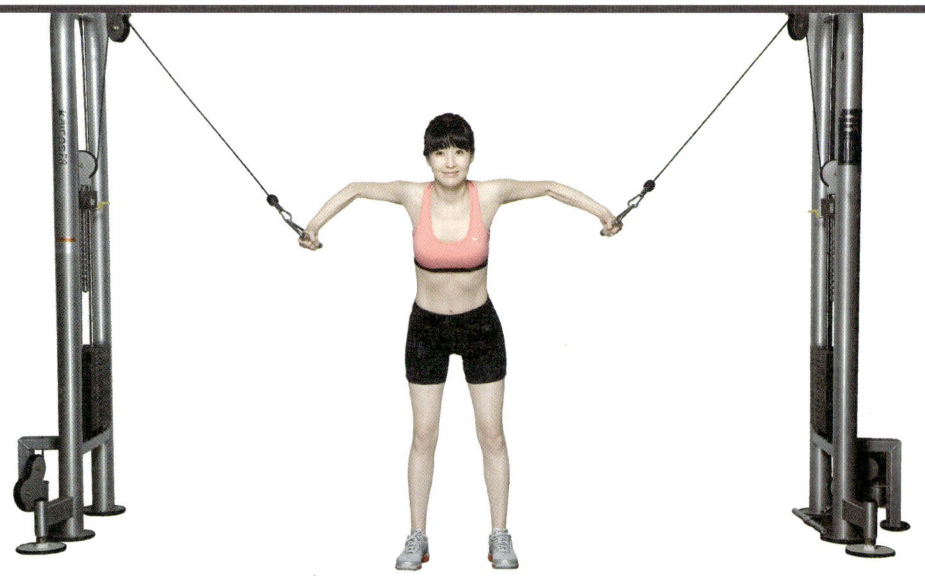

2 숨을 크게 들이마시며 가슴을 활짝 편다는 느낌으로 양팔을 크게 벌린다. 이때 팔꿈치는 약간 구부린 상태로 뒤쪽 위를 향해 있어야 한다.

78

3 숨을 강하게 내쉬며 양손에 잡고 있는 D형 그립을 가슴 앞쪽으로 모은다. 팔이 계속 통나무를 안고 있는 듯한 모양이어야 하고 팔의 힘이 아닌 가슴 근육의 힘으로 실시해야 가슴 근육에 자극을 줄 수 있다.

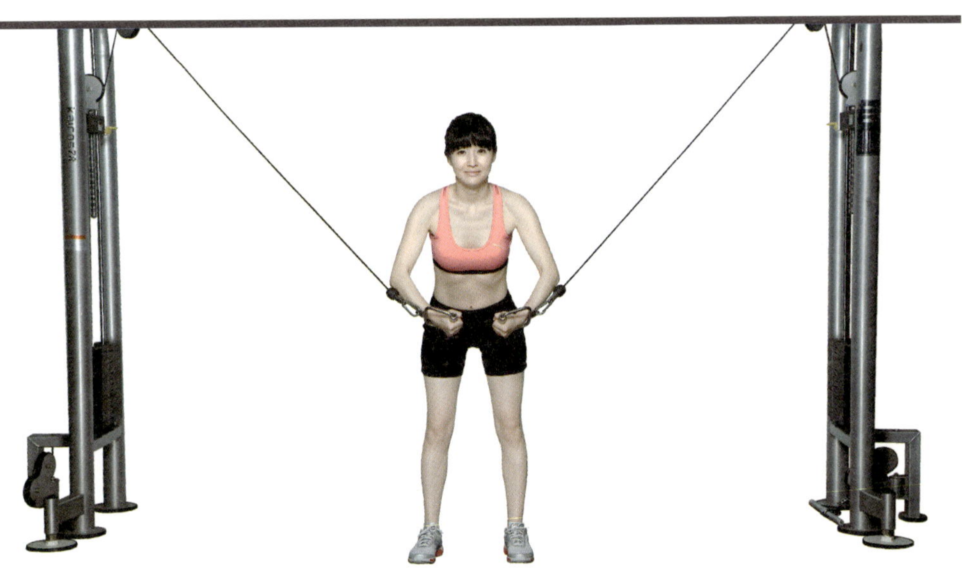

Traning Tip

제안하고 있는 세트수가 평균 3세트인 것은 이 글을 읽고 있는 대부분의 독자들이 운동에 초보자임을 전제로 하고 있기 때문이에요. 운동을 열심히 해서 체력과 근력이 좋아지고 근육이 발달하게 되면 운동량을 더 늘려야 하는 것은 당연하겠지요? 본인의 체력수준에 맞추어 적합한 세트수를 설정하세요.

랫 풀
다운

등 근육 위쪽

12~15회 정도를
할 수 있는 중량으로
3세트 실시한다

상체
▶ ▶ ▶ ▶

1 랫 풀 다운 머신 앞에 서서 상단에 달려 있는 바를 어깨너비보다 넓게 잡는다. 시트에 앉아 엉덩이와 발을 각각 시트와 땅바닥에 단단히 고정한다. 팔은 쭉 펴고 가슴과 어깨를 높이 들고 팔꿈치는 바깥쪽을 향하게 한다. 숨을 크게 들이마신다.

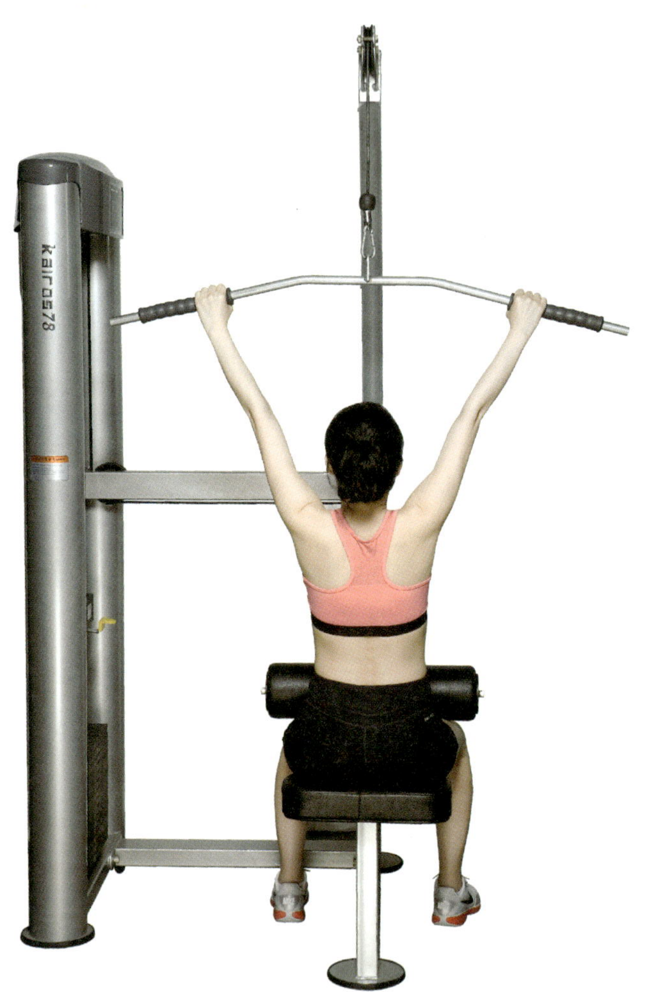

Traning Tip

이 운동은 등 상부를 자극할 수 있는 훌륭한 운동이지만 자세가 올바르지 않으면 등 근육보다는 팔 근육에 더 많은 자극이 가게 된답니다. 등 근육을 최대한 자극하기 위해서는, 바를 잡고 있는 손으로 당기는 것이 아니라 팔꿈치로 그 무게를 끌어내린다고 생각하세요. 그러면 등 근육이 수축되는 느낌을 얻을 수 있을 거예요.

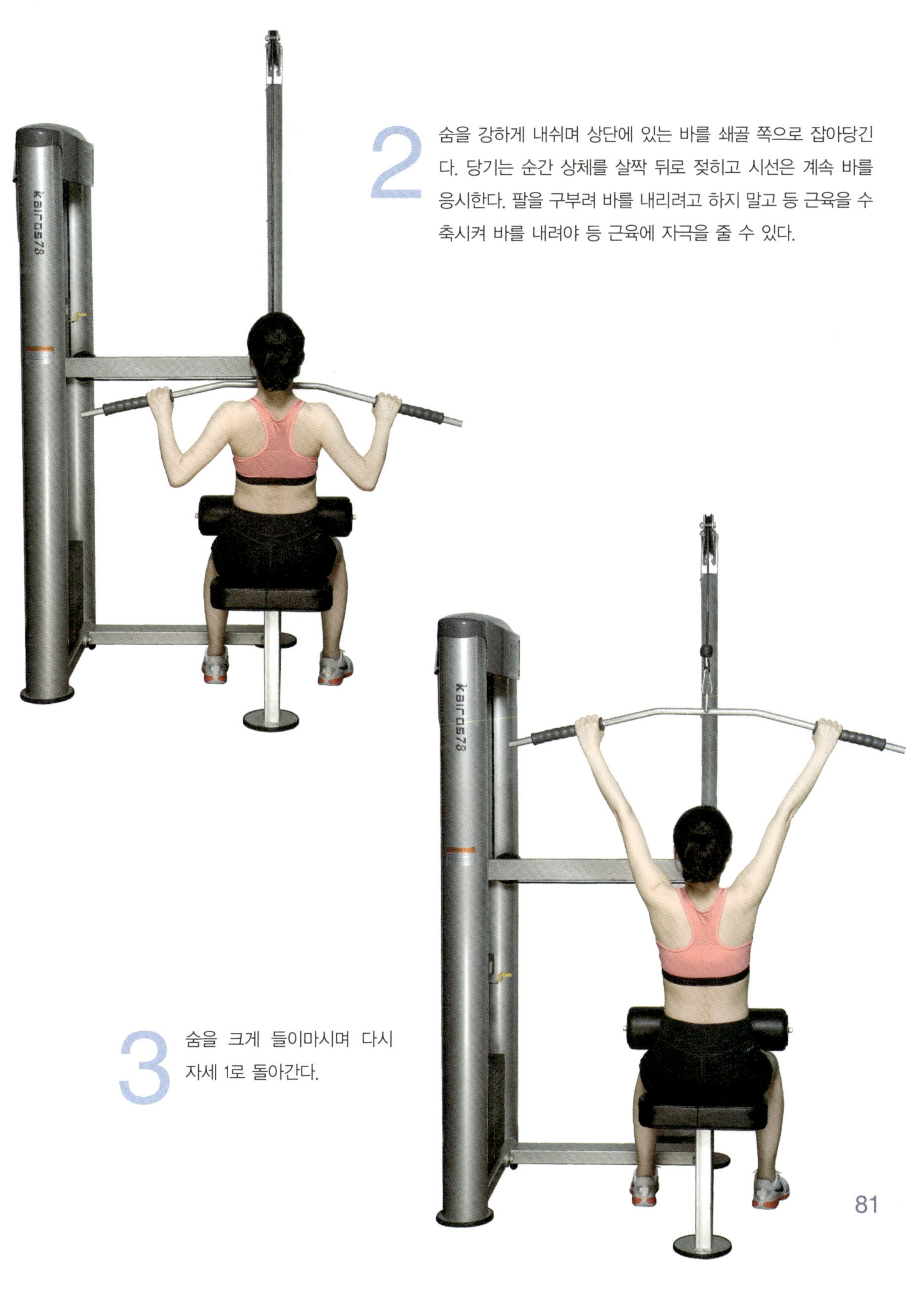

2 숨을 강하게 내쉬며 상단에 있는 바를 쇄골 쪽으로 잡아당긴다. 당기는 순간 상체를 살짝 뒤로 젖히고 시선은 계속 바를 응시한다. 팔을 구부려 바를 내리려고 하지 말고 등 근육을 수축시켜 바를 내려야 등 근육에 자극을 줄 수 있다.

3 숨을 크게 들이마시며 다시 자세 1로 돌아간다.

바벨
로우

등 근육 전체

10~12회 정도를
할 수 있는 중량으로
3세트 실시한다

1 손바닥이 아래로 향하게 하여 바벨을 어깨너비보다 약간 더 넓게 잡고 어깨너비로 선다. 무릎을 구부리고 엉덩이를 뒤로 밀어내어 상체를 앞으로 숙인다. 이때 허리와 가슴을 똑바로 편다. 바벨은 정강이에 딱 붙여야 하며 숨을 크게 들이마신다.

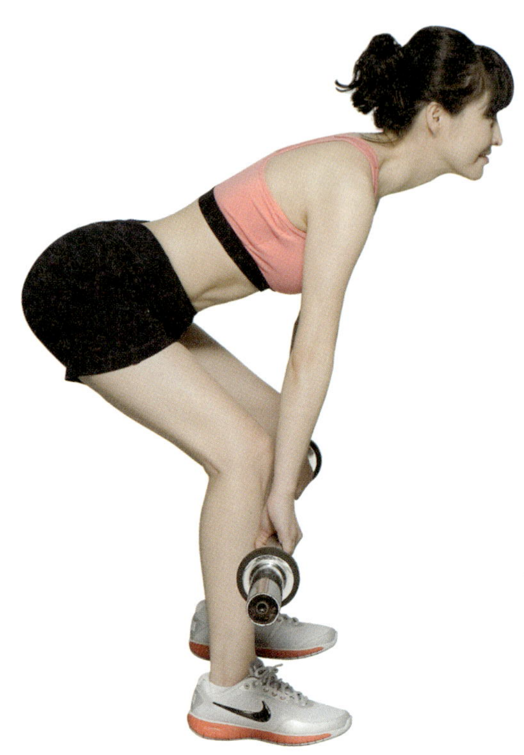

Traning Tip

이 운동은 제대로만 실시한다면 등 근육을 가장 많이 자극할 수 있는 운동이랍니다. 하지만 제대로 실시하기가 매우 까다로우며 허리 부상의 위험이 큰 운동이라 정확한 자세를 익히는 게 굉장히 중요해요. 허리에 무리를 주지 않으면서 등에 최대한의 자극을 줄 수 있는 자세를 익히기 위해서는, 무릎은 확실하게 구부려주고 엉덩이를 최대한 뒤로 밀어내서 허리가 평평하게 펴지도록 해야 해요.

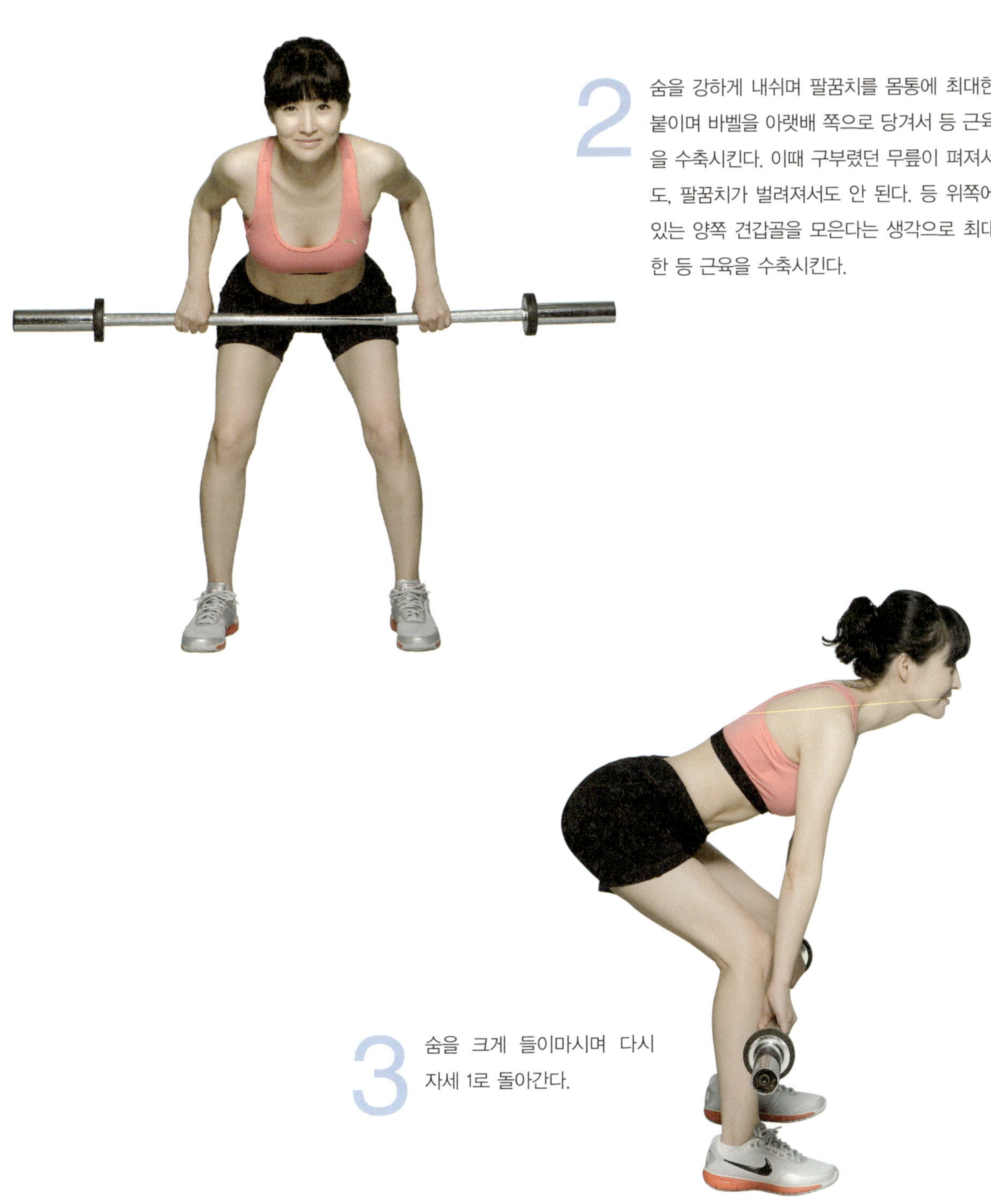

2 숨을 강하게 내쉬며 팔꿈치를 몸통에 최대한 붙이며 바벨을 아랫배 쪽으로 당겨서 등 근육을 수축시킨다. 이때 구부렸던 무릎이 펴져서도, 팔꿈치가 벌려져서도 안 된다. 등 위쪽에 있는 양쪽 견갑골을 모은다는 생각으로 최대한 등 근육을 수축시킨다.

3 숨을 크게 들이마시며 다시 자세 1로 돌아간다.

바벨
로우

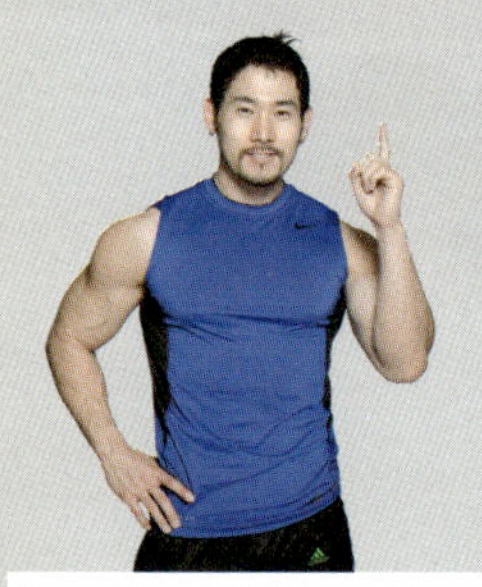

등 근육 전체

10~12회 정도로

3세트 실시한다

상체

페트병을 이용한 바벨 로우

기본적인 운동 방법과 요령은 체육관에서 실시하는 바벨 로우와 같으며 집에서는 덤벨 대신 페트병이나 기타 중량물을 이용하도록 한다. 이때, 바벨을 잡을 때와 달리 손바닥이 마주보게 잡는 것이 동작하기에 수월하다.

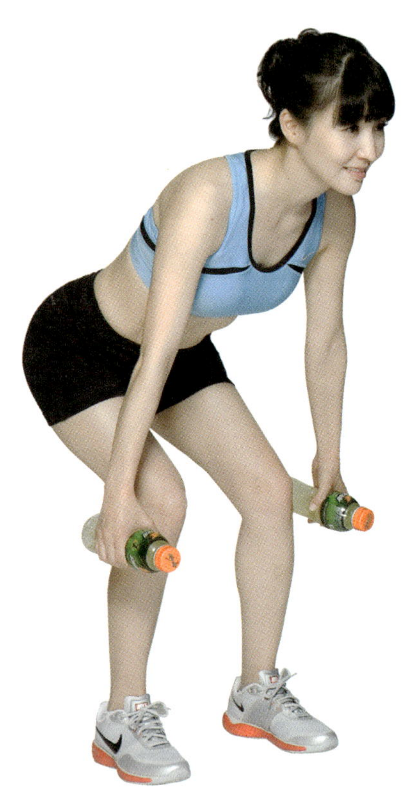

1 손바닥이 아래를 향하게 하여 페트병을 어깨너비보다 약간 더 넓게, 손바닥을 마주보게 잡고 어깨너비로 선다. 무릎을 구부리고 엉덩이를 뒤로 밀어내어 상체를 앞으로 숙인다. 이때 허리와 가슴을 똑바로 편다. 숨을 크게 들이마신다.

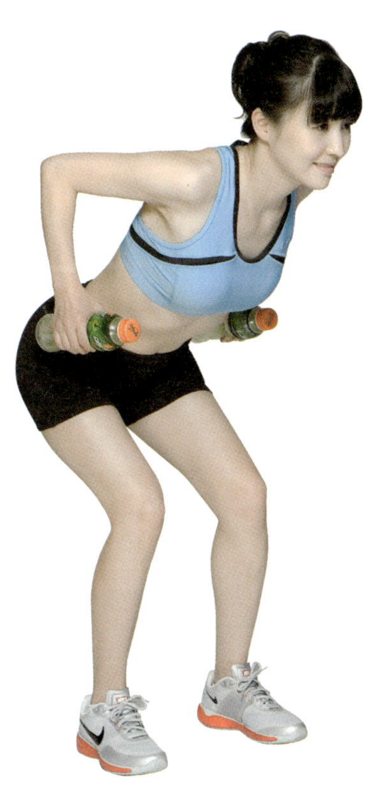

2 숨을 강하게 내쉬며 팔꿈치를 몸통에 최대한 붙이며 페트병을 아랫배 쪽으로 당겨서 등 근육을 수축시킨다. 이때 구부렸던 무릎이 펴져서도, 팔꿈치가 벌려져서도 안된다. 등 위쪽에 있는 양쪽 견갑골을 모은다는 생각으로 최대한 등 근육을 수축시킨다.

3 숨을 크게 들이마시며 다시 자세 1로 돌아간다.

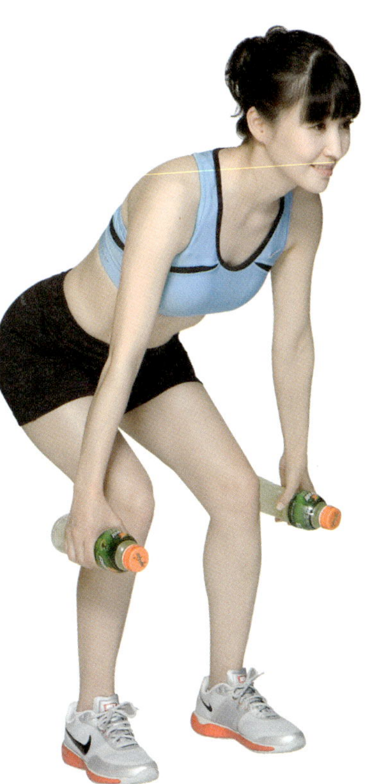

원 암 덤벨 로우

등 근육
아래쪽과 안쪽

12~15회 정도를
할 수 있는 중량으로
3세트 실시한다

1 덤벨을 오른손에 들고 플랫 벤치 앞에 선다. 왼쪽 무릎을 벤치 위에 올리고 왼손으로 벤치를 짚는다. 오른쪽 다리는 펴서 바닥에 단단히 고정하고 상체를 앞으로 숙여 등이 바닥과 수평을 이루도록 하며 덤벨을 들고 있는 오른팔은 땅을 향해 쭉 펴서 오른쪽 등이 스트레치 되게 한다. 숨을 크게 들이마신다.

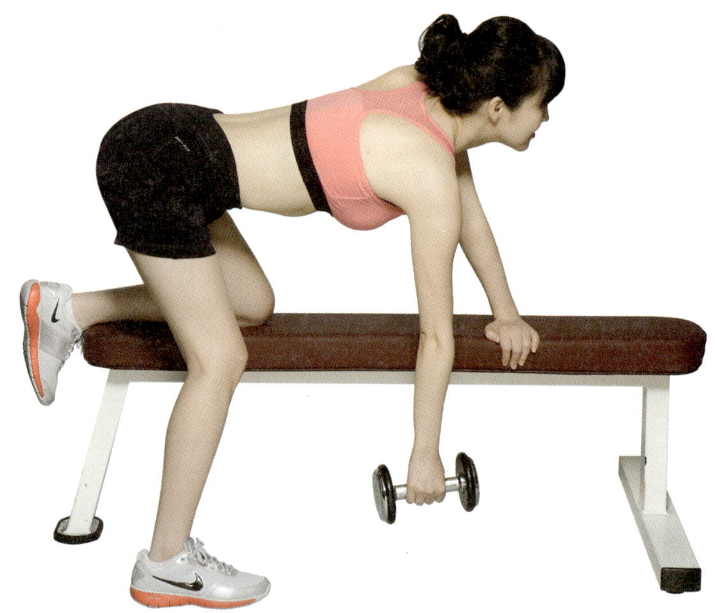

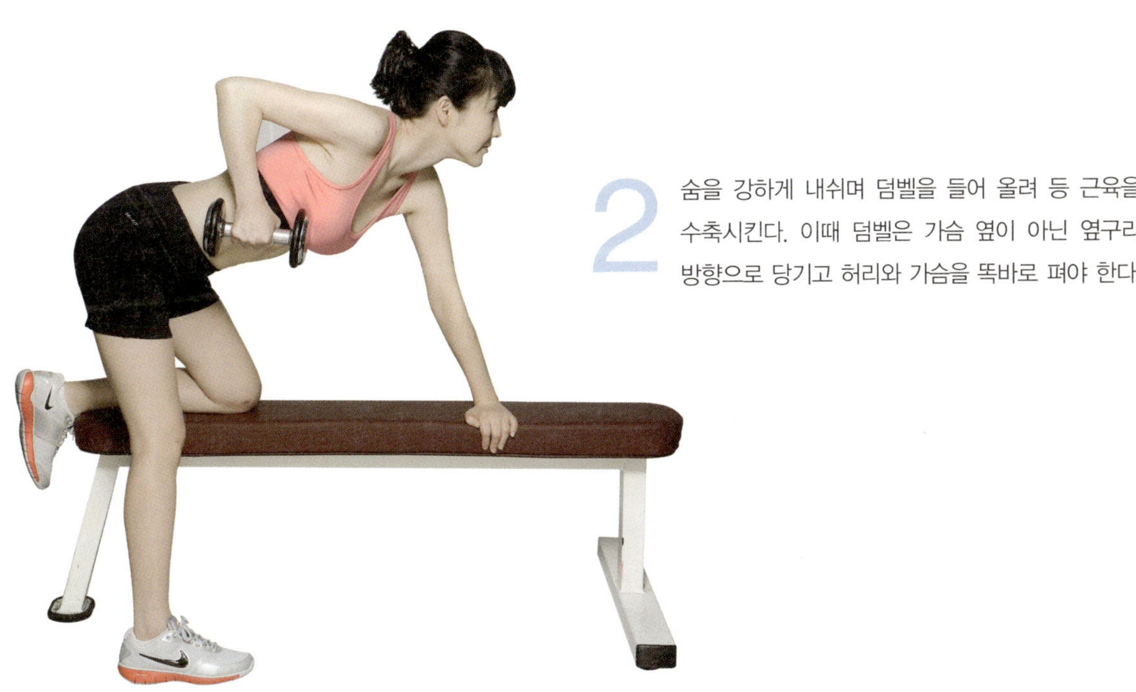

2 숨을 강하게 내쉬며 덤벨을 들어 올려 등 근육을 수축시킨다. 이때 덤벨은 가슴 옆이 아닌 옆구리 방향으로 당기고 허리와 가슴을 똑바로 펴야 한다.

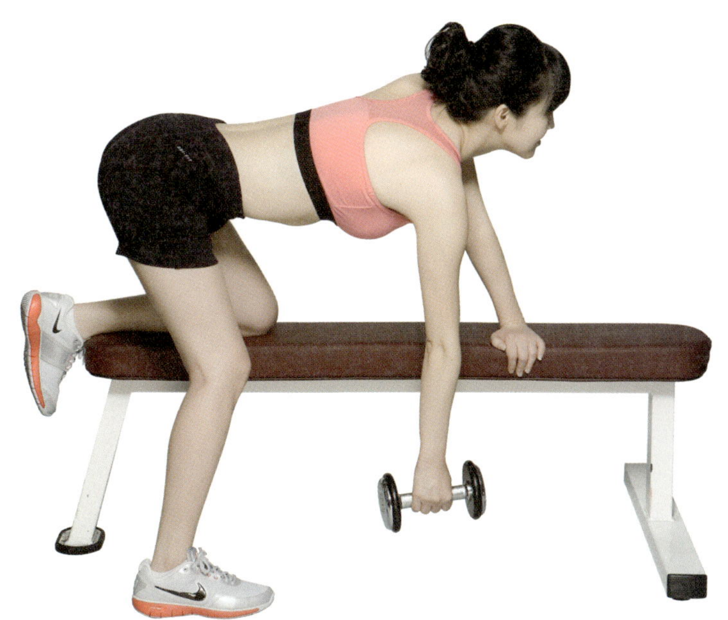

3 숨을 크게 들이마시며 다시 자세 1로 돌아간다.

데드
리프트

등 근육 전체,
척추기립근

10~12회 정도를
할 수 있는 중량으로
3세트 실시한다

상체
▶ ▶ ▶

1 손바닥이 아래로 향하게 하여 바벨을 어깨너비보다 약간 더 넓게 잡고 어깨너비로 선다. 가슴을 앞으로 내밀고 어깨를 활짝 펴서 견갑골을 모은다. 이때 엉덩이가 뒤로 빠지지 않게 엉덩이를 앞으로 살짝 밀어넣는다.

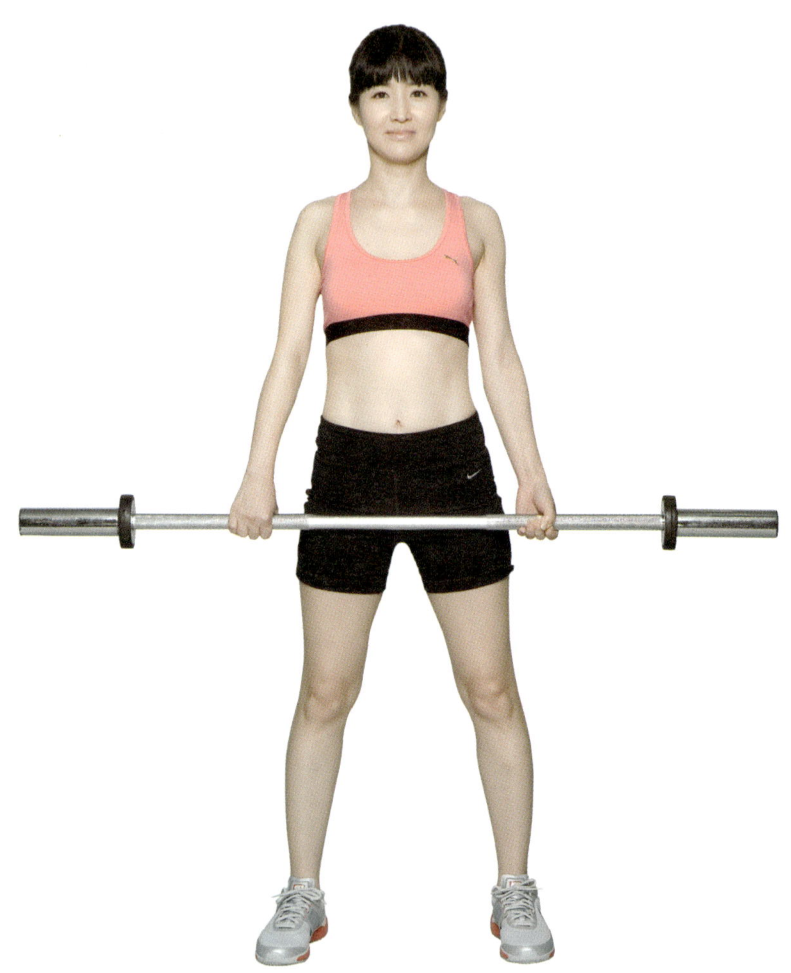

Traning Tip

이 운동은 전신 근육을 다 사용하는 아주 효율적인 운동이에요. 중량을 차츰 늘려 가세요. 열심히 연습해도 자세가 잘 나오지 않는다면 트레이너의 도움을 받는 게 좋아요.

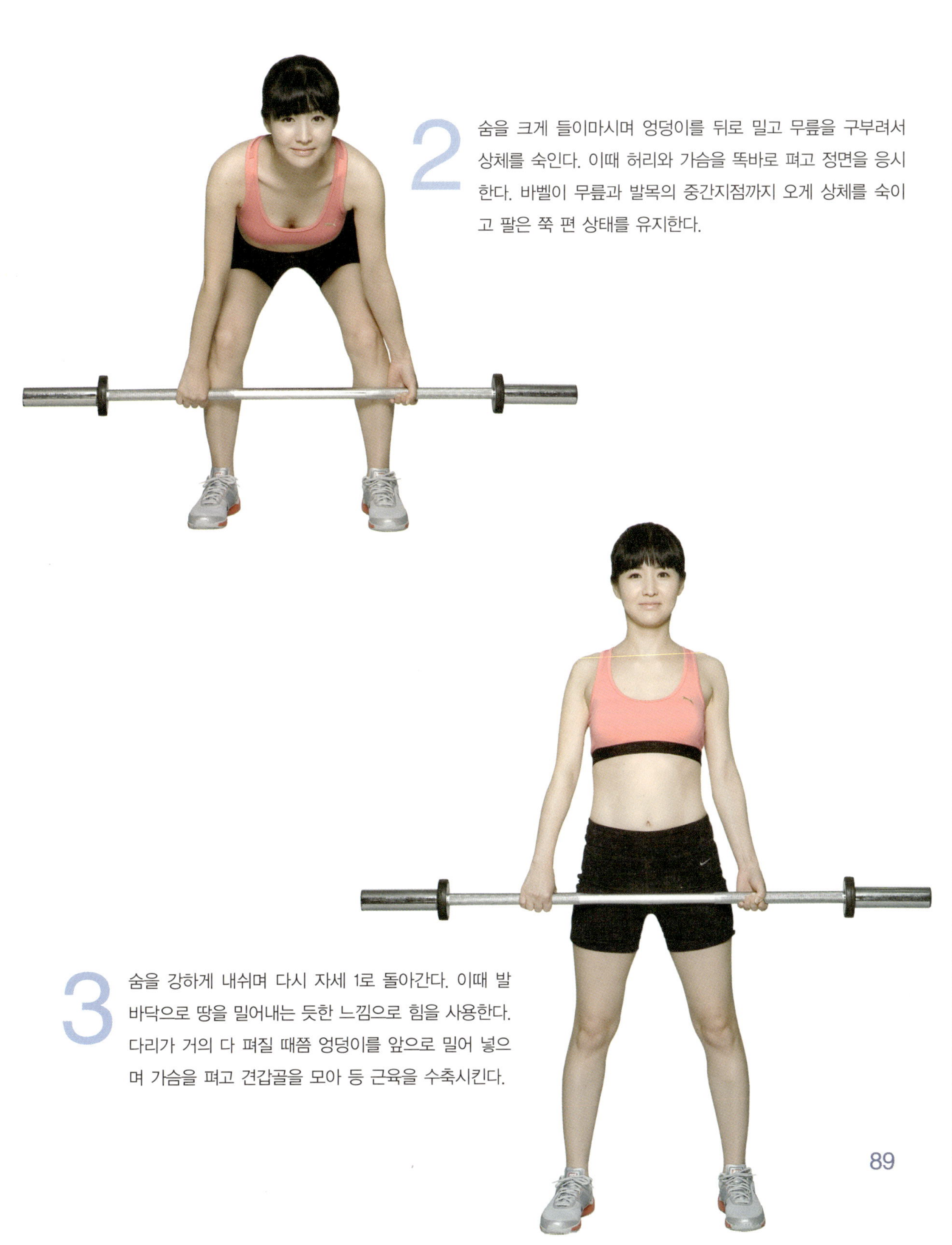

2
숨을 크게 들이마시며 엉덩이를 뒤로 밀고 무릎을 구부려서
상체를 숙인다. 이때 허리와 가슴을 똑바로 펴고 정면을 응시
한다. 바벨이 무릎과 발목의 중간지점까지 오게 상체를 숙이
고 팔은 쭉 편 상태를 유지한다.

3
숨을 강하게 내쉬며 다시 자세 1로 돌아간다. 이때 발
바닥으로 땅을 밀어내는 듯한 느낌으로 힘을 사용한다.
다리가 거의 다 펴질 때쯤 엉덩이를 앞으로 밀어 넣으
며 가슴을 펴고 견갑골을 모아 등 근육을 수축시킨다.

오버헤드 덤벨 프레스

어깨 근육 전체

12~15회 정도를
할 수 있는 중량으로
3세트 실시한다

1 플랫 벤치나 서포티드 벤치에 앉아서 엉덩이와 양발을 각각 벤치와 땅바닥에 단단히 고정한다. 손바닥이 아래로 향하게 하여 덤벨을 들고 팔을 머리 위로 쭉 편다. 이때 가슴은 활짝 펴고 허리는 아치형으로 만들어서 척추로 가는 부담을 줄이고 상체를 단단히 고정해야 한다.

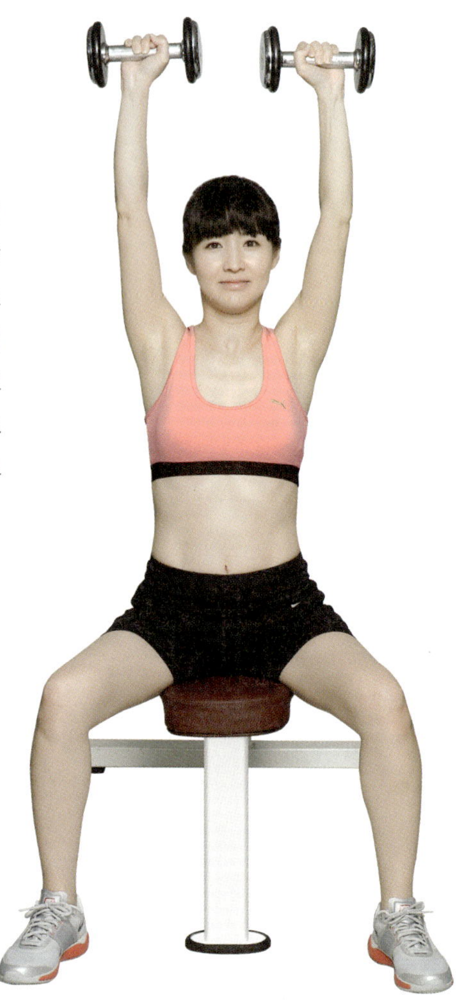

Traning Tip

덤벨을 위쪽 방향으로 밀어내기 위해서 팔을 펼 때 팔꿈치를 완전히 쭉 펴서 굳히면 중량이 팔꿈치 관절에 실리면서 관절에 무리를 줄 수 있어요. 그러니 프레스 동작을 할 때는 팔은 쭉 펴되 팔꿈치 관절은 살짝 구부린 상태를 유지해 주세요.

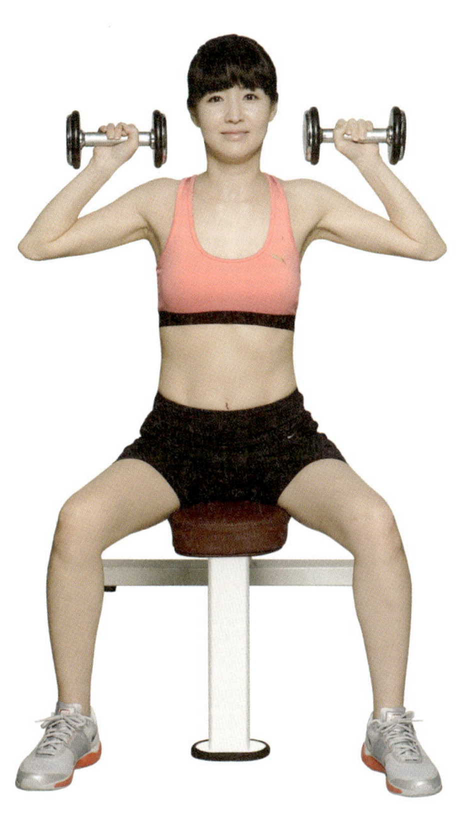

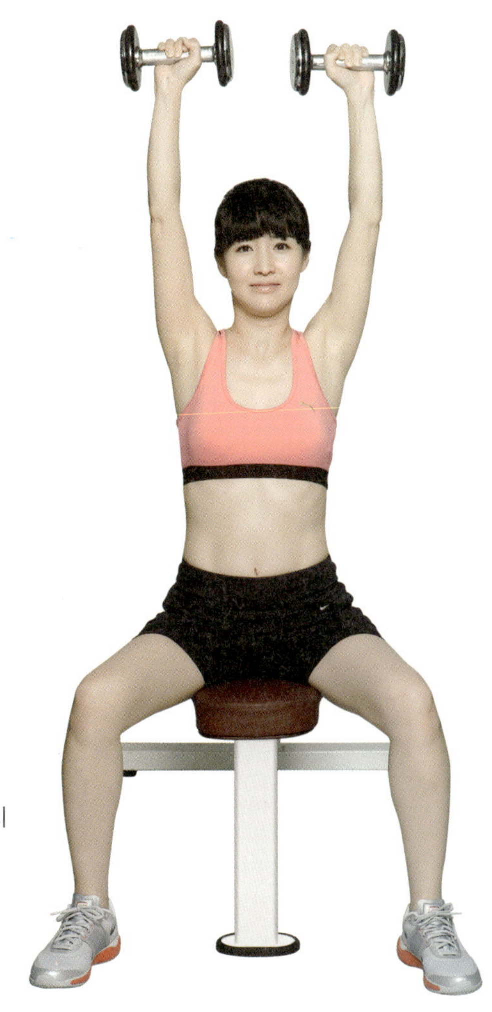

2 숨을 크게 들이마시며 덤벨의 안쪽 부분이 어깨 근육 위에 오도록 덤벨을 내린다. 덤벨이 어깨 근육 근처에서 많이 벗어나게 내리면 어깨 관절에 무리가 갈 수 있으니 덤벨을 항상 어깨 근육 근처에 두도록 한다.

3 숨을 강하게 내쉬며 다시 자세 1로 돌아간다.

오버헤드 덤벨 프레스

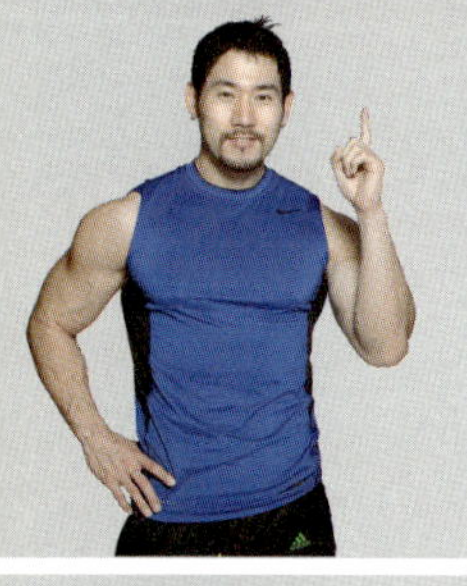

어깨 근육 전체

12~15회 정도로

3세트 실시한다

상체

▶ ▶ ▶

페트병을 이용한 오버헤드 프레스

기본적인 운동 방법과 요령은 체육관에서 실시하는 오버헤드 덤벨 프레스와 같으며 집에서는 덤벨 대신 페트병이나 기타 중량물을 이용하도록 한다.

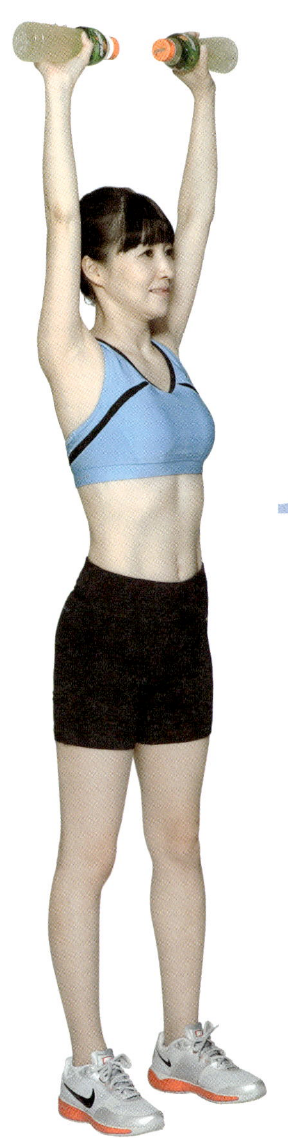

1 손바닥이 아래로 향하게 하여 페트병을 들고 팔을 머리 위로 쭉 편다. 이때 가슴은 활짝 펴고 허리는 아치형으로 만들어서 척추로 가는 부담을 줄이고 상체를 단단히 고정해야 한다.

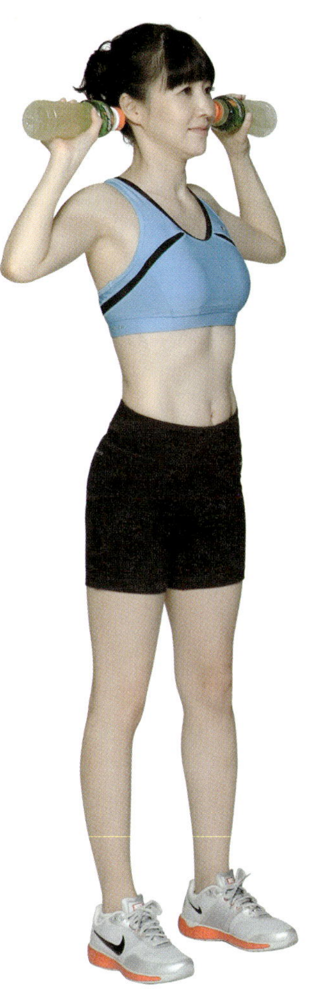

2 숨을 크게 들이마시며 페트병의 안쪽 부분이 어깨 근육 위에 오도록 페트병을 내린다. 페트병이 어깨 근육 근처에서 많이 벗어나게 내리면 어깨 관절에 무리가 갈 수 있으니 페트병을 항상 어깨 근육 근처에 두도록 한다.

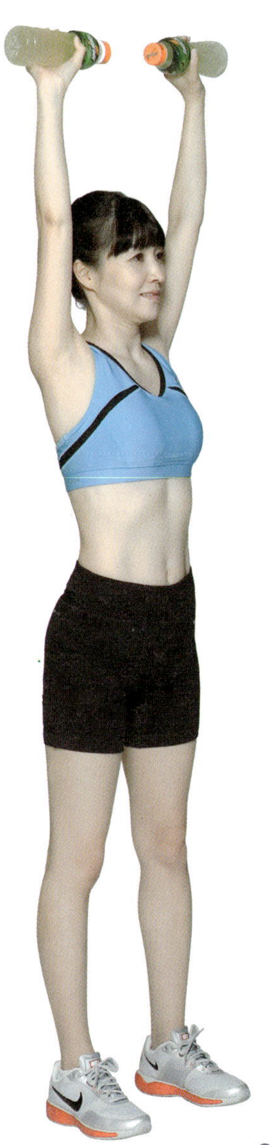

3 숨을 강하게 내쉬며 다시 자세 1로 돌아간다.

사이드
래터럴
레이즈

어깨 근육 측면

15~20회 정도를
할 수 있는 중량으로
3세트 실시한다

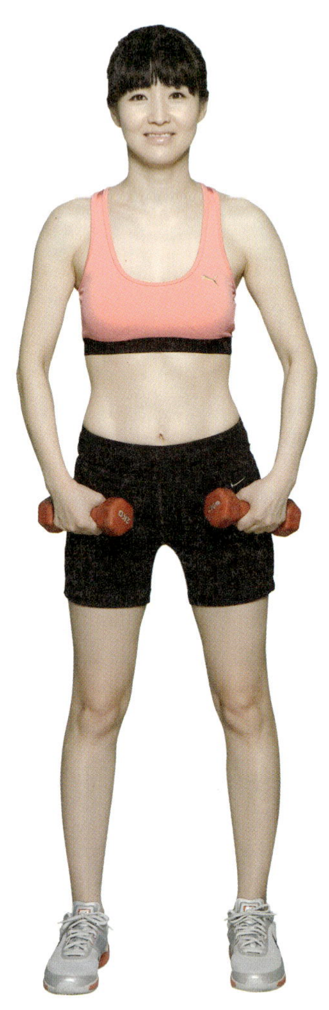

1 손바닥이 아래를 향하게 덤벨을 잡고 선다. 이때 보폭은 골반너비 정도로 하고 가슴을 펴고 허리는 아치형을 만든다. 견갑골을 모아서 상체를 안정시킨다. 시선은 정면에 두고 숨을 크게 들이마신다.

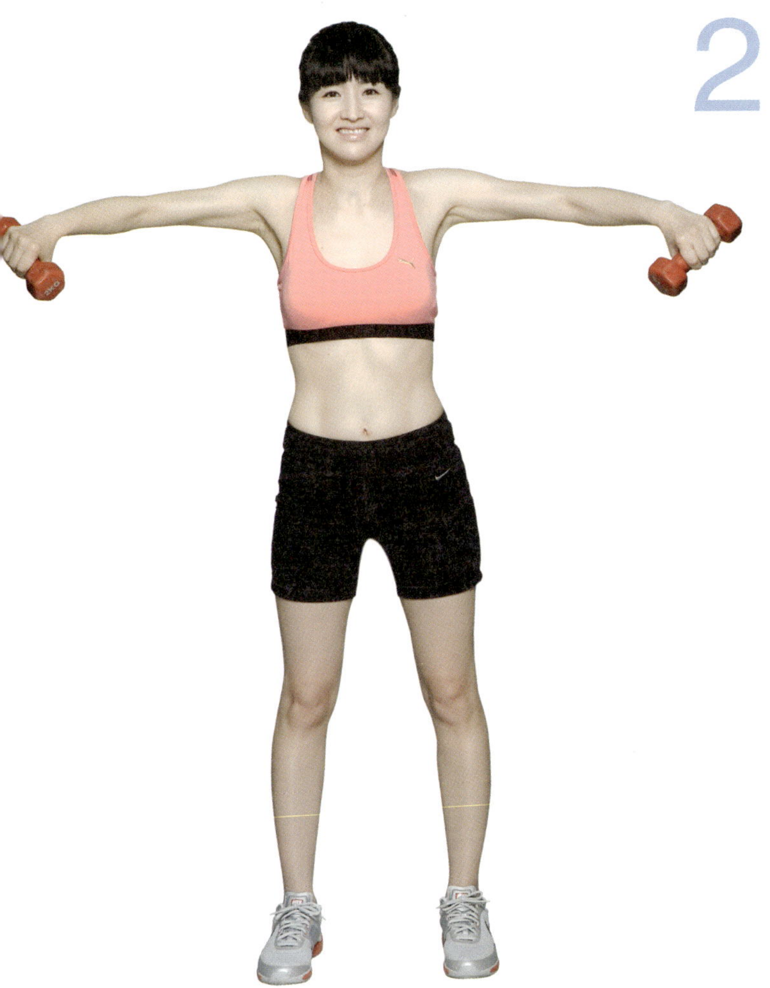

2 숨을 강하게 내쉬며 덤벨을 각각 몸의 옆쪽으로 들어 올린다. 이때 어깨와 팔을 제외한 다른 상체 근육들이 움직이지 않게 한다. 몸 옆으로 들어 올린 팔은 팔꿈치가 살짝 구부러져 있어야 하며 팔꿈치가 어깨 높이까지 올라오도록 덤벨을 들어 올린다.

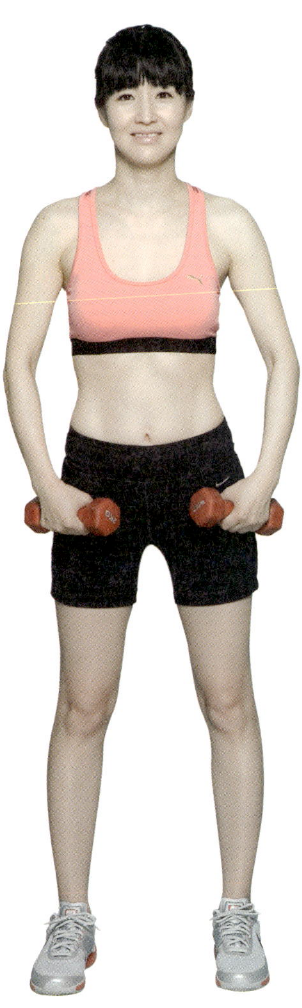

3 숨을 크게 들이마시며 다시 자세 1로 돌아간다.

사이드 래터럴 레이즈

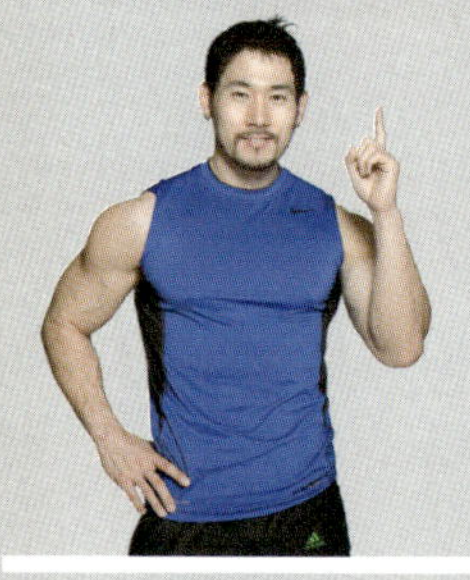

어깨 근육 측면

15~20회 정도로

3세트 실시한다

튜빙밴드를 이용한 사이드 레이즈

기본적인 운동 방법과 요령은 사이드 래터럴 레이즈와 같으며 집에서는 덤벨 대신 튜빙밴드를 이용하도록 한다.

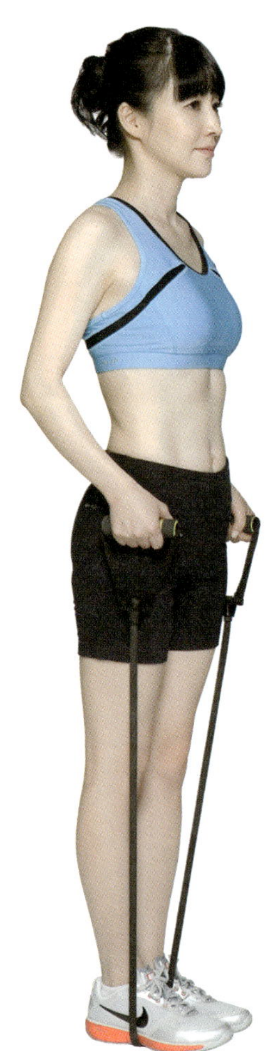

1 튜빙밴드를 양손으로 잡고 밴드의 가운데를 발로 밟고 선다. 두 발은 모으고 가슴과 허리를 펴서 상체를 단단히 고정한다. 시선은 정면을 향한다.

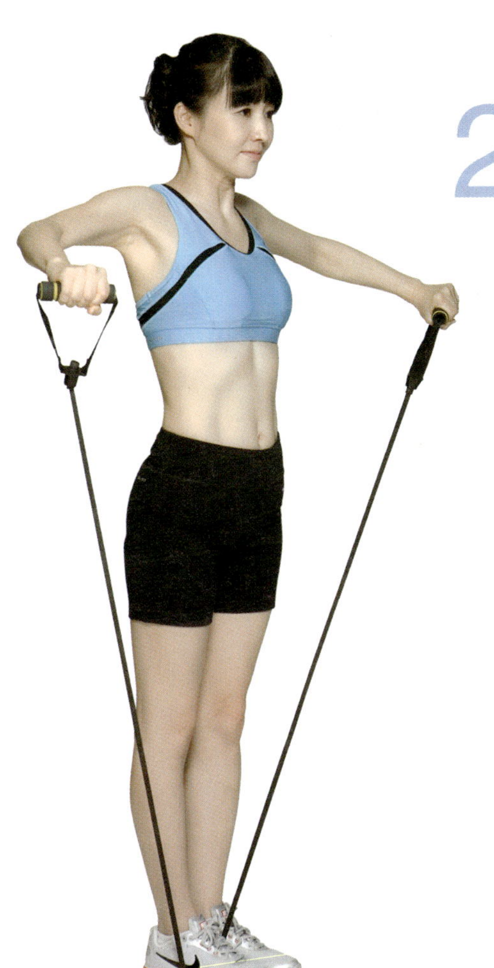

2 숨을 강하게 내쉬며 튜빙밴드의 손잡이를 몸의 옆
쪽으로 들어 올린다. 팔꿈치는 살짝 구부려야 하며
손잡이의 높이가 어깨 높이까지 올라오도록 한다.

3 숨을 크게 들이마시며 다시
자세 1로 돌아간다.

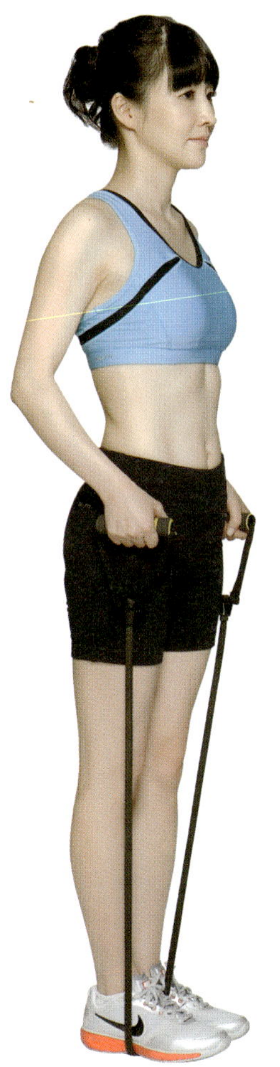

프론트
래터럴
레이즈

어깨 근육 전면

15~20회 정도를
할 수 있는 중량으로
3세트 실시한다

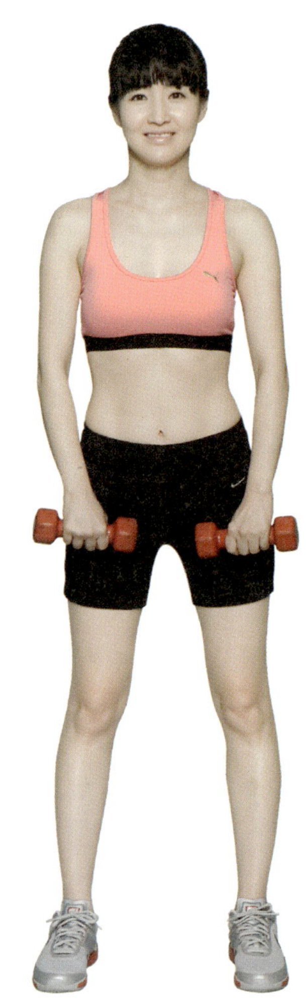

상체
▶ ▶ ▶ ▶

1 손바닥이 아래를 향하게 하여 덤벨을 잡고 선다. 이때 골반너비 정도로 서고 가슴을 펴고 허리는 아치형으로 만든다. 시선은 정면에 두고 숨을 크게 들이마신다.

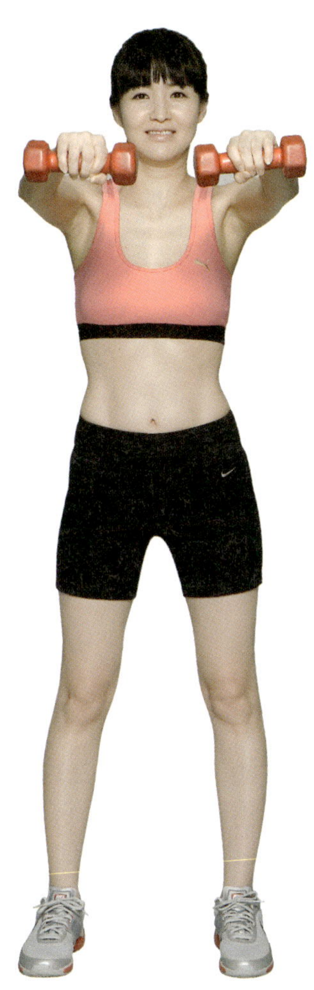

2 숨을 강하게 내쉬며 덤벨을 몸의 앞쪽으로 들어 올린다. 견갑골을 계속 모아 어깨 근육과 팔을 제외한 다른 상체 근육들이 움직이지 않게 한다. 몸 앞으로 들어 올린 팔은 팔꿈치가 살짝 구부러져 있어야 하며 팔꿈치가 어깨 높이까지 올라오도록 덤벨을 들어 올린다. 이때 팔과 상체의 각도는 90도로 유지한다.

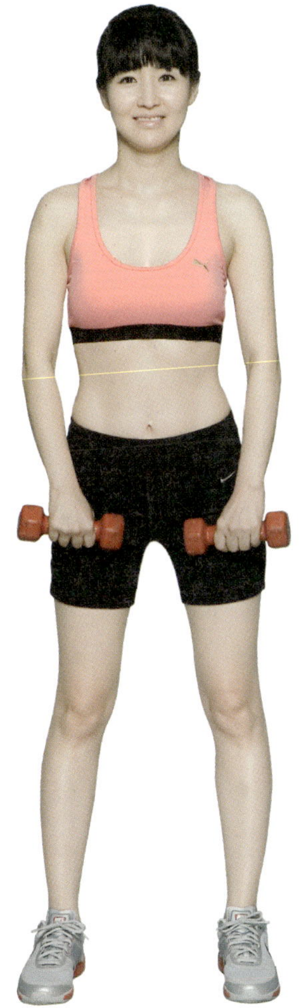

3 숨을 크게 들이마시며 다시 자세 1로 돌아간다.

프론트 래터럴 레이즈

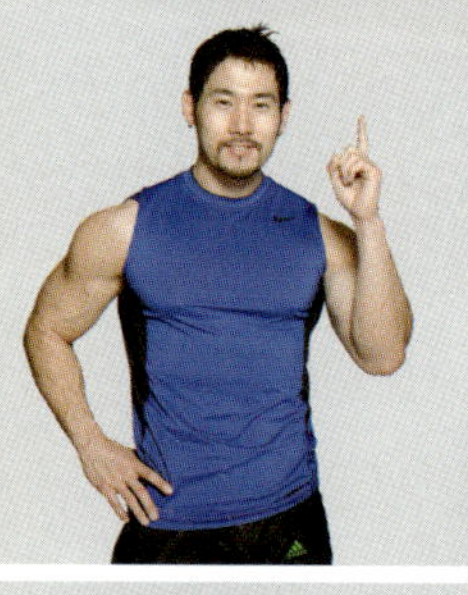

어깨 근육 전면

15~20회 정도로

3세트 실시한다

튜빙밴드를 이용한 프론트 레이즈

기본적으로 튜빙밴드를 이용한 사이드 래터럴 레이즈와 같으며 튜빙밴드의 손잡이를 어깨의 옆쪽이 아닌 앞쪽을 향해서 들어 올린다.

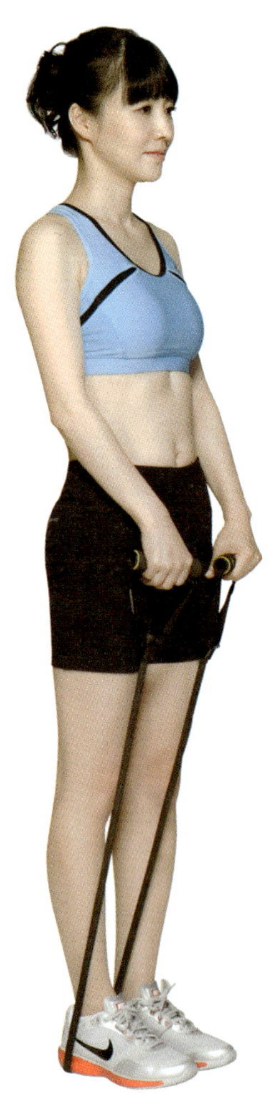

1 손바닥이 아래를 향하게 하여 튜빙밴드를 잡고 선다. 이때 골반너비 정도로 서고 가슴을 펴고 허리는 아치형으로 만든다. 시선은 정면에 두고 숨을 크게 들이마신다.

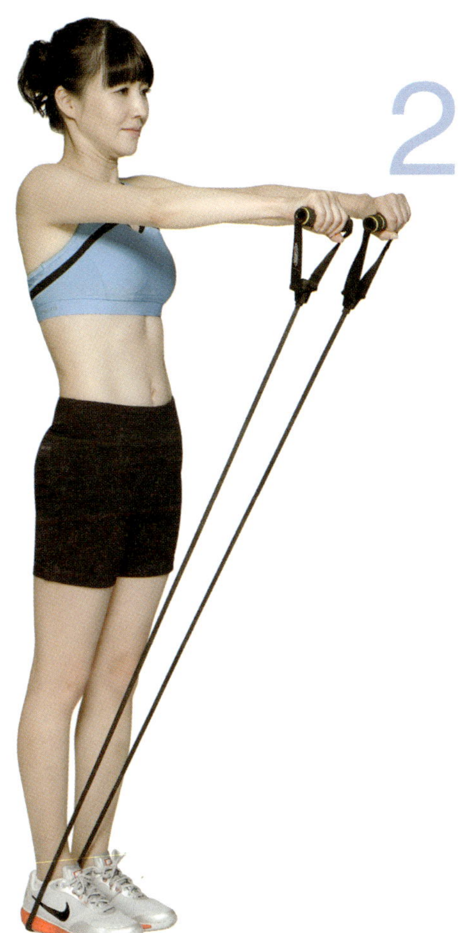

2 숨을 강하게 내쉬며 튜빙밴드를 몸의 앞쪽으로 들어 올린다. 견갑골을 계속 모아 어깨 근육과 팔을 제외한 다른 상체 근육들이 움직이지 않게 한다. 몸 앞으로 들어 올린 팔은 팔꿈치가 살짝 구부러져 있어야 하며 팔꿈치가 어깨 높이까지 올라오도록 튜빙밴드를 들어 올린다. 이때 팔과 상체의 각도는 90도로 유지한다.

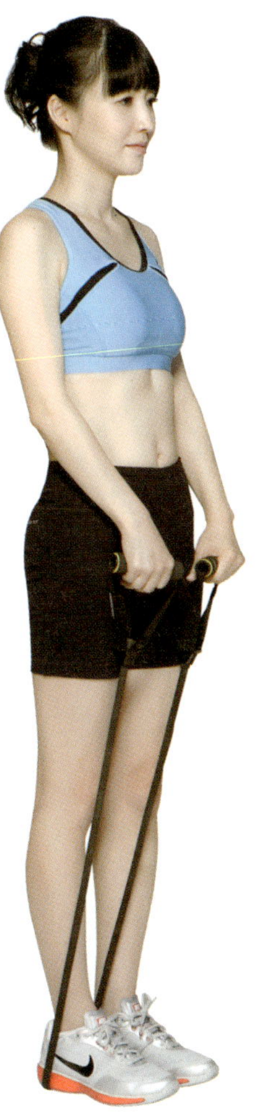

3 숨을 크게 들이마시며 다시 자세 1로 돌아간다.

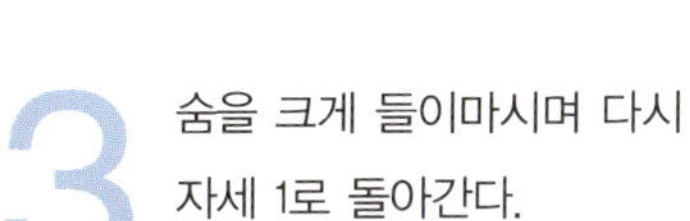

벤트-오버 래터럴 레이즈

어깨 근육 후면

15~20회 정도를
할 수 있는 중량으로
3세트 실시한다

상체
▶ ▶ ▶

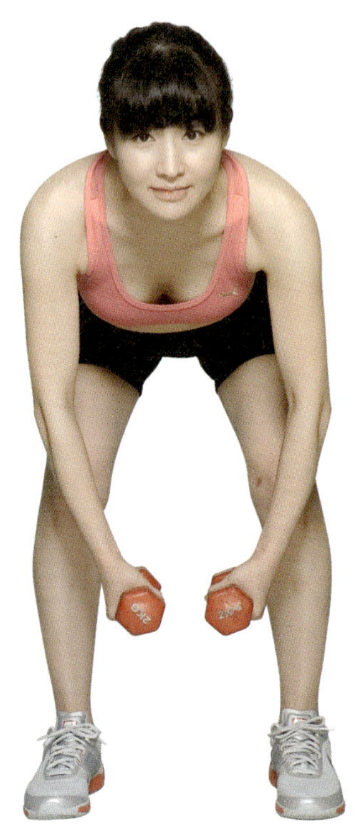

1 손바닥이 마주보게 하여 덤벨을 잡고 선다. 무릎을 구부리고 엉덩이를 뒤로 밀어내어 상체를 앞으로 숙여준다. 덤벨을 든 팔은 아래쪽으로 늘어뜨리고 팔꿈치가 바깥쪽을 보게 하여 약간 구부려서 커다란 통나무를 안고 있는 듯한 모양을 만든다. 숨을 크게 들이마신다.

초급자들은 이 운동에서 팔을 들어 올릴 때 고개를 들어 정면을 응시하면 목에 힘이 많이 들어가서 목을 다칠 수 있어요. 그럴 때는 자연스럽게 고개를 약간 숙여주면 목의 부담을 줄일 수 있답니다. 하지만 고개를 숙여도 절대로 허리는 굽히면 안 된다는 것 잊지 마세요!

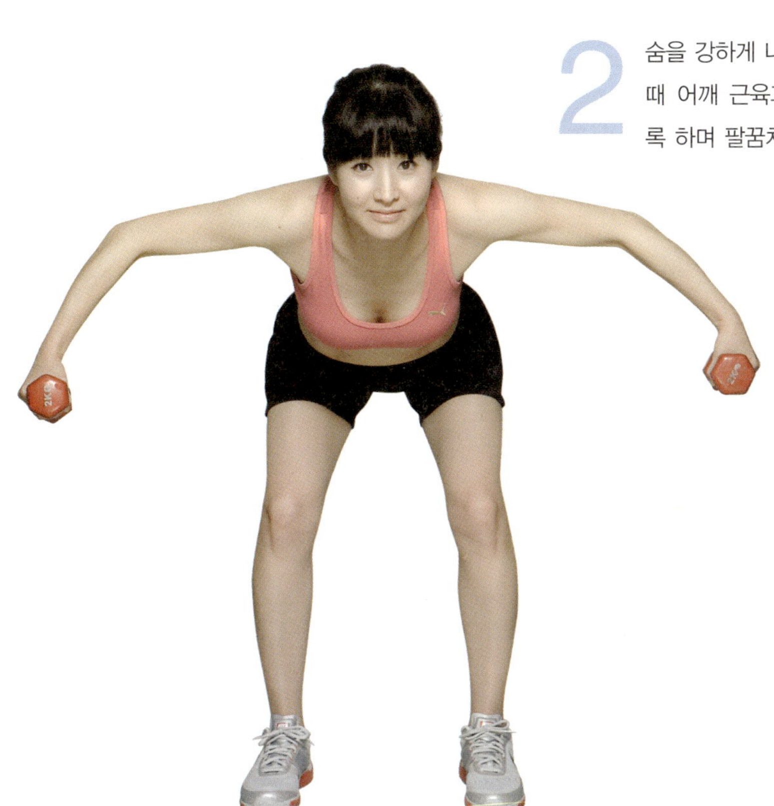

2 숨을 강하게 내쉬며 양팔을 몸의 옆쪽으로 들어 올린다. 이 때 어깨 근육과 팔을 제외한 다른 부위는 움직이지 않도록 하며 팔꿈치를 어깨 관절보다 더 높은 곳까지 올린다.

3 숨을 크게 들이마시며 다시 자세 1로 돌아간다.

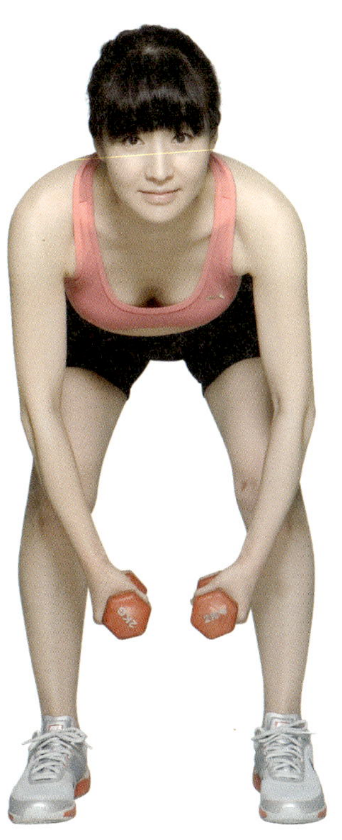

벤트-오버 래터럴 레이즈

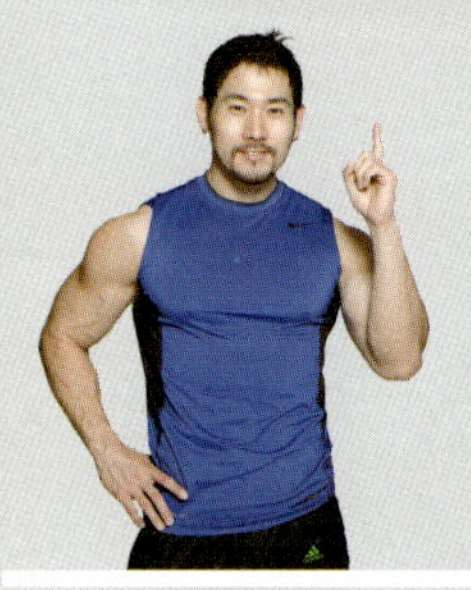

어깨 근육 후면

15~20회 정도로

3세트 실시한다

상체

▶ ▶ ▶

페트병을 이용한 벤트-오버 레이즈

동작은 체육관에서 실시하는 벤트-오버 래터럴 레이즈와 같으며, 페트병과 같은 기타 중량물을 이용하도록 한다.

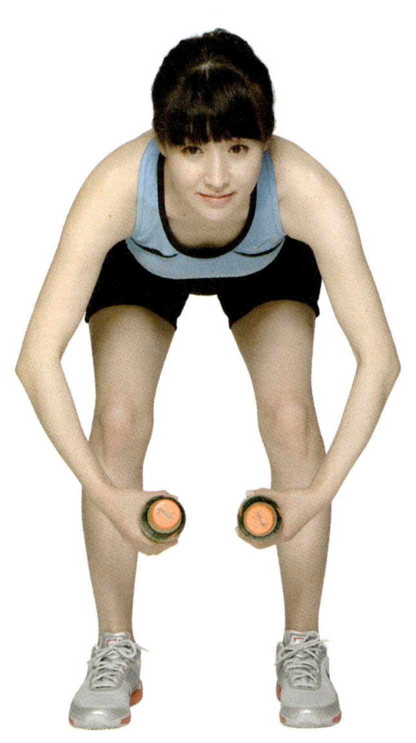

1 손바닥이 마주보게 하여 페트병을 잡고 선다. 무릎을 구부리고 엉덩이를 뒤로 밀어내어 상체를 앞으로 숙여준다. 페트병을 든 팔은 아래쪽으로 늘어뜨리고 팔꿈치가 바깥쪽을 보게 하여 약간 구부려서 커다란 통나무를 안고 있는 듯한 모양을 만든다. 숨을 크게 들이마신다.

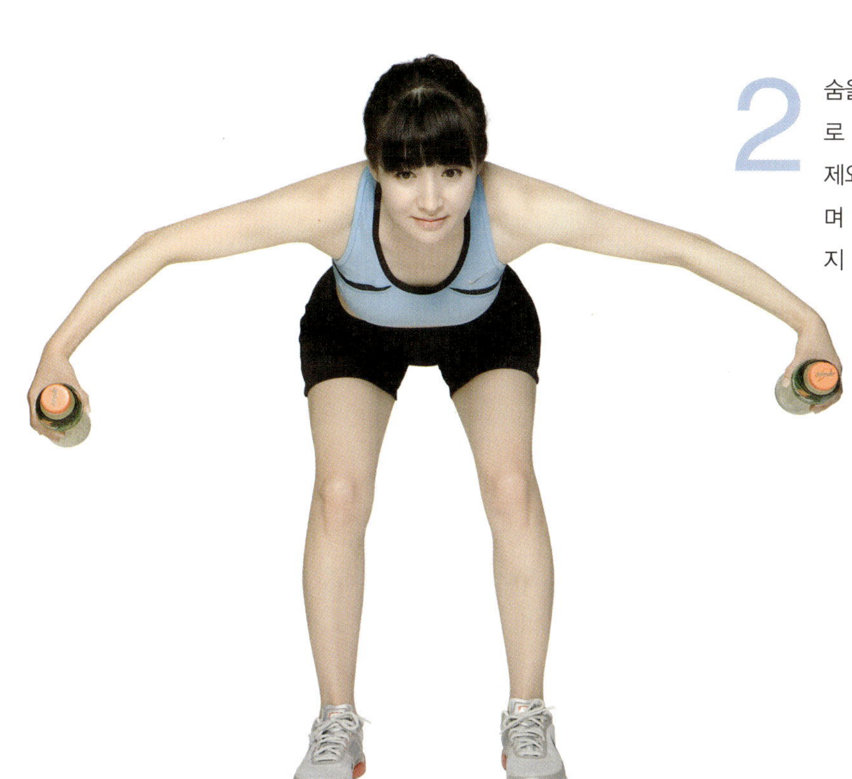

숨을 강하게 내쉬며 양팔을 몸의 옆쪽으로 들어 올린다. 이때 어깨 근육과 팔을 제외한 다른 부위는 움직이지 않도록 하며 팔꿈치를 어깨 관절보다 더 높은 곳까지 올린다.

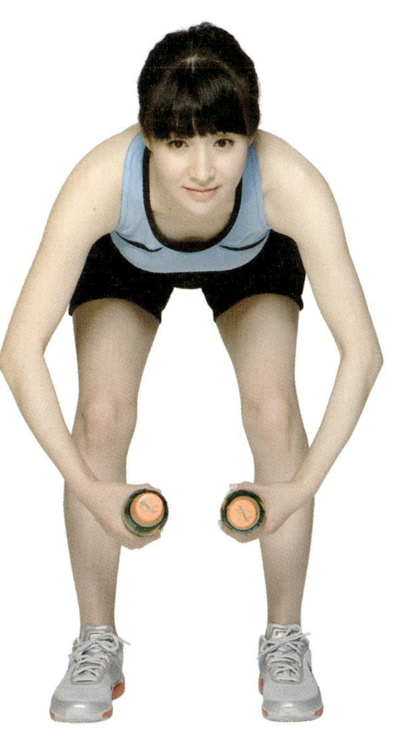

숨을 크게 들이마시며 다시 자세 1로 돌아간다.

업라이트
로우

어깨 근육
전면과 측면

12~15회 정도를
할 수 있는 중량으로
3세트 실시한다

상체
▶ ▶ ▶

1 손바닥이 아래를 향하게 하여 바벨을 어깨너비보다 약간 좁게 해서 잡는다. 골반너비 정도로 다리를 벌려 서고 가슴을 펴고 허리를 아치형으로 만든다. 양팔은 아래를 향해 곧게 펴고 숨을 크게 들이마신다.

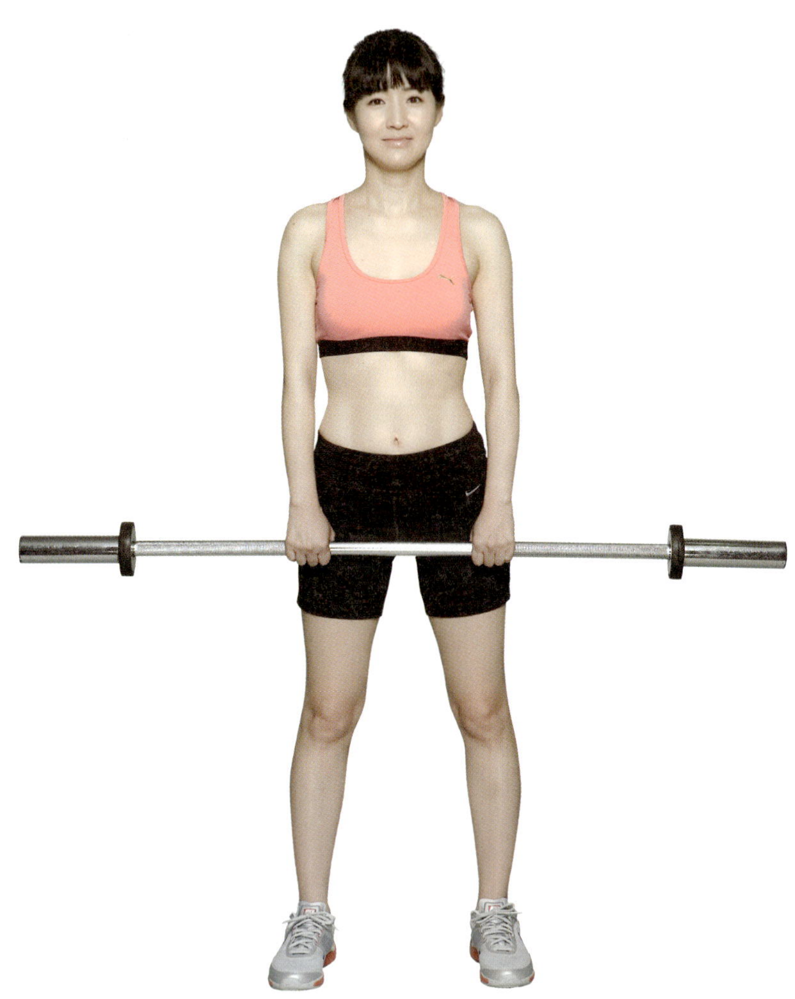

Traning Tip

이 운동을 실시할 때 바벨을 너무 몸에 가깝게 붙여서 들어 올리면 어깨 근육인 삼각근보다 목의 옆에 있는 승모근 위쪽을 더 많이 자극할 수 있어요. 바벨을 들어 올릴 때 약간 몸에서 떨어지게 해야 해요.

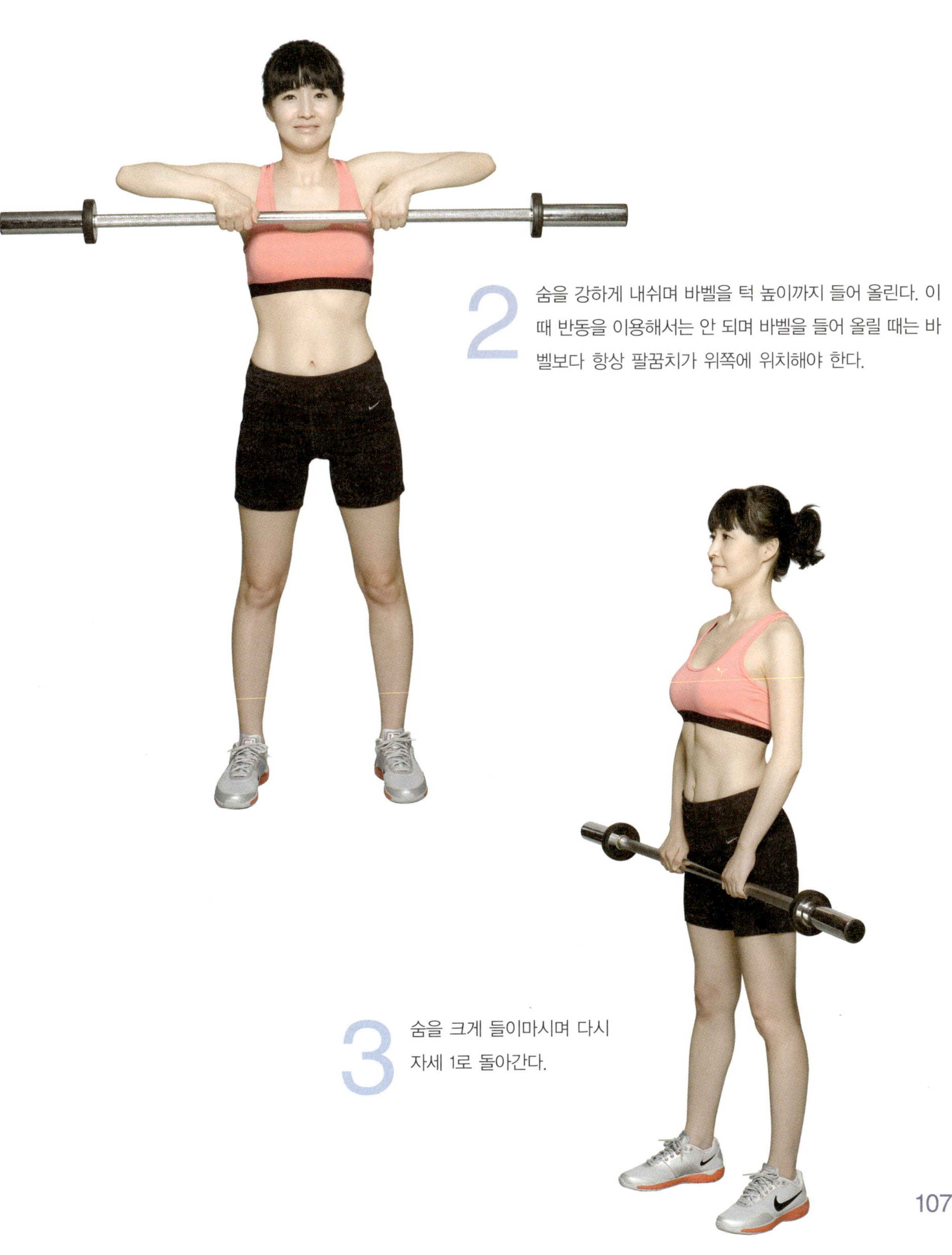

2 숨을 강하게 내쉬며 바벨을 턱 높이까지 들어 올린다. 이
때 반동을 이용해서는 안 되며 바벨을 들어 올릴 때는 바
벨보다 항상 팔꿈치가 위쪽에 위치해야 한다.

3 숨을 크게 들이마시며 다시
자세 1로 돌아간다.

프레스 다운

팔 근육 뒤쪽

12~15회 정도를
할 수 있는 중량으로
3세트 실시한다

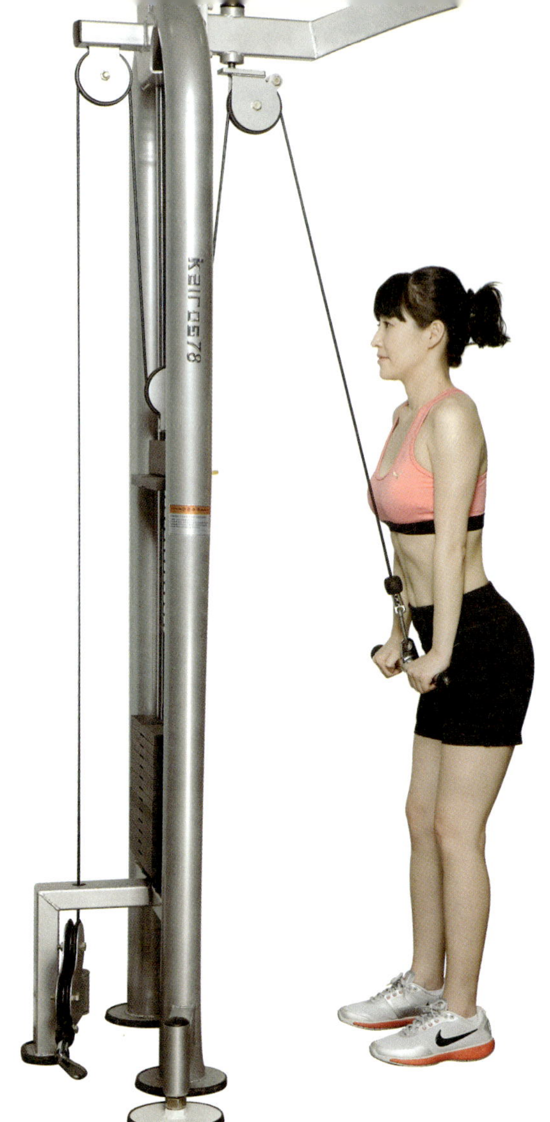

1 케이블 머신 앞에 서서 바를 잡는다. 골반너비 정도로 다리를 벌리고 발을 앞뒤로도 살짝 벌린다. 엉덩이를 뒤로 살짝 빼고 상체를 약간 숙인다. 팔꿈치를 옆구리에 단단히 고정한 상태에서 팔을 쭉 편다.

상체
▶▶ ▶

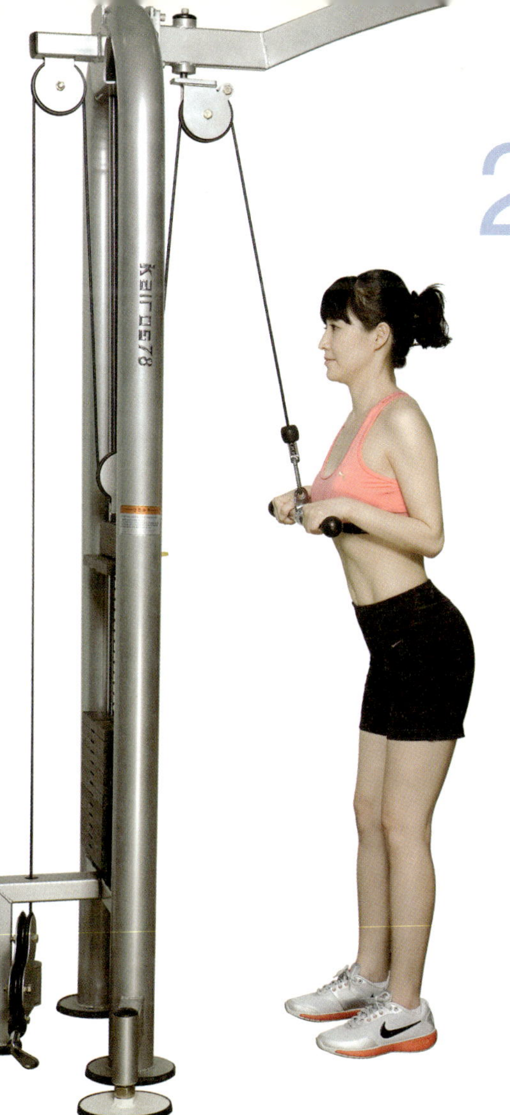

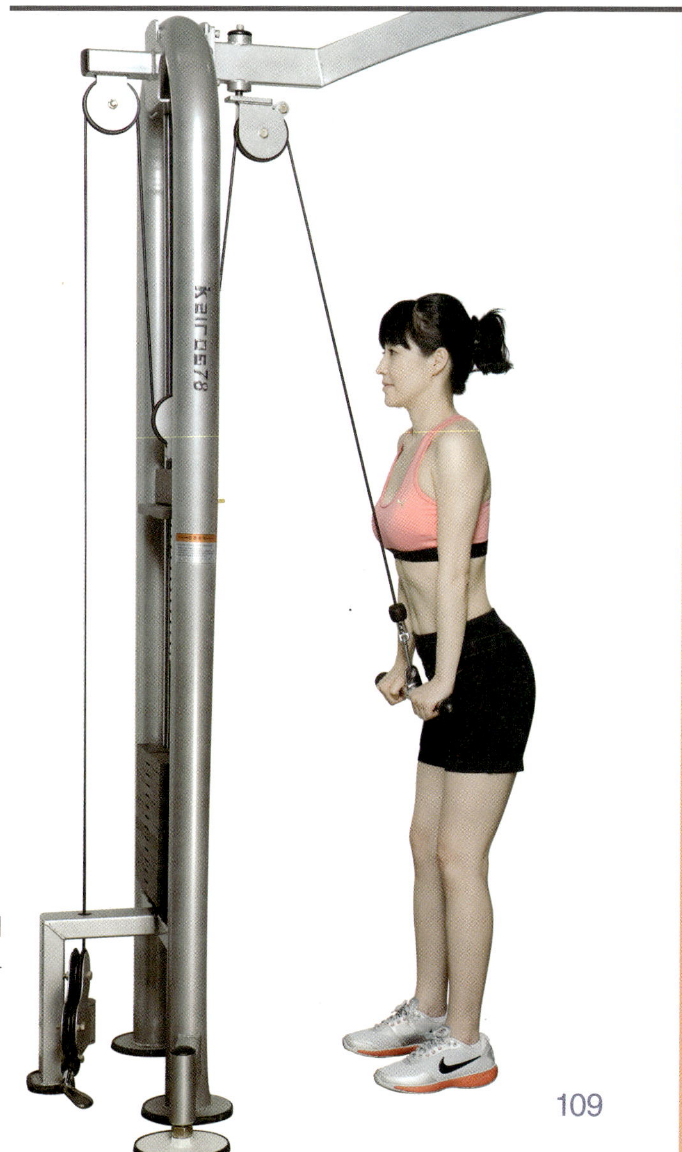

2 숨을 크게 들이마시며 바가 가슴 아래쪽에 올 때까지 팔을 구부린다. 이때 팔꿈치가 옆구리에서 벗어나서는 안 된다. 팔꿈치를 옆구리에 단단히 고정하자.

3 숨을 강하게 내쉬며 팔을 쭉 펴서 팔의 뒤쪽 근육인 삼두근을 수축시킨다. 팔꿈치는 옆구리에 고정된 상태를 유지한다.

프레스
다운

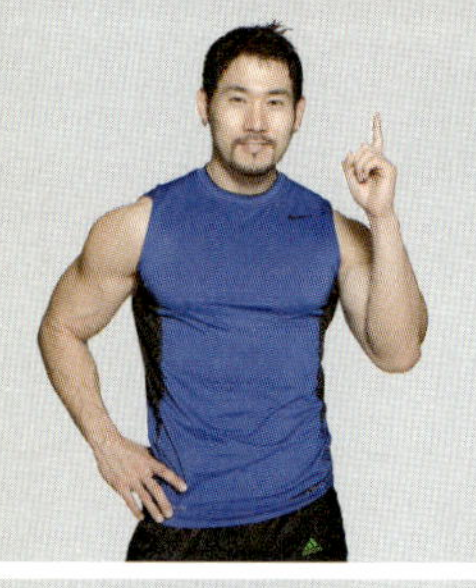

팔 근육 뒤쪽

12~15회 정도로

3세트 실시한다

체어 딥

의자나 벤치 등을 이용해 실시하는 운동으로, 삼두근과 아래가슴을 발달시킨다. 발의 위치가 팔과 멀어질수록 운동 강도는 높아진다. 단, 의자가 체중에 의해 뒤로 밀리지 않도록 고정해야 한다.

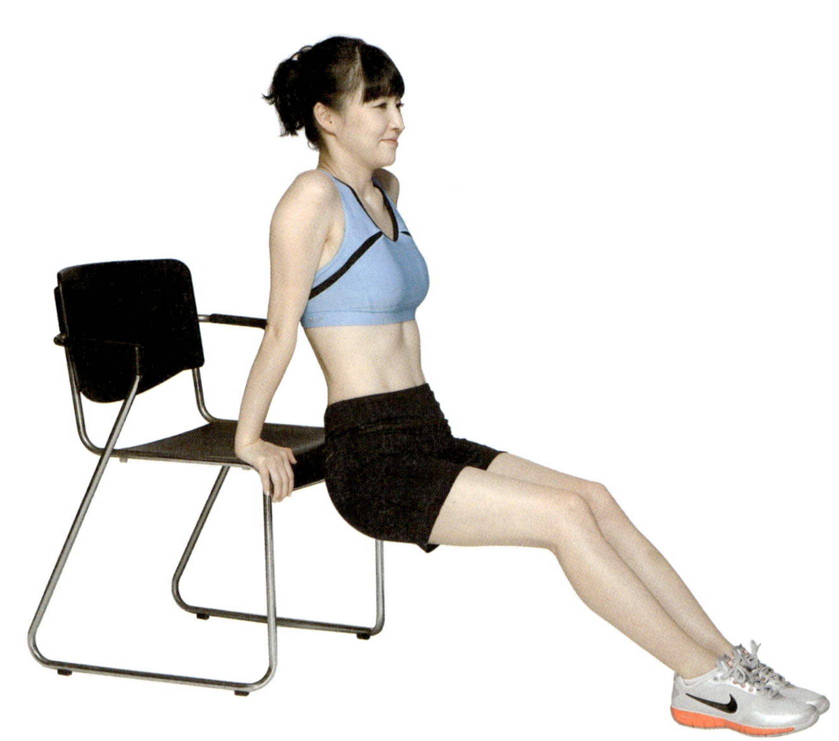

1 평평한 벤치나 의자를 뒤에 두고 선다. 양손으로 벤치나 의자를 짚고 두 발은 몸에서 멀리 떨어뜨린다. 이때 엉덩이는 벤치나 의자에서 멀리 떨어지지 않도록 주의한다.

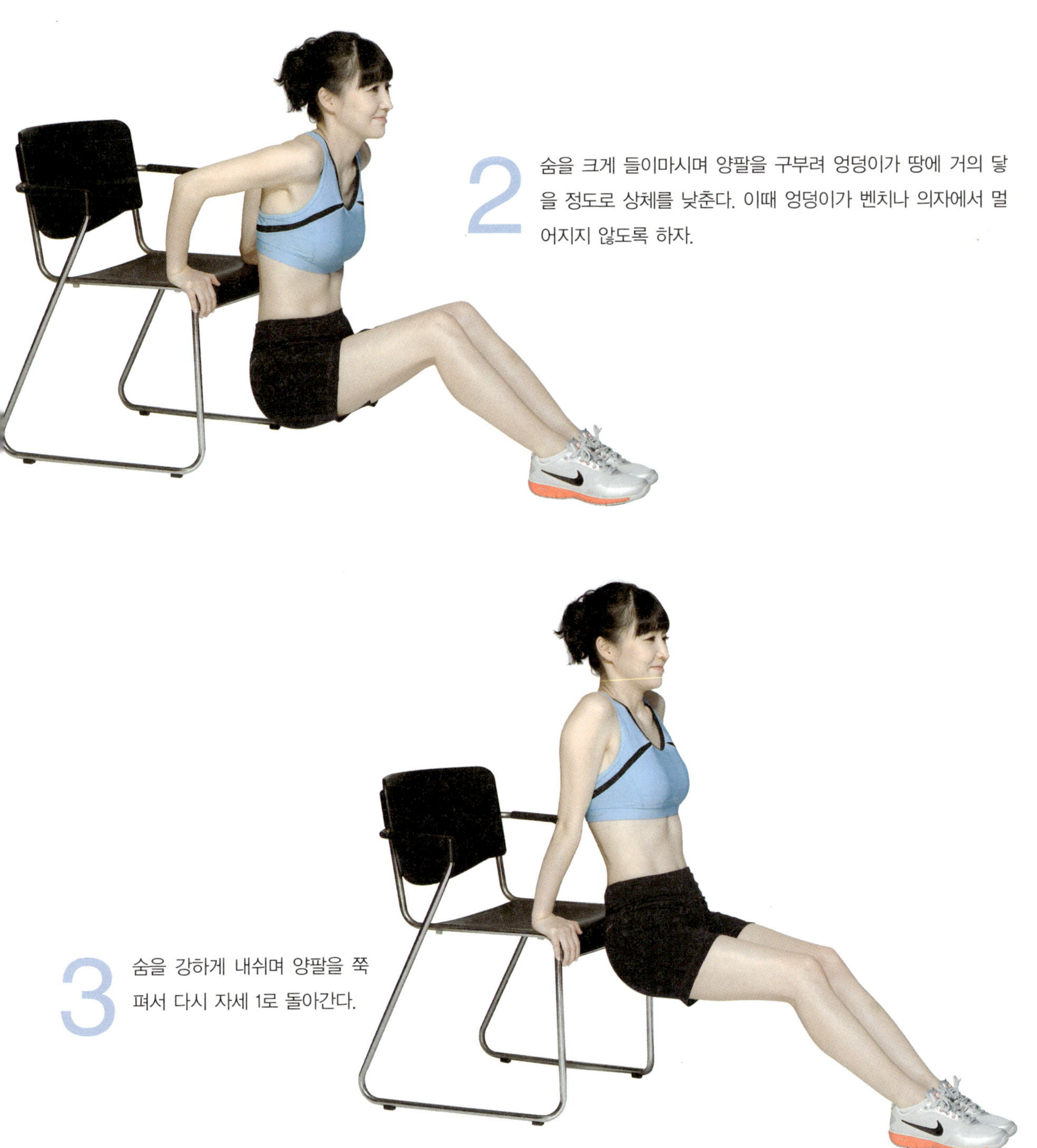

2 숨을 크게 들이마시며 양팔을 구부려 엉덩이가 땅에 거의 닿을 정도로 상체를 낮춘다. 이때 엉덩이가 벤치나 의자에서 멀어지지 않도록 하자.

3 숨을 강하게 내쉬며 양팔을 쭉 펴서 다시 자세 1로 돌아간다.

오버헤드
덤벨
익스텐션

팔 근육 뒤쪽

12~15회 정도를
할 수 있는 중량으로
3세트 실시한다

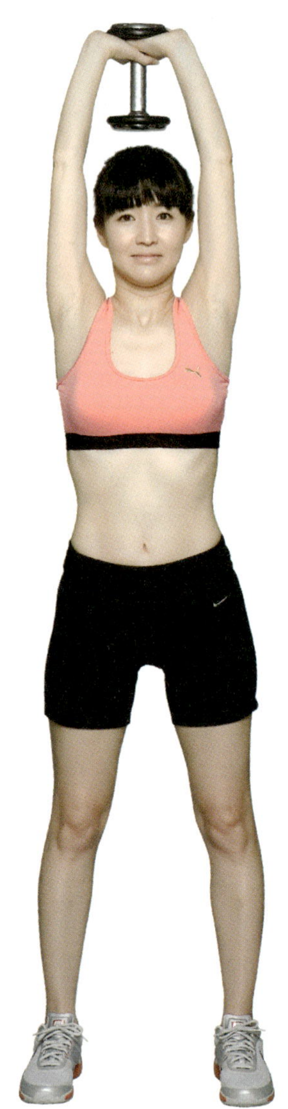

1 한 개의 덤벨을 양손으로 받쳐 잡고 팔을 머리 위로 쭉 편
다. 가슴을 펴고 허리를 아치형으로 만든다. 이때 보폭은
골반너비 정도로 하고 시선은 정면에 둔다.

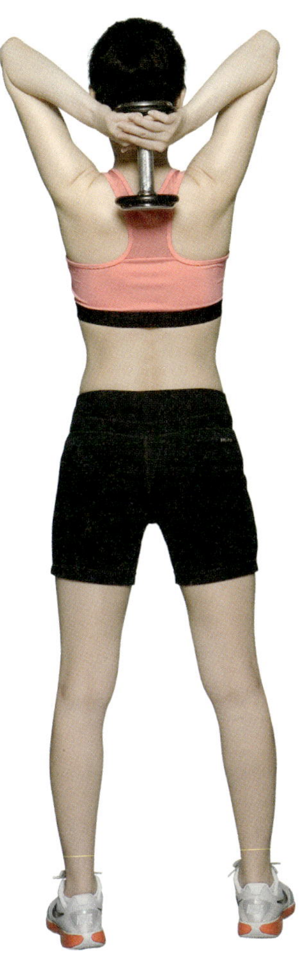

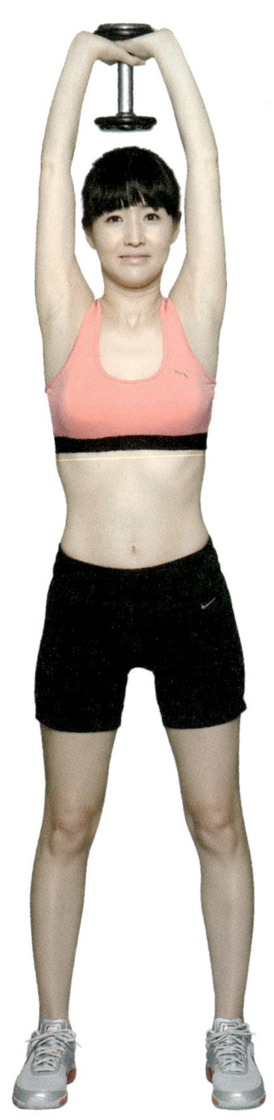

2 숨을 크게 들이마시며 팔을 구부려 덤벨을 머리 뒤쪽으로 내린다.
덤벨이 머리 뒤쪽으로 내려왔을 때 팔꿈치는 천장을 향해야 하며
팔의 뒤쪽 근육이 쭉 당겨지는 느낌이 있어야 한다.

3 숨을 강하게 내쉬며 팔을 쭉 펴서 다시
자세 1로 돌아간다.

오버헤드 덤벨 익스텐션

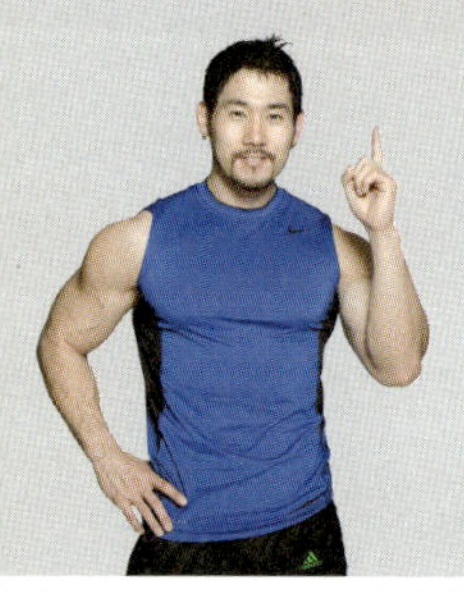

팔 근육 뒤쪽

12~15회 정도로

3세트 실시한다

페트병을 이용한 오버헤드 익스텐션

기본적으로 동작은 체육관에서 실시하는 오버헤드 덤벨 익스텐션과 같으며, 덤벨이 아닌 페트병과 같은 기타 중량물을 이용하도록 하자.

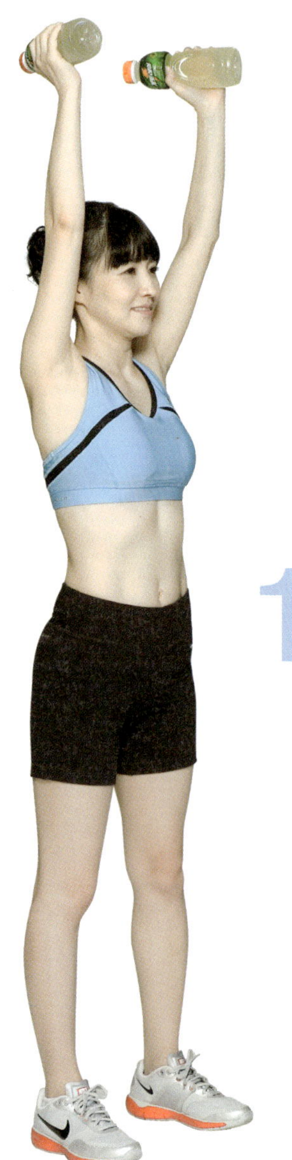

1 손바닥이 마주보게 하여 양손에 페트병을 잡고 팔을 머리 위로 쭉 편다. 가슴을 펴고 허리를 아치형으로 만든다. 이 때 보폭은 골반너비 정도로 하고 시선은 정면에 둔다.

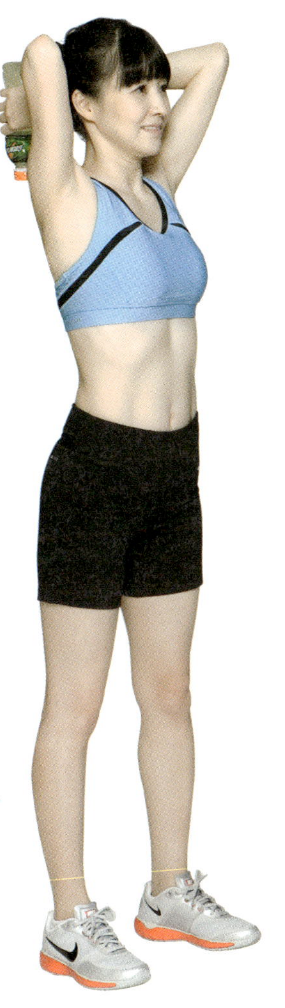

2 숨을 크게 들이마시며 팔을 구부려 페트병
을 머리 뒤쪽으로 내린다. 페트병이 머리 뒤
쪽으로 내려왔을 때 팔꿈치는 천장을 향해
야 하며 팔의 뒤쪽 근육이 당겨지는 느낌이
있어야 한다.

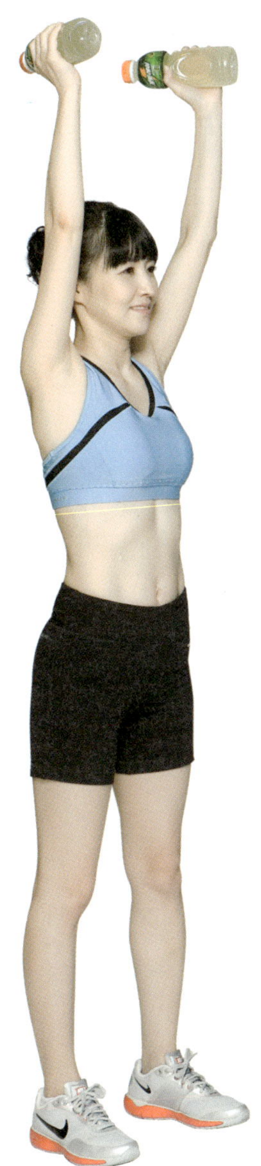

3 숨을 강하게 내쉬며 팔을 쭉 펴서 다시
자세 1로 돌아간다.

덤벨 킥백

팔 근육 뒤쪽

15~20회 정도를
할 수 있는 중량으로
3세트 실시한다

팔의 뒤쪽 근육인 삼두근은 팔꿈치까지 완전히 펴져야 강하게 수축돼요. 삼두근운동 때에는 팔꿈치를 완전히 펴서 근육을 강하게 수축시켜 주세요.

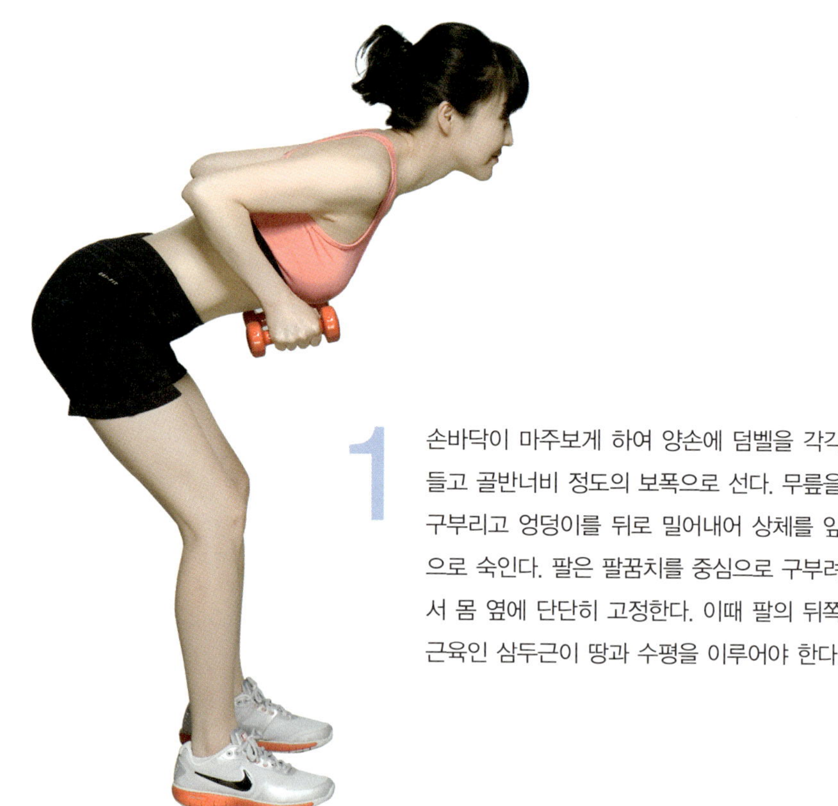

1 손바닥이 마주보게 하여 양손에 덤벨을 각각 들고 골반너비 정도의 보폭으로 선다. 무릎을 구부리고 엉덩이를 뒤로 밀어내어 상체를 앞으로 숙인다. 팔은 팔꿈치를 중심으로 구부려서 몸 옆에 단단히 고정한다. 이때 팔의 뒤쪽 근육인 삼두근이 땅과 수평을 이루어야 한다.

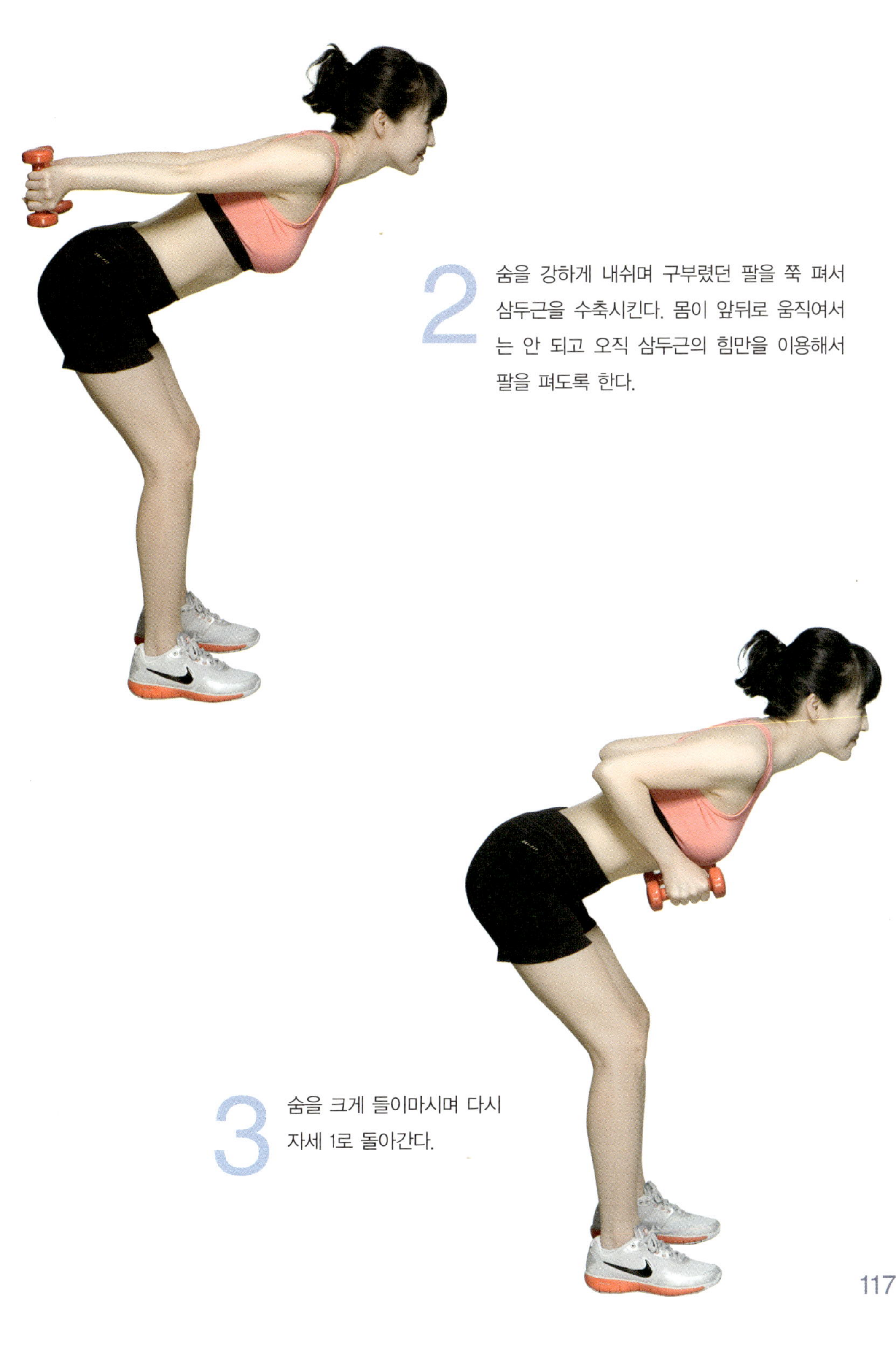

2 숨을 강하게 내쉬며 구부렸던 팔을 쭉 펴서 삼두근을 수축시킨다. 몸이 앞뒤로 움직여서는 안 되고 오직 삼두근의 힘만을 이용해서 팔을 펴도록 한다.

3 숨을 크게 들이마시며 다시 자세 1로 돌아간다.

바벨 컬

팔 근육 앞쪽

12~15회 정도를
할 수 있는 중량으로
3세트 실시한다

이 운동을 할 때는 상체를 앞뒤로 흔들면 안 돼요. 팔의 앞쪽 근육인 이두근으로 가야 할 자극이 다른 상체 근육들로 분산되기 때문이에요.

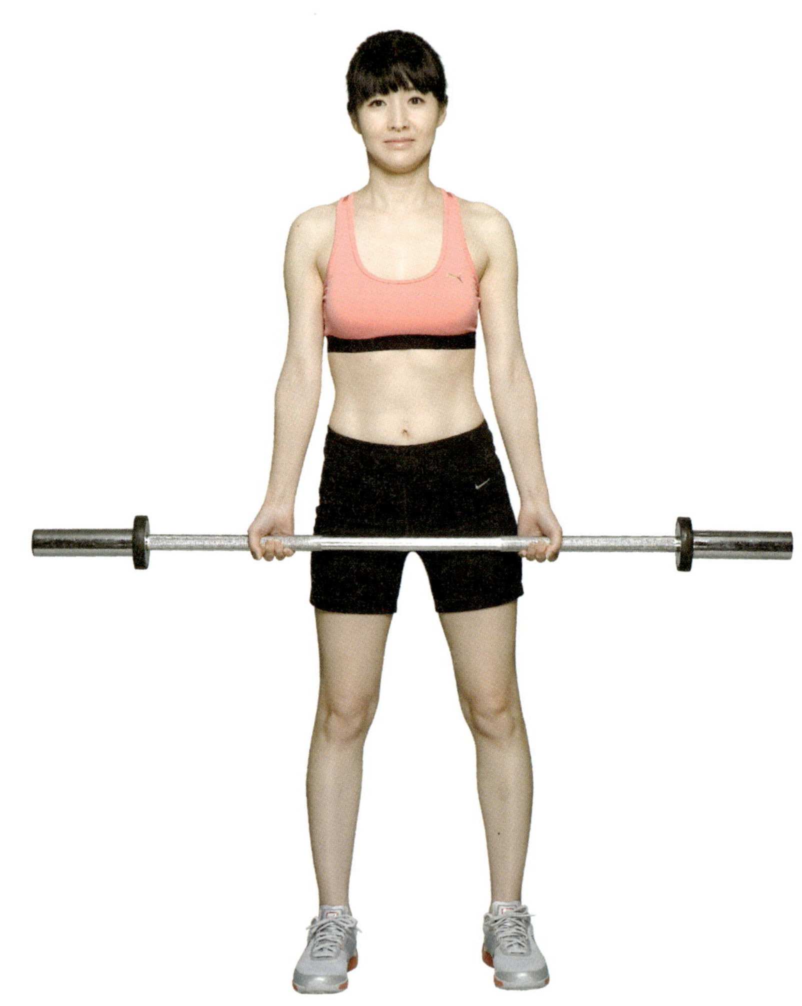

1 손바닥이 위를 향하게 바벨을 잡고 어깨 넓이보다 약간 더 넓게 선다. 가슴을 펴고 허리는 아치형을 만든다. 팔을 완전히 펴고 팔꿈치를 옆구리에 단단히 고정한다.

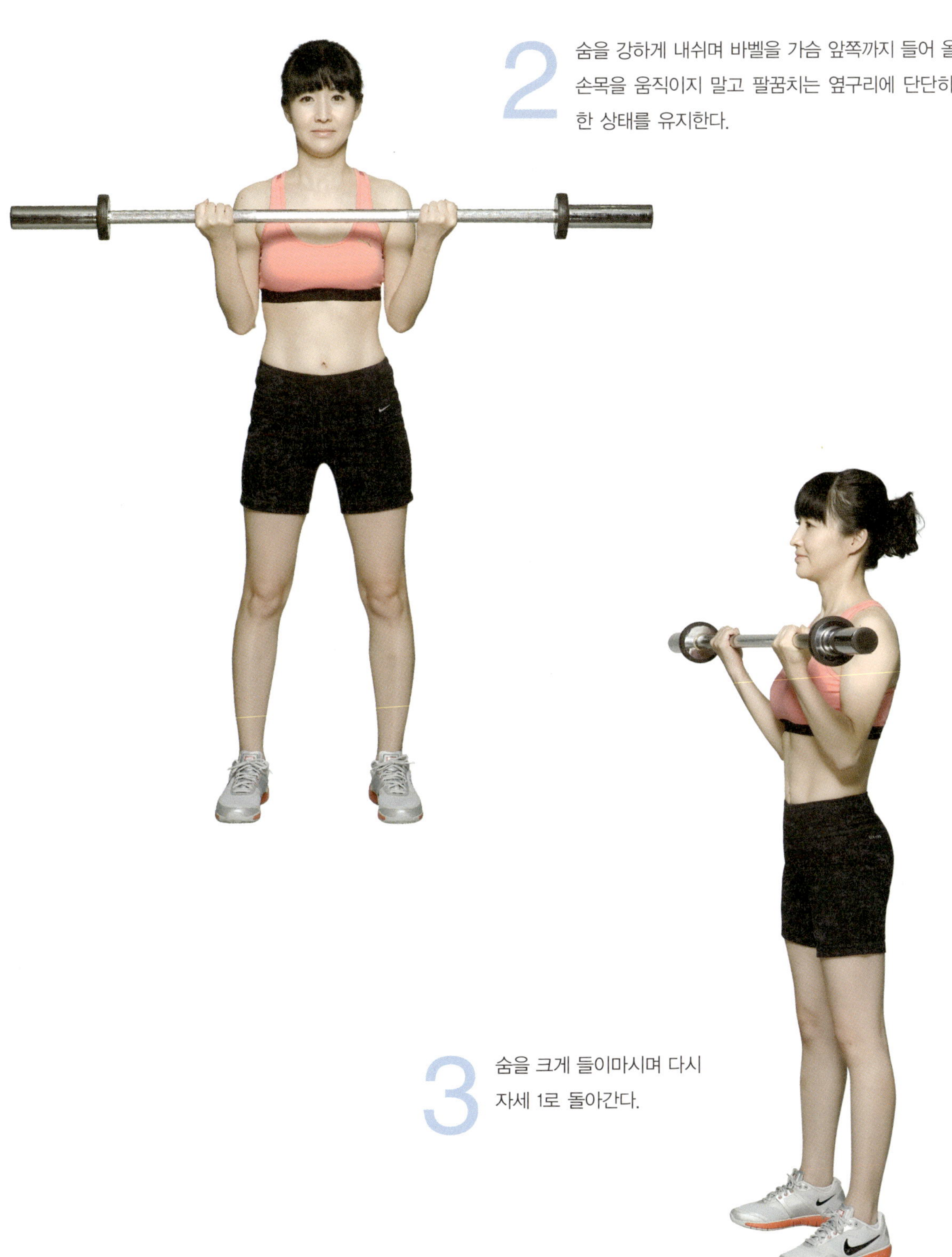

2 숨을 강하게 내쉬며 바벨을 가슴 앞쪽까지 들어 올린다. 손목을 움직이지 말고 팔꿈치는 옆구리에 단단히 고정한 상태를 유지한다.

3 숨을 크게 들이마시며 다시 자세 1로 돌아간다.

얼터네이트
덤벨
컬

팔 근육 앞쪽

한쪽 팔씩 각각
12~15회 정도를
할 수 있는 중량으로
3세트 실시한다

상체
▶ ▶ ▶ ▶

1 플랫 벤치나 서포티드 벤치에 앉아서 엉덩이
와 양발을 각각 벤치와 땅바닥에 단단히 고
정한다. 손바닥이 마주보게 덤벨을 잡고 팔
은 아래를 향해서 쭉 편다. 가슴은 펴고 허리
는 아치형을 유지한다.

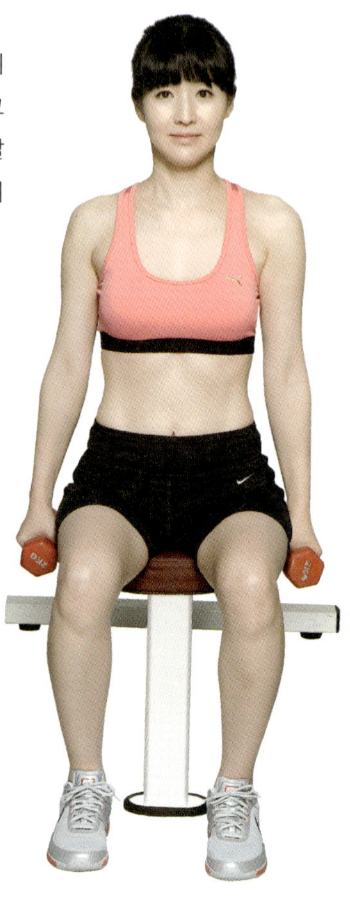

Traning Tip

이 운동을 할 때 덤벨을 들어 올리면서 새끼손가락을 살짝 바깥쪽으로 틀어주면 이두
근을 더욱 강하게 수축시킬 수 있어요. 벤치에 앉아서 실시하는 운동을 할 때는 땅에
내려놓는 발의 위치도 중요해요. 발이 내 몸보다 앞쪽에 있어야 한답니다. 다리를 뒤
쪽으로 구부려서 놓게 되면 덤벨을 밀어 올릴 때 허리가 과도한 아치형으로 휘어져
서 허리 부상을 입을 수도 있어요. 특히 발이 엉덩이보다 더 뒤쪽으로 들어가 있다면
아주 위험하니 주의하세요.

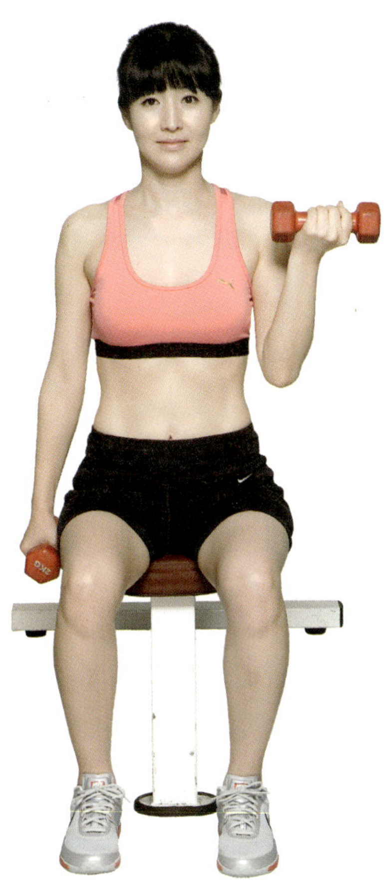

2 숨을 강하게 내쉬며 왼팔을 앞쪽으로 말아 올리듯이 덤벨을 들어 올려서 왼쪽 이두근을 수축시킨다. 팔꿈치는 옆구리에 고정한 상태를 유지한다.

3 숨을 크게 들이마시며 다시 왼팔을 아래를 향해서 쭉 편다. 다시 숨을 강하게 내쉬며 반대쪽인 오른팔을 말아 올려서 오른쪽 이두근을 수축시킨다. 한쪽 팔씩 번갈아 반복한다.

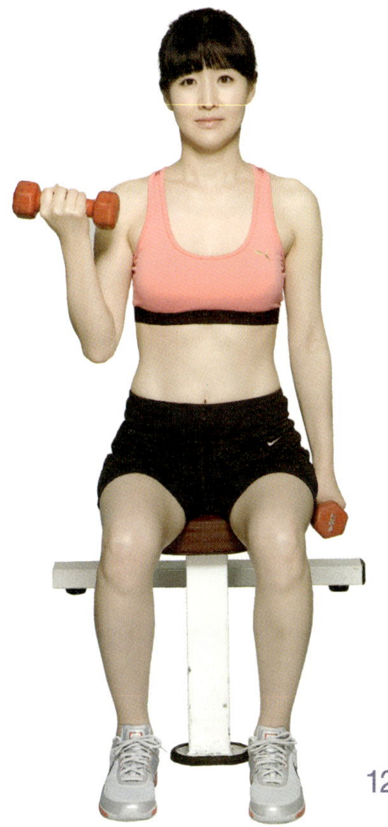

해머
컬

팔 근육 앞쪽

12~15회 정도를
할 수 있는 중량으로
3세트 실시한다

대부분의 팔운동을 할 때 팔꿈치를 옆구리에 단단히 고정하는 것이 중요해요. 거울을 보고 한다고 해도 정면의 모습만 봐서는 팔꿈치가 고정되어 있는지 확인하기가 쉽지 않으므로 가끔씩 몸을 돌려서 자신의 옆모습을 확인하면서 운동하세요.

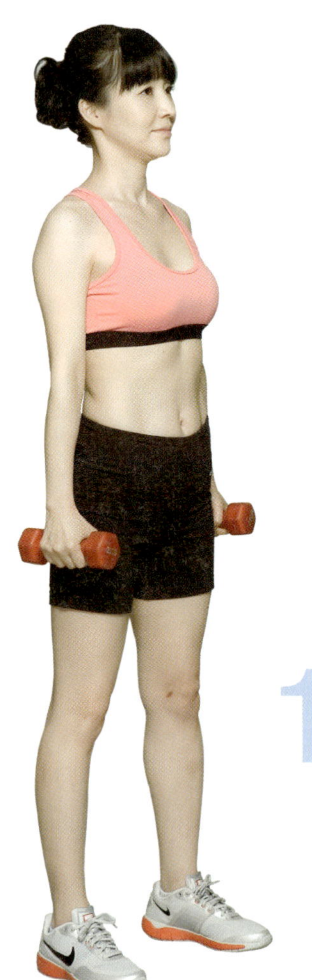

1 덤벨을 양손에 들고 팔을 쭉 펴고 골반너비 정도로 선다. 가슴을 펴고 허리는 아치형을 유지하며 팔꿈치를 옆구리에 단단히 고정한다. 덤벨을 잡은 양손은 손바닥이 마주보고 있어야 한다.

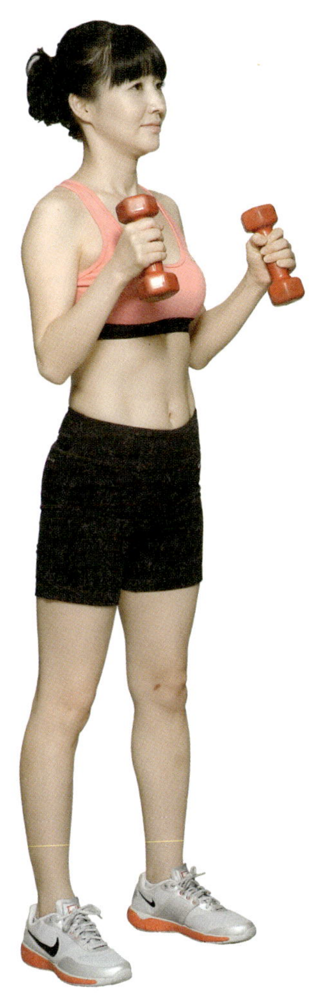

2 숨을 강하게 내쉬며 덤벨을 들어 올린다. 이때 손바닥은 마주
보고 있어야 하고 팔꿈치는 옆구리에서 벗어나서는 안 된다.

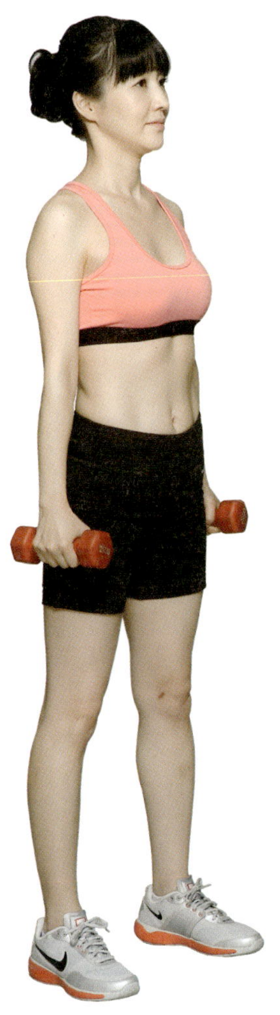

3 숨을 크게 들이마시며 다시
자세 1로 돌아간다.

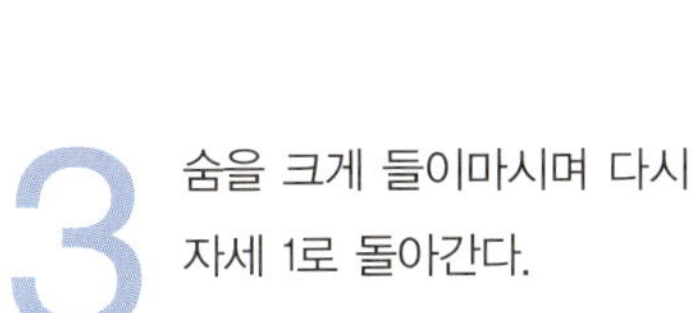

해머 컬

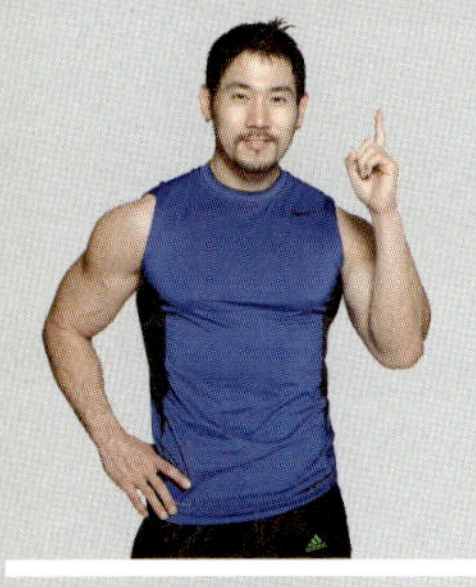

팔 근육 앞쪽

12~15회 정도로

3세트 실시한다

튜빙밴드를 이용한 해머 컬

바벨 컬, 얼터네이트 덤벨 컬, 해머 컬 모두 튜빙밴드를 이용해 대체할 수 있다. 기본적으로 동작은 체육관에서 실시하는 컬 동작들과 같다. 페트병이나 기타 중량물을 이용해서 실시하자.

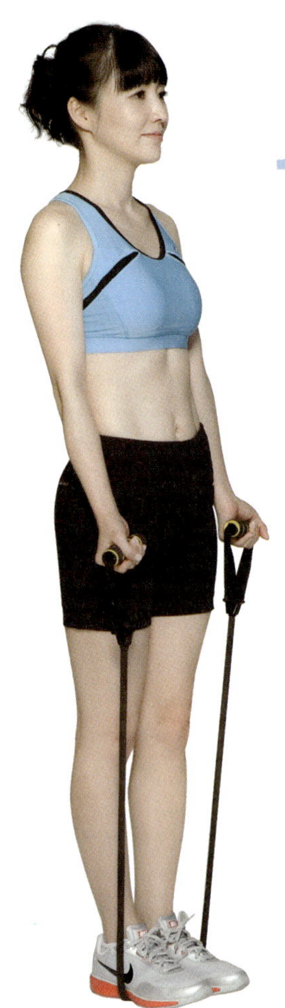

1 튜빙밴드를 양손에 잡고 팔을 쭉 펴고 골반너비 정도로 선다. 가슴을 펴고 허리는 아치형을 유지하며 팔꿈치를 옆구리에 단단히 고정한다. 튜빙밴드를 잡은 양손은 앞을 향해 있어야 한다.

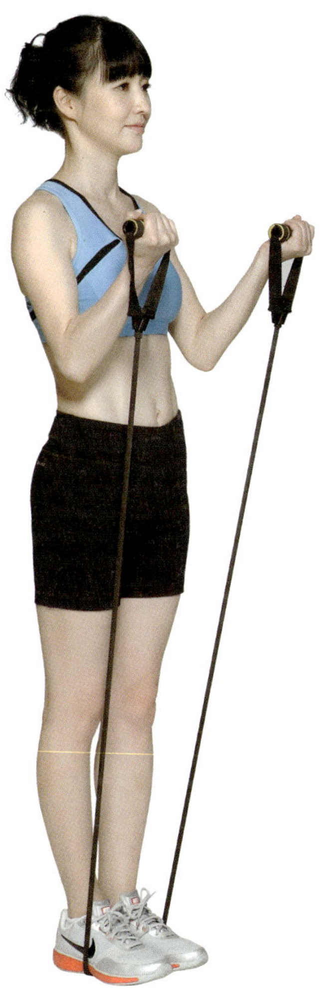

2 숨을 강하게 내쉬며 튜빙밴드를 들어 올린다. 이때 손바닥은 가슴을 향해 있어야 하고 팔꿈치는 옆구리 에서 벗어나서는 안 된다.

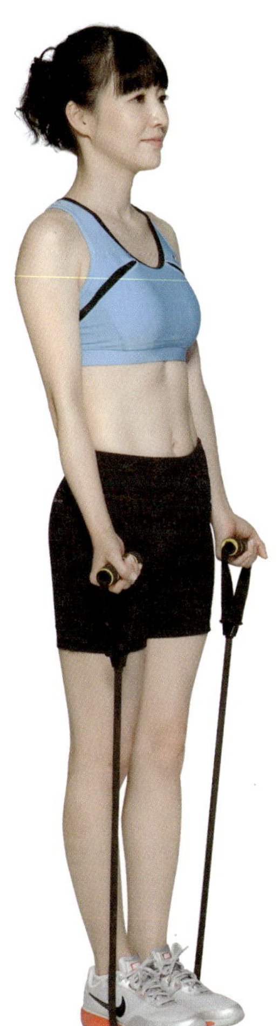

3 숨을 크게 들이마시며 다시 자세 1로 돌아간다.

하체 근육은 크게 허벅지 전면근육(대퇴사두근), 허벅지 후면근육(슬와근), 엉덩이 근육(둔근) 그리고 종아리 근육(비복근, 가자미근)으로 분류할 수 있어요. 하체 근육은 상체 근육처럼 다양하지 않고 복잡한 구조를 가지고 있지도 않지만 상체보다 더 많은 근육량을 늘릴 수 있는 부위이기 때문에 상체보다 더 많이, 더 강도 높게 운동해야 해요. 특히 허벅지와 엉덩이처럼 부피가 큰 부위에 근육량이 늘어나면 기초대사량이 비약적으로 상승해서 운동하고 있지 않을 때도 몸은 칼로리를 계속해서 태우게 된답니다.

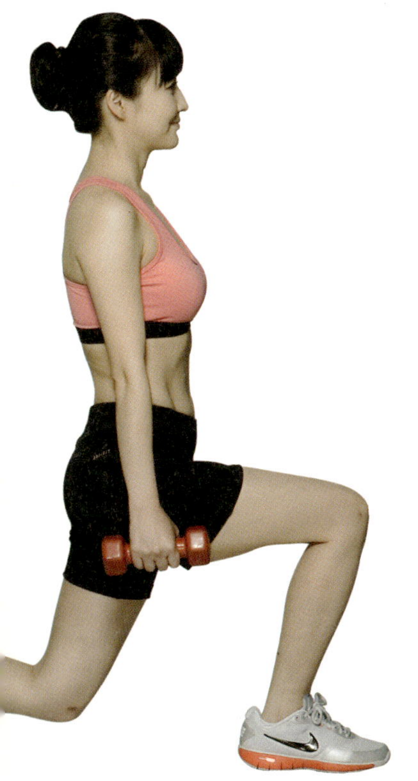

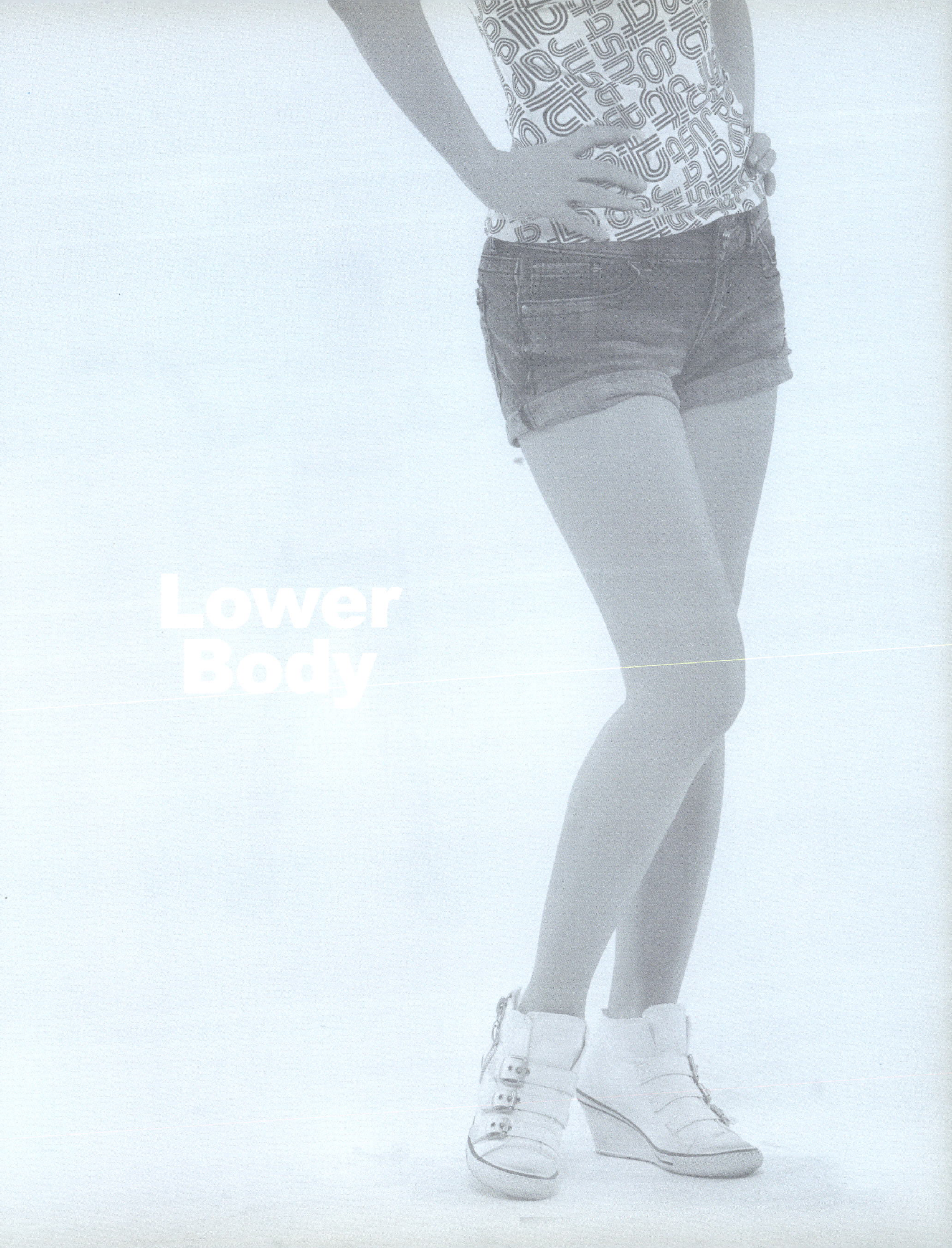
Lower
Body

스쿼트

**허벅지 근육 전면,
엉덩이 근육**

10~12회 정도를
할 수 있는 중량으로
5세트 실시한다

1 바벨을 어깨와 목이 만나는 지점에 얹어놓고 선다. 바벨을 양손으로 단단히 잡고 팔꿈치가 약간 뒤쪽을 보게 한다. 골반너비보다 약간 더 넓게 서고 발 앞쪽은 바깥쪽으로 향하게 한다.

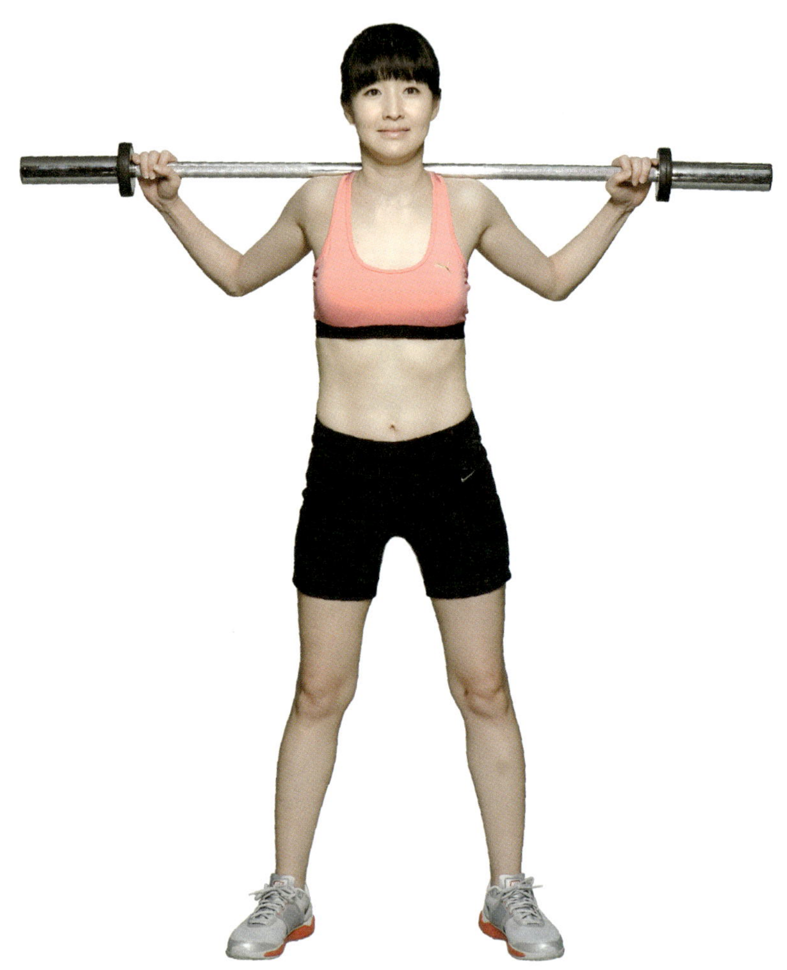

Traning Tip

이 운동은 웨이트 트레이닝의 꽃이라 불릴 정도로 중요하고 효과적인 운동이랍니다. 하지만 잘못된 방법으로 실시했을 경우 아주 큰 부상의 위험이 있어요. 처음에는 주위의 경력자나 트레이너에게 자세를 교정 받으세요.

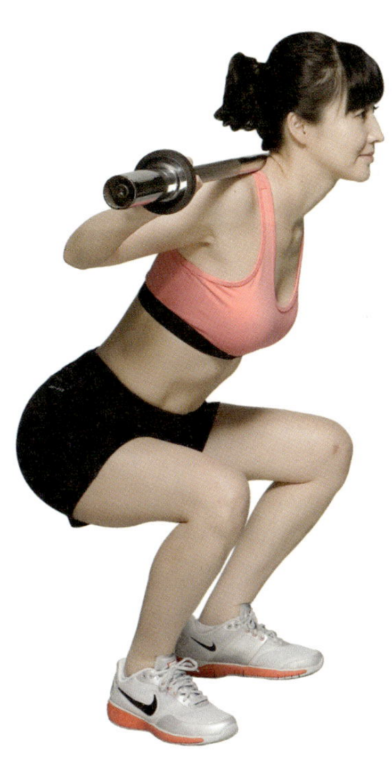

숨을 크게 들이마시면서 엉덩이부터 뒤로 밀어내며
앉는다. 엉덩이를 뒤로 밀고 가슴과 허리를 곧게 펴
고 시선은 정면을 향한다. 앉았을 때 무릎이 발 앞쪽
보다 많이 나가지 않게 하고 허벅지 위쪽이 바닥과 평
행을 이루어야 한다.

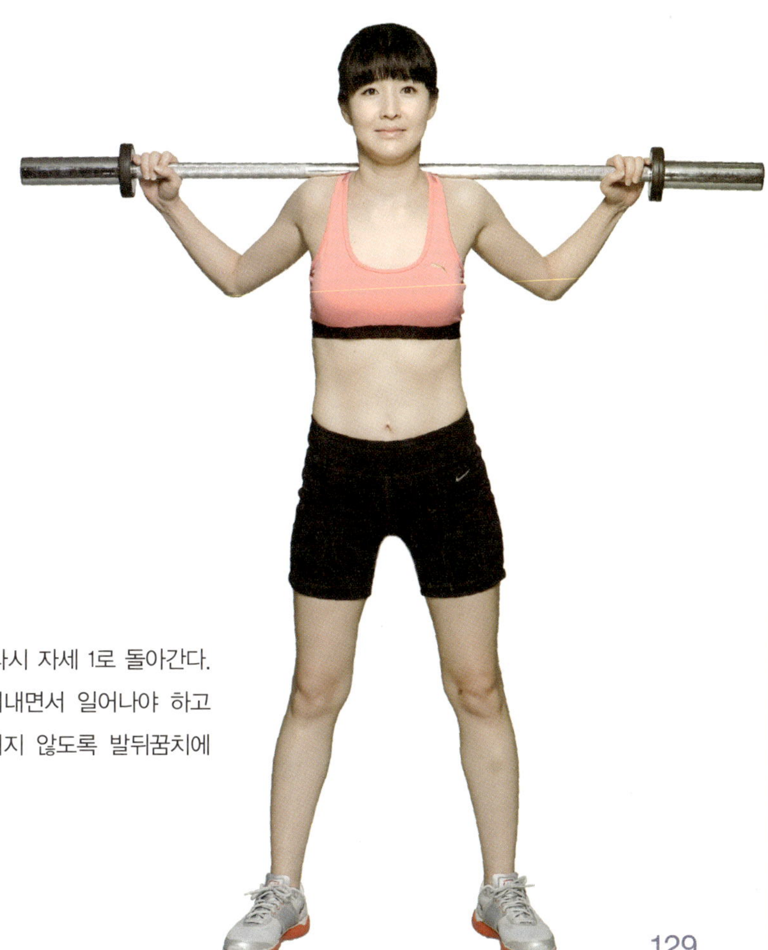

3 숨을 강하게 내쉬며 다시 자세 1로 돌아간다.
발바닥으로 땅을 밀어내면서 일어나야 하고
상체가 앞쪽으로 쏠리지 않도록 발뒤꿈치에
체중을 싣는다.

스쿼트

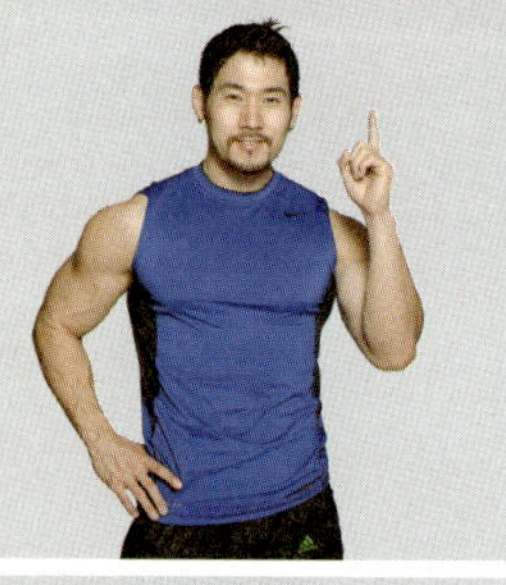

**허벅지 근육 전면,
엉덩이 근육**

10~12회 정도로

5세트 실시한다

하체

골프채를 이용한 스쿼트
집에서는 바벨 대신 골프채나 목봉 등을 이용해서 실시하도록 하자.

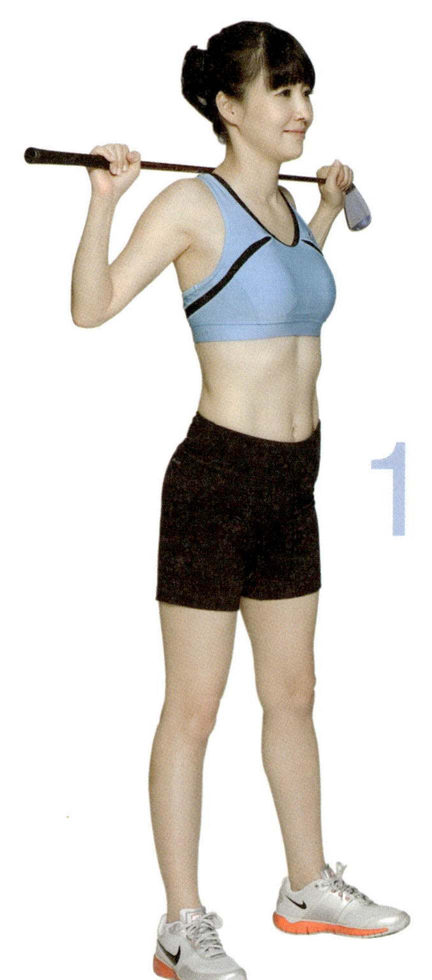

1 골프채를 어깨와 목이 만나는 지점에 얹어놓고
선다. 골프채를 양손으로 단단히 잡고 팔꿈치가
약간 뒤쪽을 보게 한다. 골반너비보다 약간 더
넓게 서고 발 앞쪽은 바깥쪽으로 향하게 한다.

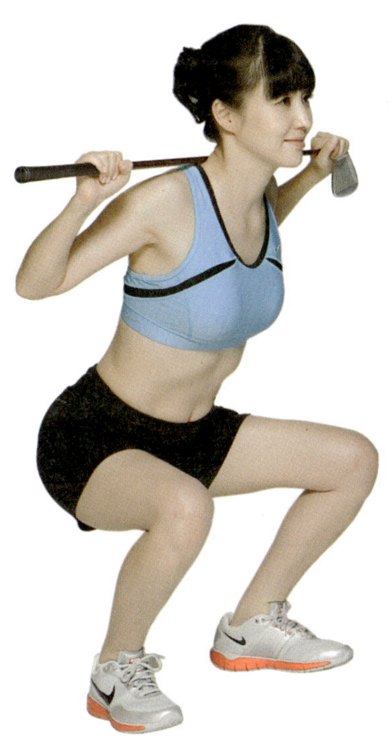

2 숨을 크게 들이마시면서 엉덩이부터 뒤로 밀어내며 앉는다. 엉덩이를 뒤로 밀고 가슴과 허리를 곧게 펴고 시선은 정면을 향한다. 앉았을 때 무릎이 발 앞쪽보다 많이 나가지 않게 하고 허벅지 위쪽이 바닥과 평행을 이루어야 한다.

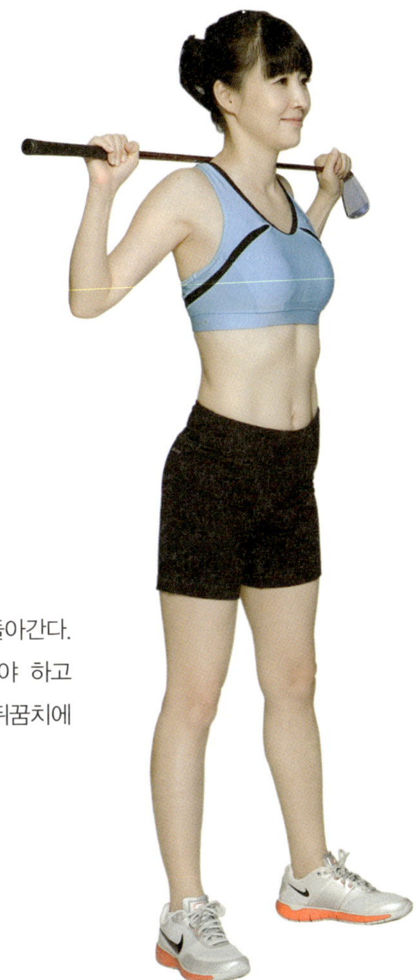

3 숨을 강하게 내쉬며 다시 자세 1로 돌아간다. 발바닥으로 땅을 밀어내면서 일어나야 하고 상체가 앞쪽으로 쏠리지 않도록 발뒤꿈치에 체중을 싣는다.

덤벨
스쿼트

허벅지 근육 전면,
엉덩이 근육

10~12회 정도를
할 수 있는 중량으로
5세트 실시하며,
스쿼트를 하지 않는 날에
대체운동으로 한다

하체
▶ ▶ ▶

1 덤벨을 양손이 마주보게 잡고 팔을 편 채로 골반너비 정도로 다리를 벌리고 선다. 발 앞쪽을 11자 모양으로 만든다.

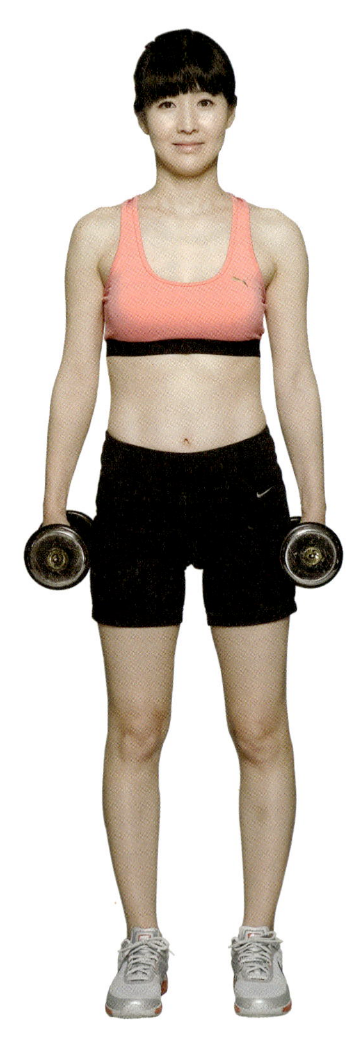

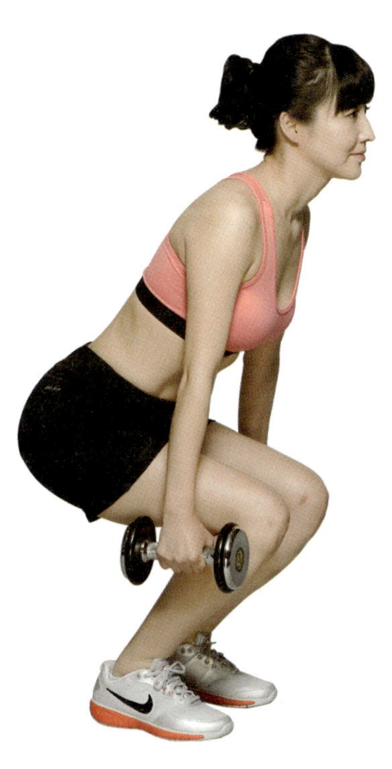

2 숨을 크게 들이마시면서 엉덩이부터 뒤로 밀어내며 앉는다. 엉덩이를 뒤로 밀고 가슴과 허리를 곧게 펴고 시선은 정면을 향한다. 앉았을 때 무릎이 발 앞쪽보다 많이 나가지 않게 하고 허벅지 위쪽이 바닥과 평행을 이루어야 한다.

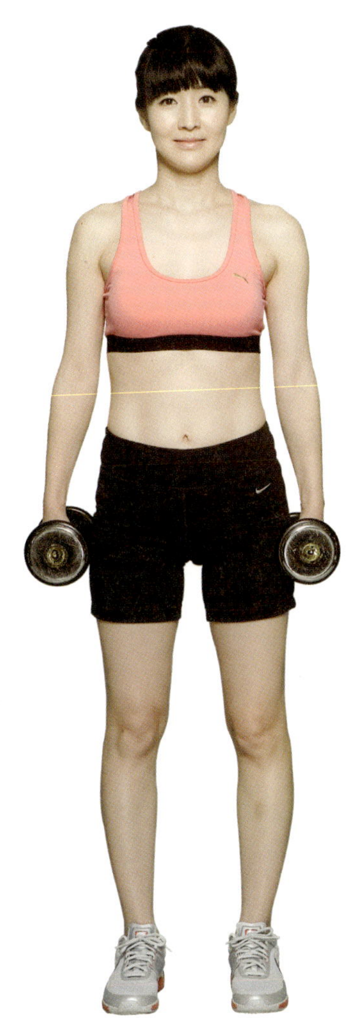

3 숨을 강하게 내쉬며 다시 자세 1로 돌아간다. 발바닥으로 땅을 밀어내면서 일어나야 하고 상체가 앞쪽으로 쏠리지 않도록 발뒤꿈치에 체중을 싣는다.

덤벨
스쿼트

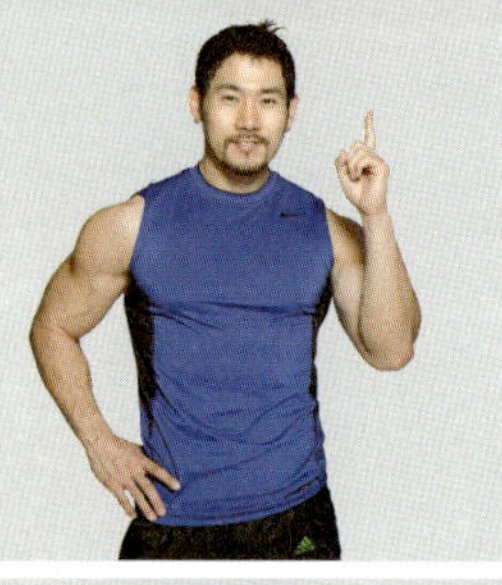

허벅지 근육 전면,
엉덩이 근육

12~15회 정도로

3세트를 실시한다

하체

▶ ▶ ▶

스쿼트 점프

별다른 도구 없이 어디에서나 할 수 있는 스쿼트 점프는 허벅지와 엉덩이 근육을 강화하는 데 탁
월한 효과가 있다.

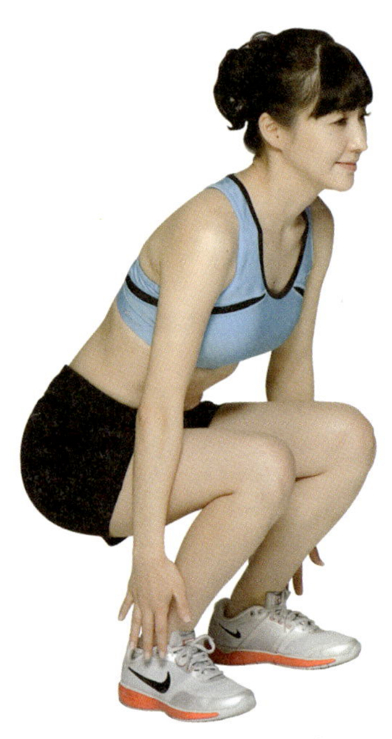

1 골반너비 정도의 보폭으로 앉는다. 이때 엉덩이는 뒤로 빼고 허
리를 곧게 펴며 시선은 정면을 향한다. 양팔은 아래로 늘어뜨려
양손이 땅에 살짝 닿도록 하자.

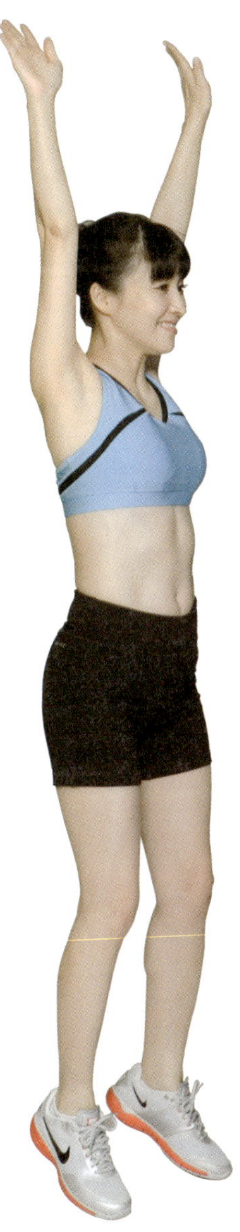

2 숨을 강하게 내쉬며 점프한다. 이때 양팔은
머리 위로 쭉 펴주며 공중에서의 자세는 상
체와 하체가 일직선이 되게 한다.

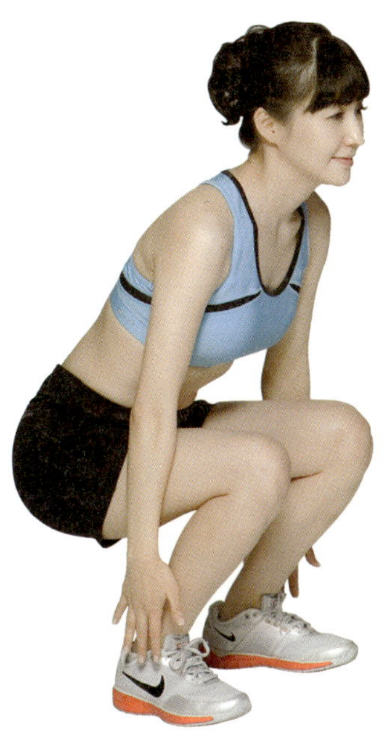

3 숨을 크게 들이마시면서
다시 자세 1로 돌아간다.

레그
익스텐션

허벅지 근육 전면

12~15회 정도를
할 수 있는 중량으로
3세트 실시한다

1 레그 익스텐션 기구에 앉아 몸에 맞게 좌석을 조절한다. 아래쪽 패드는 앞쪽 발목에 위치하도록 조정한다. 뒤로 기대고 가슴을 편 자세를 유지한다.

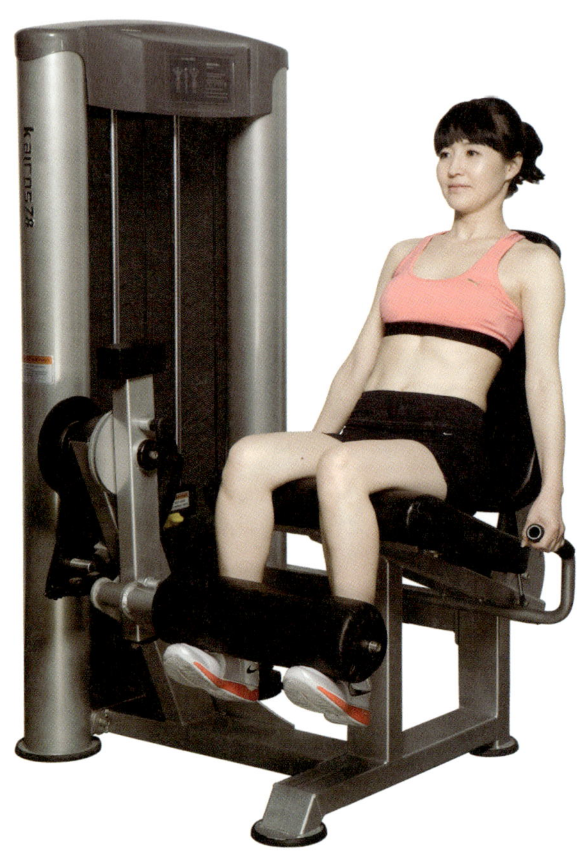

Traning Tip

이 운동은 무릎 주위의 근육에 강한 자극을 주어서 무릎을 보호하는 근육들을 발달시키기 때문에 무릎 건강을 위해서도 꼭 해야 해요. 무릎에 부상이 있다면 가벼운 무게를 사용해서 실시해야 해요.

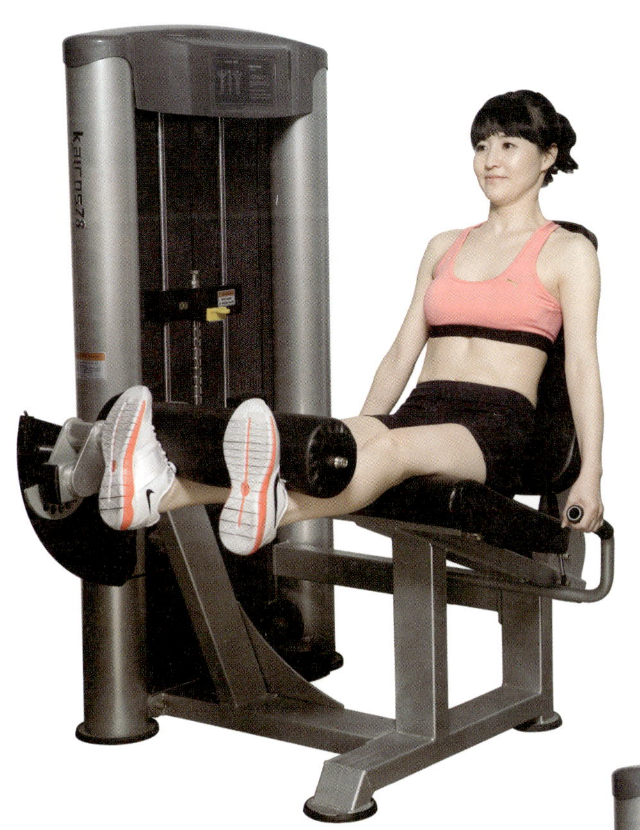

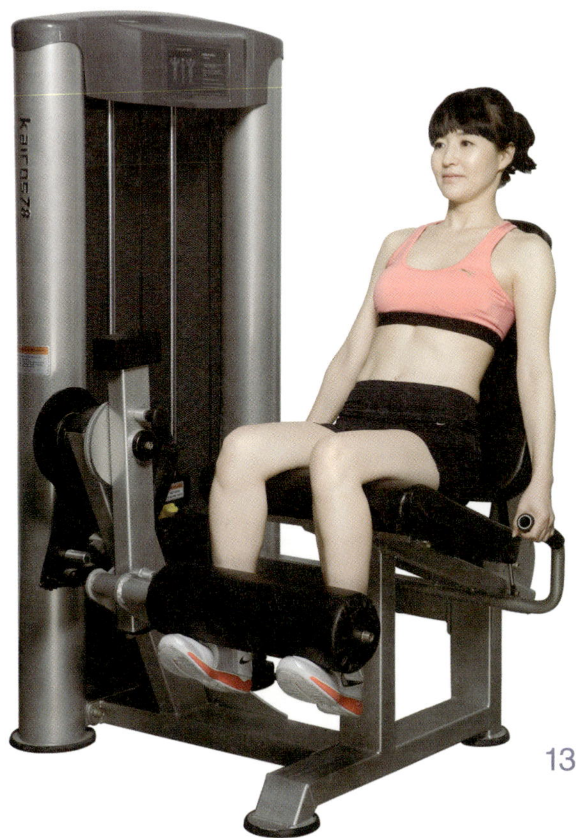

2 숨을 강하게 내쉬며 다리를 앞쪽으로 쭉 펴
서 허벅지 전면근육을 수축시킨다. 엉덩이를
좌석에 단단히 고정하고 발끝이 천장을 향하
게 한다. 무릎 관절을 펴서 근육을 완전히 수
축시킨다.

3 숨을 크게 들이마시며 다시
자세 1로 돌아간다.

워킹
런지

허벅지 근육 전면,
엉덩이 근육

일정거리의 정해진 구간
을 왕복 1세트로 해서
3세트 실시한다

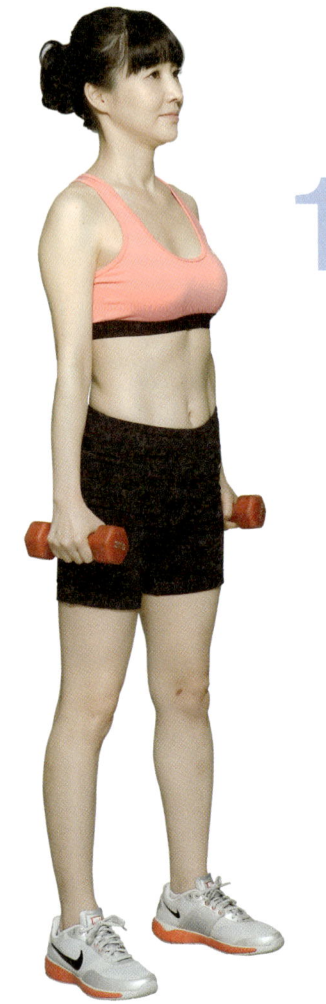

1 덤벨을 양손에 각각 들어 허벅지 쪽에 붙이고 골반너비 정도로 선다. 가슴과 허리를 반듯하게 펴고 시선은 정면을 응시한다.

Traning Tip

이 운동은 다리를 교대로 움직이면서 앞으로 나아가는 운동이기 때문에 한 번 반복에 한 쪽 다리씩 운동이 된답니다. 왼다리가 앞으로 나갔다면 왼다리의 힘만을 이용해서 일어날 수 있도록 집중해 보세요. 뒤에 있는 다리가 일어나는 동작을 많이 도와주게 되면 상대적으로 왼다리에는 부하가 적게 걸리게 되니까요. 뒤쪽에 있는 다리는 중심을 잡는 데 도움을 줄 수 있을 정도로만 힘을 줘야 해요.

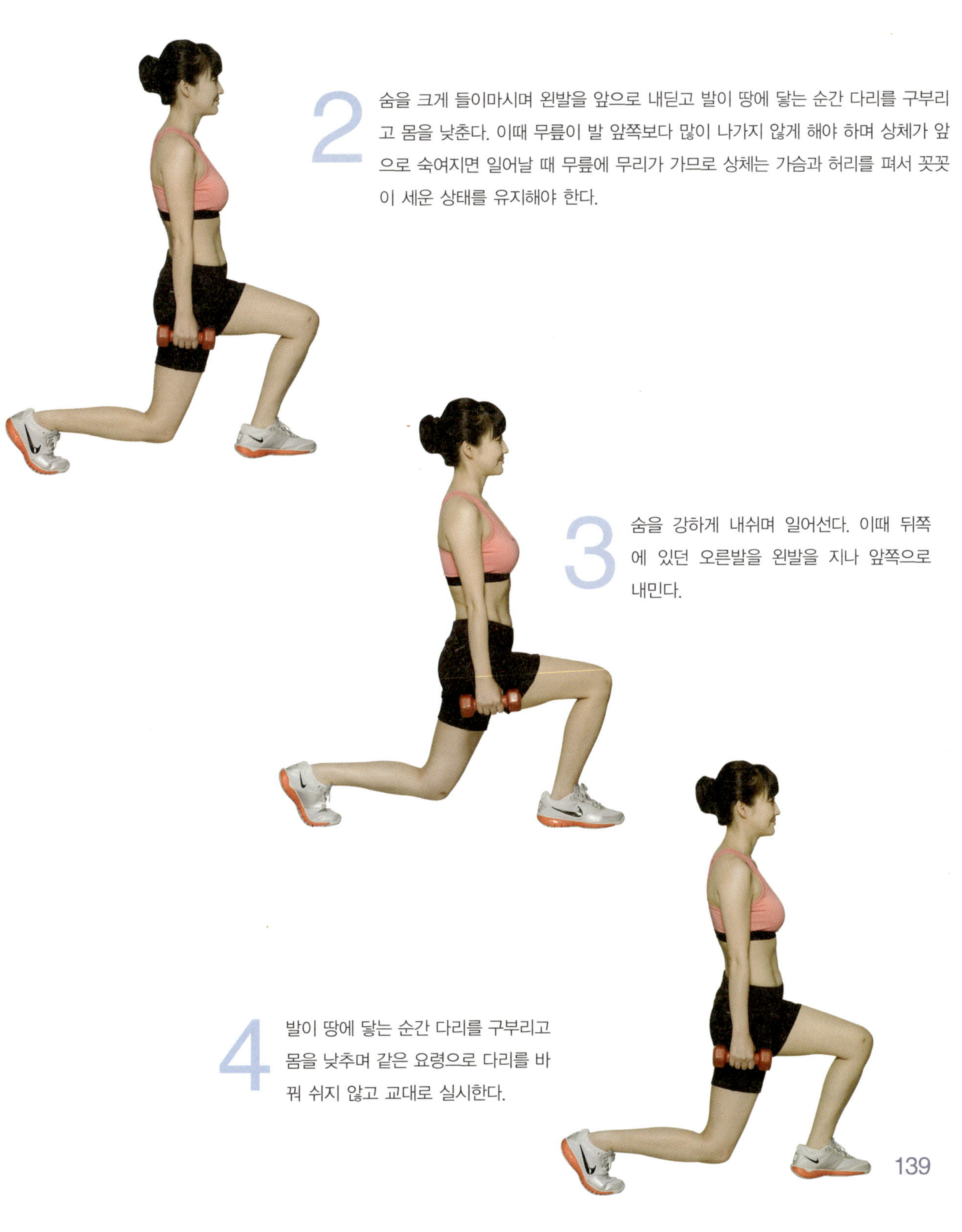

2 숨을 크게 들이마시며 왼발을 앞으로 내딛고 발이 땅에 닿는 순간 다리를 구부리고 몸을 낮춘다. 이때 무릎이 발 앞쪽보다 많이 나가지 않게 해야 하며 상체가 앞으로 숙여지면 일어날 때 무릎에 무리가 가므로 상체는 가슴과 허리를 펴서 꼿꼿이 세운 상태를 유지해야 한다.

3 숨을 강하게 내쉬며 일어선다. 이때 뒤쪽에 있던 오른발을 왼발을 지나 앞쪽으로 내민다.

4 발이 땅에 닿는 순간 다리를 구부리고 몸을 낮추며 같은 요령으로 다리를 바꿔 쉬지 않고 교대로 실시한다.

워킹
런지

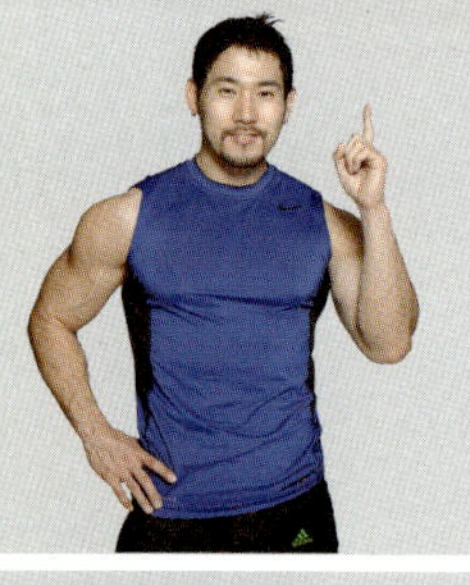

허벅지 근육 전면,
엉덩이 근육

한쪽 다리씩 반복수를

끝낸 것을 1세트로

3세트 실시한다

하체

페트병을 이용한 스테이셔너리 런지

걸어다니면서 운동할 수 있는 여유공간이 없다면 제자리에서 한쪽 다리씩 실시하는 스테이셔너리 런지를 해보자. 기본적인 동작은 워킹 런지와 같다. 한발씩 교대로 나아가며 실시하는 것이 아니라 한쪽 발만 앞으로 내민 자세로 지정된 반복수만큼 런지를 실시한 후에 반대쪽 발로 교대해서 실시하면 된다.

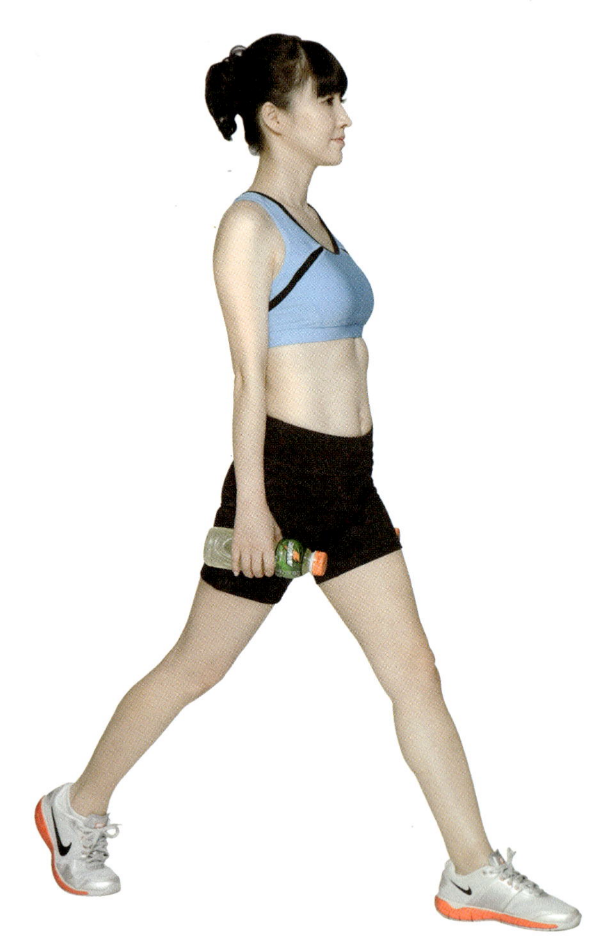

1 페트병을 양손에 들고 몸쪽에 붙이고서 왼발을 앞으로, 오른발을 뒤로 하고 선다.

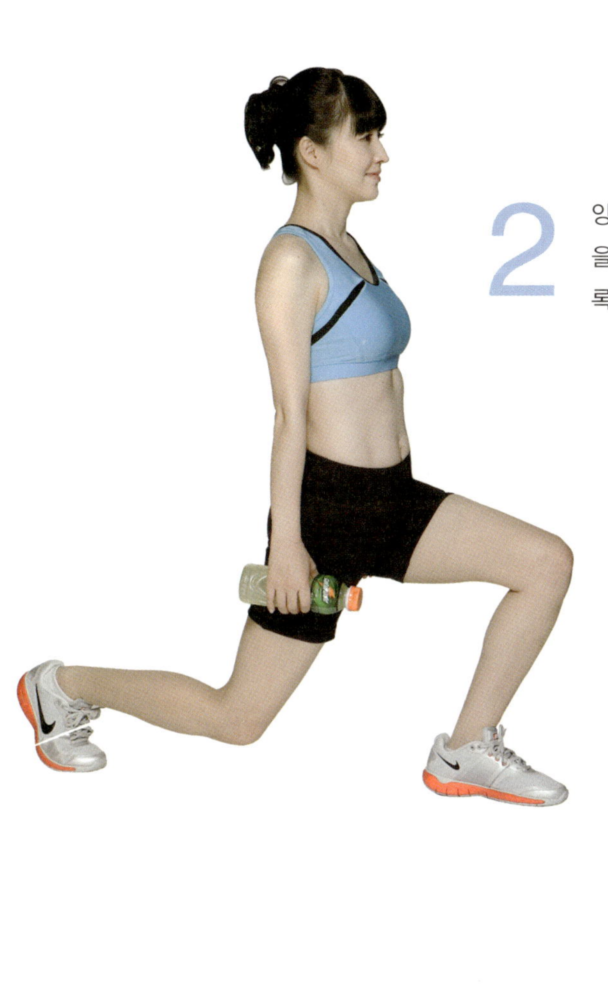

2 양쪽 무릎을 굽혀 아래로 자세를 낮춘다. 왼쪽 무릎이 발끝을 넘어서지 않도록 하고, 오른쪽 무릎이 바닥에 닿지 않도록 유의한다.

3 앞발의 뒤꿈치로 밀어 올려 시작자세로 돌아온 뒤 다시 몸을 낮춘다. 왼쪽 다리의 정해진 반복수를 모두 끝낸 다음 다리 위치를 바꾸어 반복한다.

플리에
스쿼트

허벅지 근육 안쪽

12~15회 정도를

할 수 있는 중량으로

3세트 실시한다

1 덤벨 한 개를 양손으로 들고 양팔을 몸 앞에 붙이고 선다. 보폭은 골반너비 2배 정도로 아주 넓게 벌리고 서야 하며 발 앞쪽이 바깥쪽을 향하게 한다.

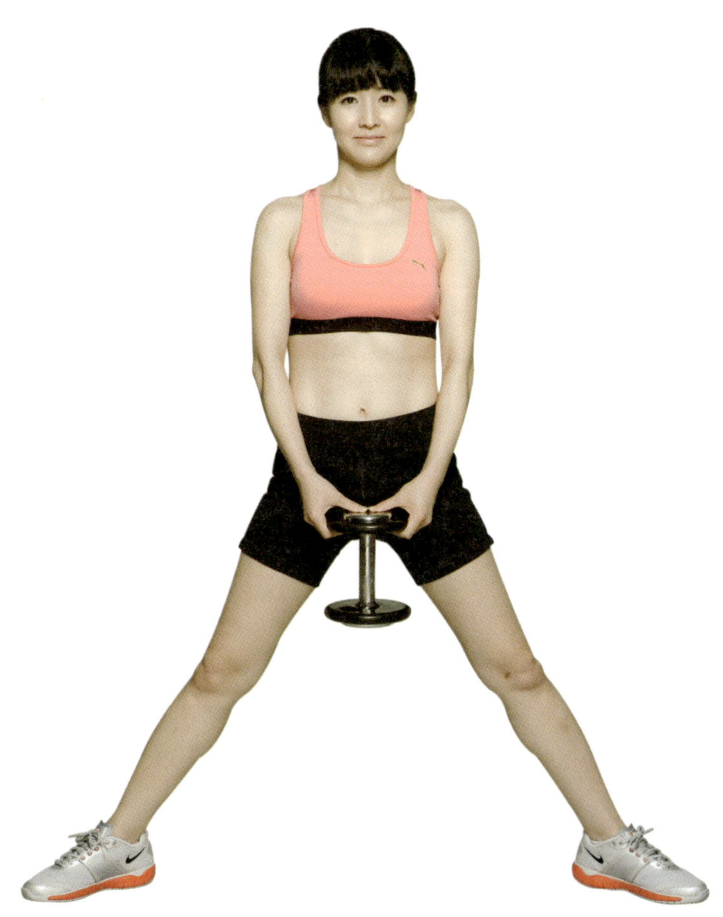

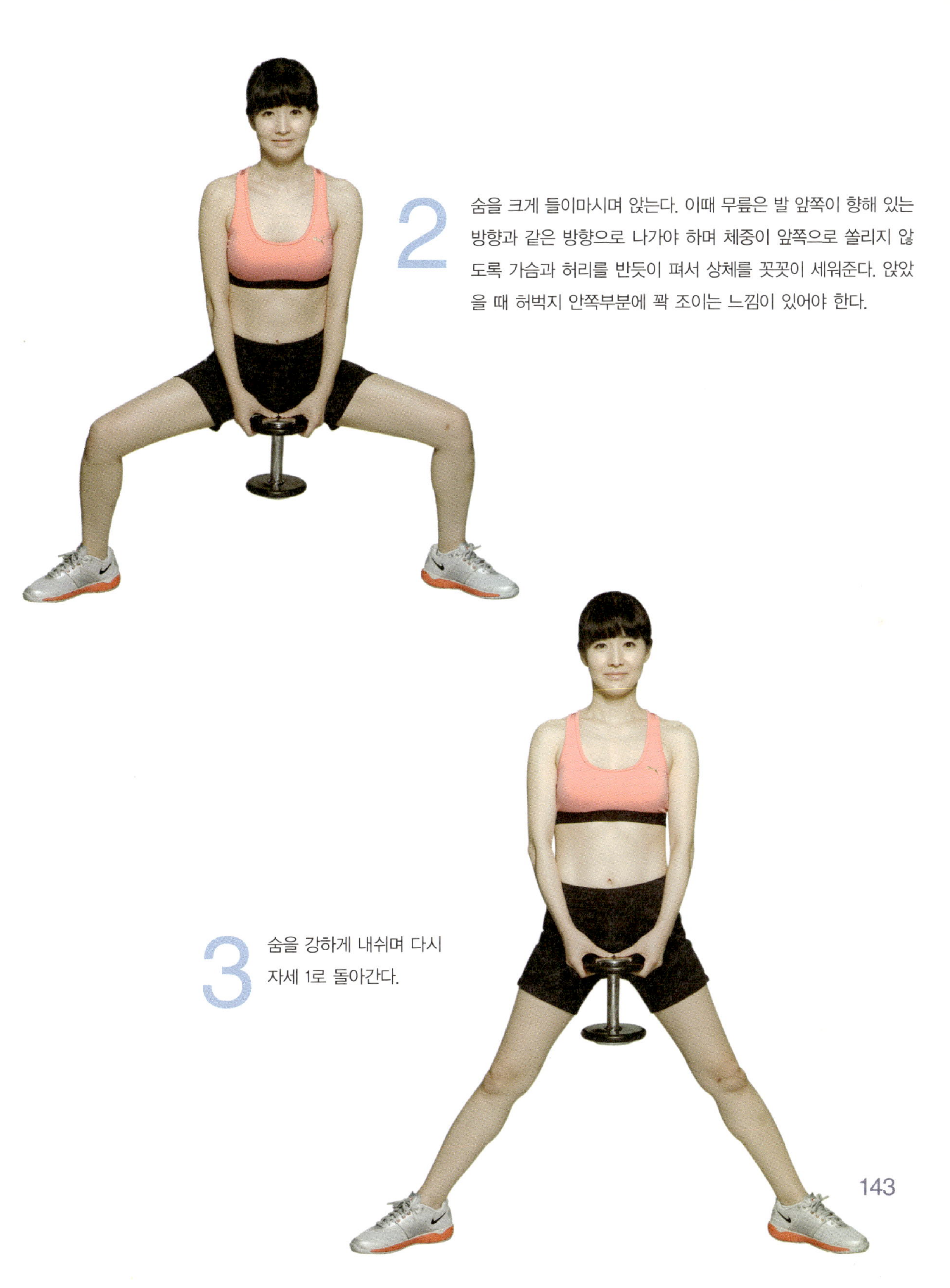

2 숨을 크게 들이마시며 앉는다. 이때 무릎은 발 앞쪽이 향해 있는 방향과 같은 방향으로 나가야 하며 체중이 앞쪽으로 쏠리지 않도록 가슴과 허리를 반듯이 펴서 상체를 꼿꼿이 세워준다. 앉았을 때 허벅지 안쪽부분에 꽉 조이는 느낌이 있어야 한다.

3 숨을 강하게 내쉬며 다시 자세 1로 돌아간다.

플리에
스쿼트

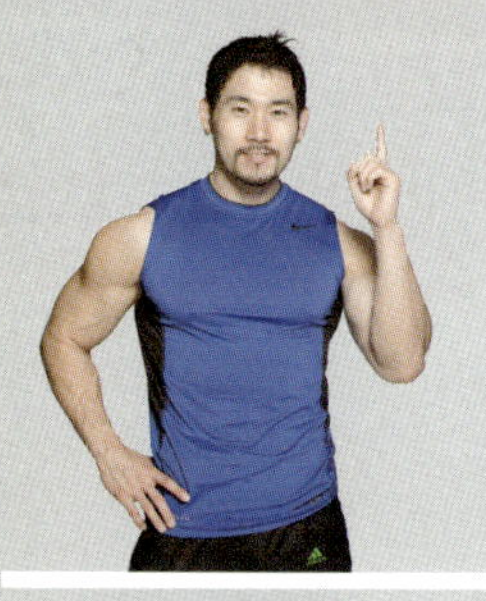

허벅지 근육 안쪽

12~15회 정도로

3세트 실시한다

하체

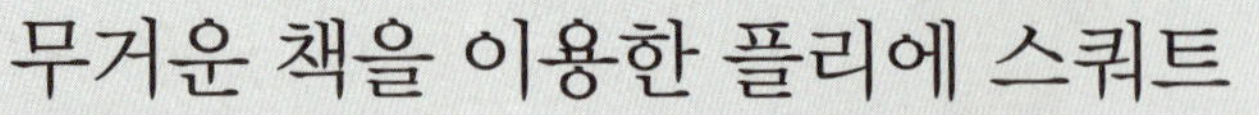

무거운 책을 이용한 플리에 스쿼트
덤벨 대신 무거운 책이나 기타 중량물을 들고 플리에 스쿼트를 실시한다.

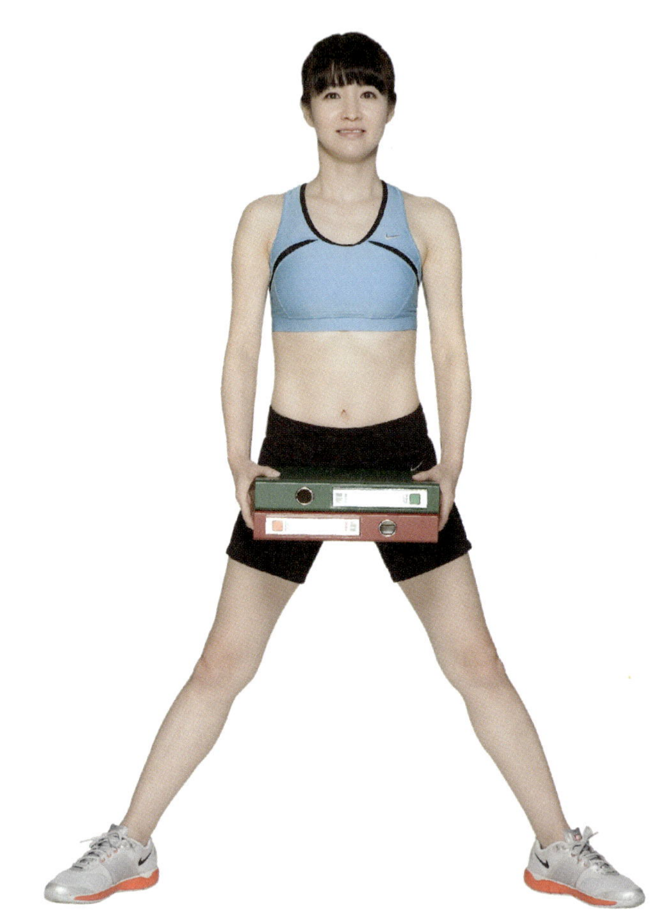

1 무거운 책을 양손으로 들고 양팔을 몸 앞에 붙이고 선다. 보폭은 골반너비 2배 정도로 아주 넓게 벌리고 서야 하며 발 앞쪽이 바깥쪽을 향하도록 한다.

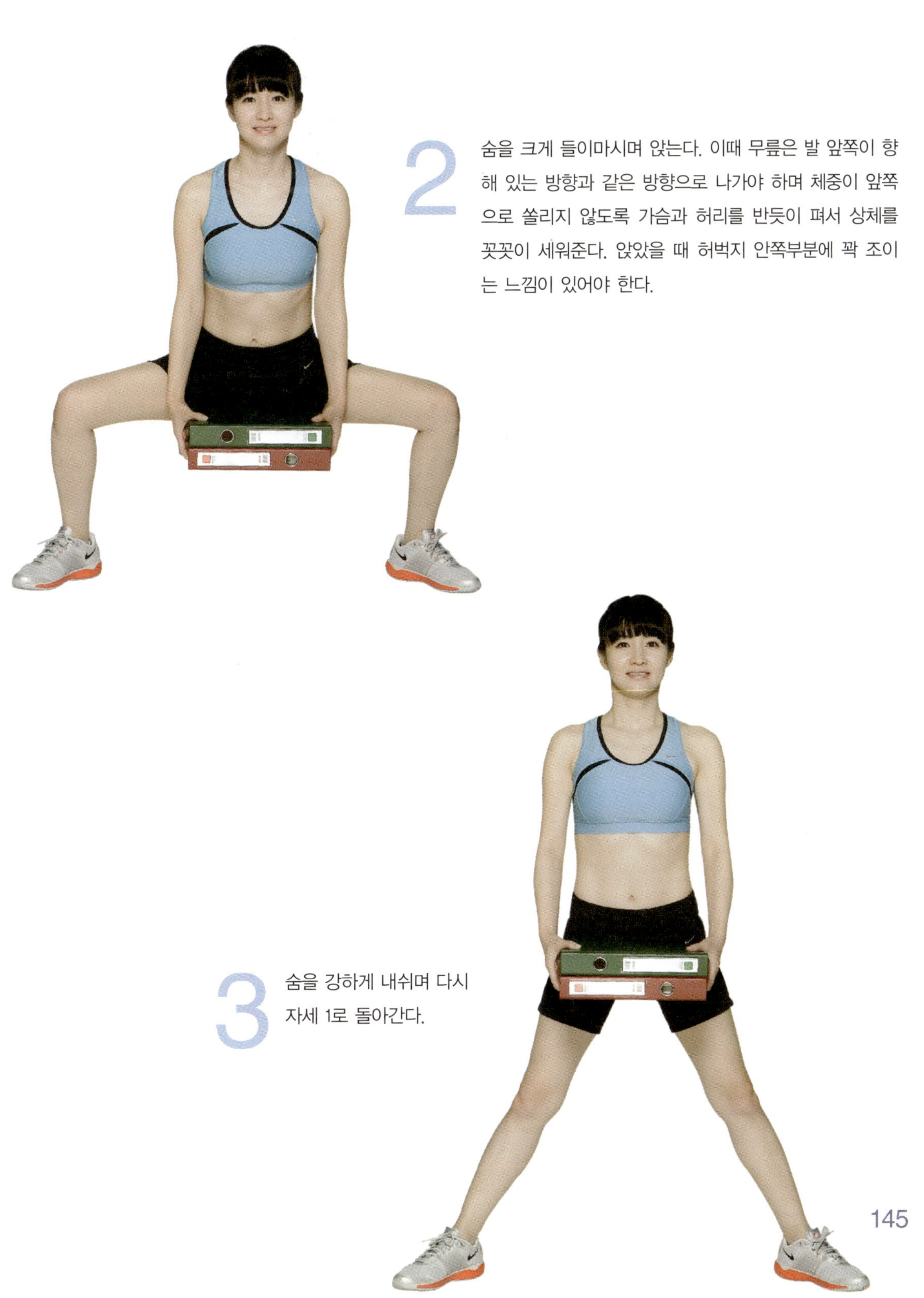

2

숨을 크게 들이마시며 앉는다. 이때 무릎은 발 앞쪽이 향
해 있는 방향과 같은 방향으로 나가야 하며 체중이 앞쪽
으로 쏠리지 않도록 가슴과 허리를 반듯이 펴서 상체를
꼿꼿이 세워준다. 앉았을 때 허벅지 안쪽부분에 꽉 조이
는 느낌이 있어야 한다.

3

숨을 강하게 내쉬며 다시
자세 1로 돌아간다.

리버스
레그
레이즈

엉덩이 근육

한쪽씩 15~20회
정도를 번갈아
실시한 것을 1세트로
3세트 실시한다

1 매트를 깔고 그 위에 엎드린다. 양팔은 몸 옆에 자연스럽게 두고 양다리는 모은다. 숨을 강하게 내쉬며 왼다리를 쭉 편 상태로 그대로 위로 들어 올려 왼쪽 엉덩이 근육을 수축시킨다. 단순히 다리만 들어서는 엉덩이에 자극을 줄 수 없다. 반드시 엉덩이 근육의 수축을 느끼며 실시한다.

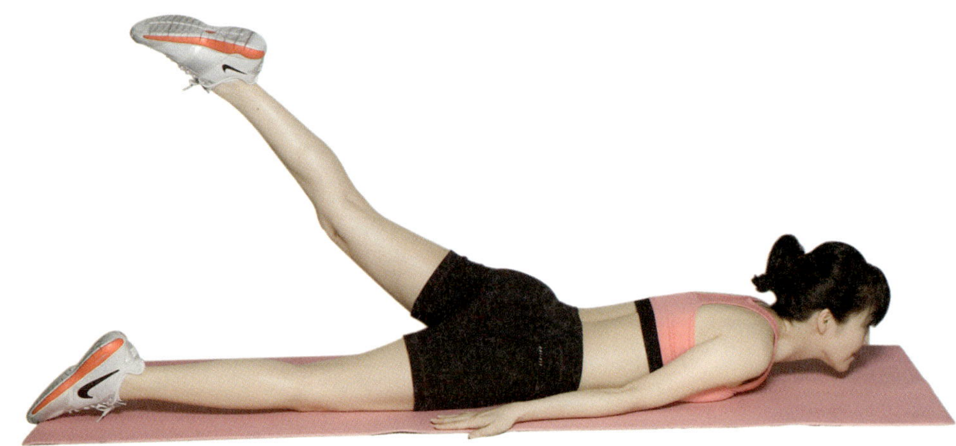

Traning Tip

머리를 너무 과도하게 치켜들고 실시하게 되면 다리를 뒤로 올릴 때 등 하부에 부상을 입을 수도 있어요. 고개를 과도하게 들지 않도록 유의하세요.

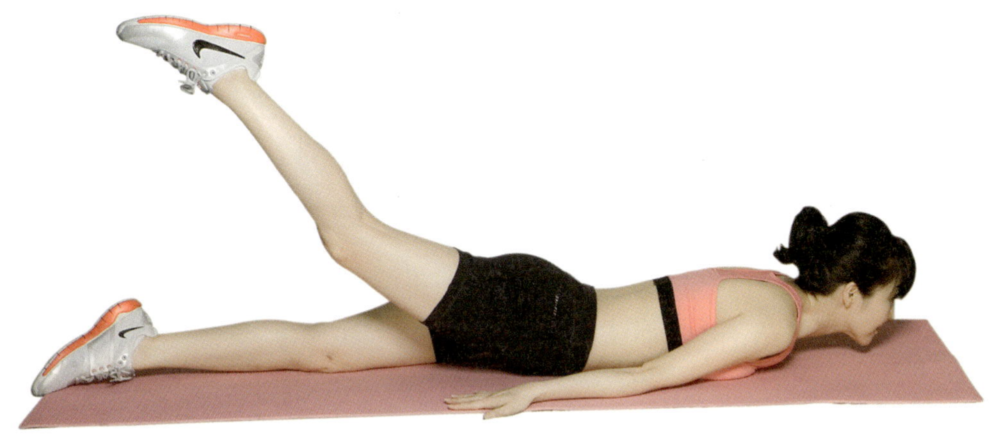

2 숨을 크게 들이마시며 다리를 내린다. 이 동작을 15~20회 반복한다.
왼쪽 엉덩이 근육 운동이 끝나면 계속해서 오른쪽 엉덩이 근육 운동
을 실시한다.

힙 레이즈

엉덩이 근육

20~25회 정도로
3세트 실시한다

1 매트를 깔고 그 위에 천장을 보고 눕는다. 양팔은 몸통과 45도 각도가 되도록 놓고 양발은 골반너비보다 약간 더 넓게 벌린 상태로 무릎을 세운다.

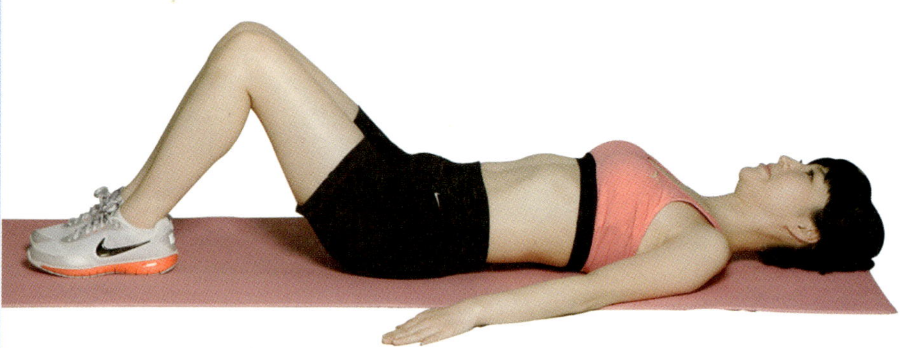

Traning Tip

동작이 숙달되고 근력이 늘어나면 한쪽 다리는 땅에 대지 말고 쭉 편 채로 유지하고 땅에 닿아 있는 한쪽 발로만 바닥을 밀어내면서 엉덩이 근육을 단련해 보세요.

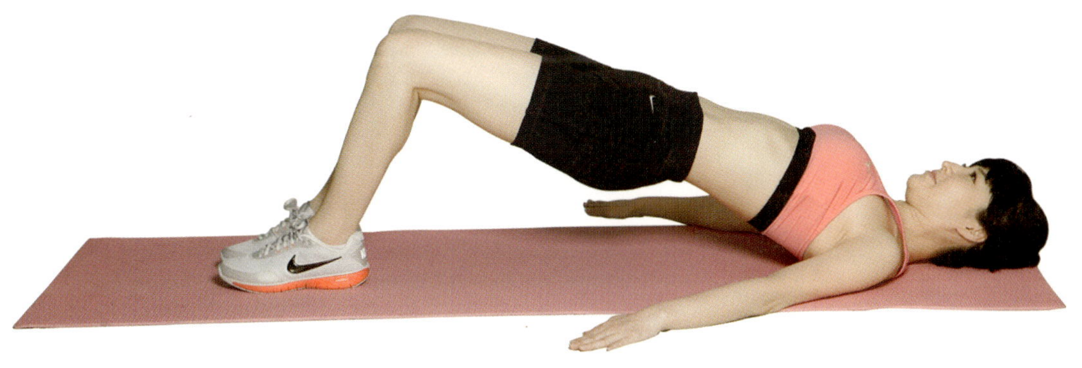

2 숨을 강하게 내쉬며 발바닥으로 땅을 밀어내어 엉덩이를 높이 들어 올린
다. 가장 높은 지점에서 엉덩이 근육을 확실하게 수축시켜 준다.

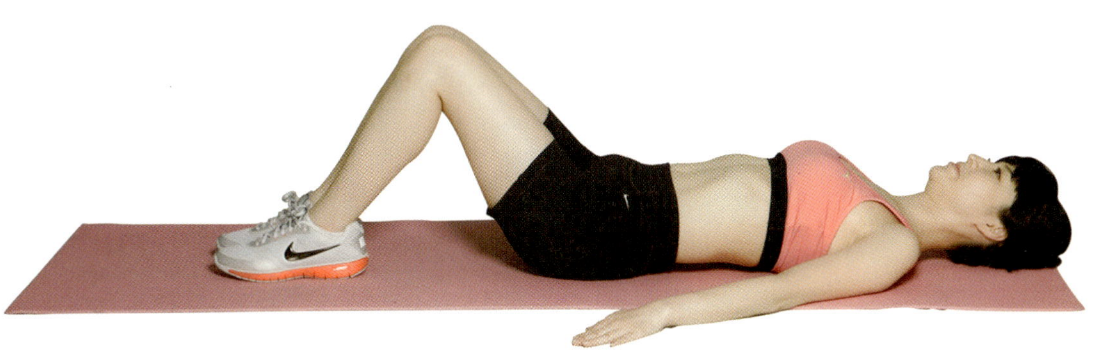

3 숨을 크게 들이마시며 다시 자세 1로 돌아간다.

라잉
레그
컬

허벅지 근육 후면

12~15회 정도를
할 수 있는 중량으로
3세트 실시한다

1 패드가 발목보다 약간 더 위쪽에 오도록 조절
한 후 라잉 레그 컬 머신 위에 엎드린다. 손잡
이를 꽉 잡는다.

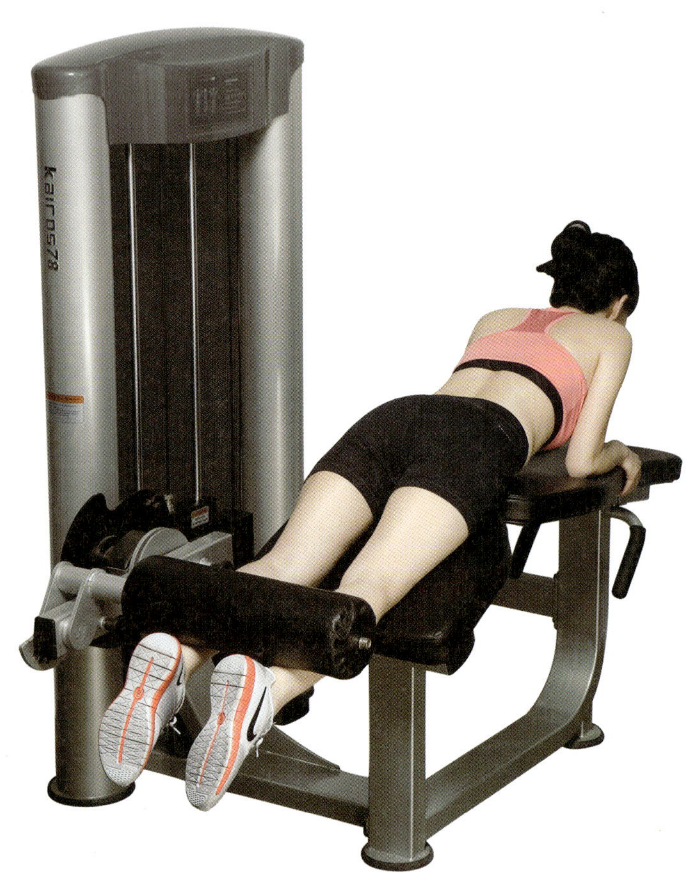

Traning Tip

워밍업이 되지 않은 상태에서 이 운동을 할 경우 허벅지 후면근육(슬와근)에 경련이 일
어날 수 있으므로 워밍업을 충분히 해주세요. 운동 전에 가볍게 허벅지 후면근육을 스트
레칭하는 것도 좋아요.

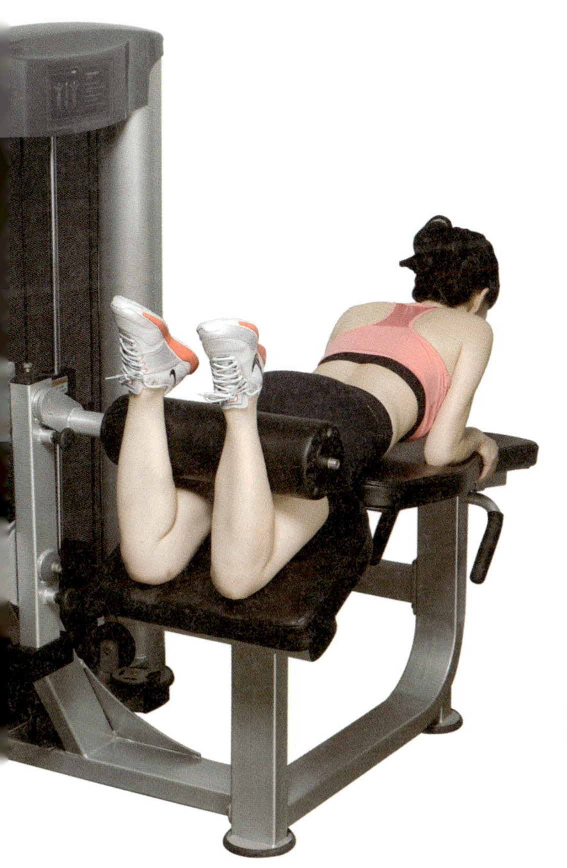

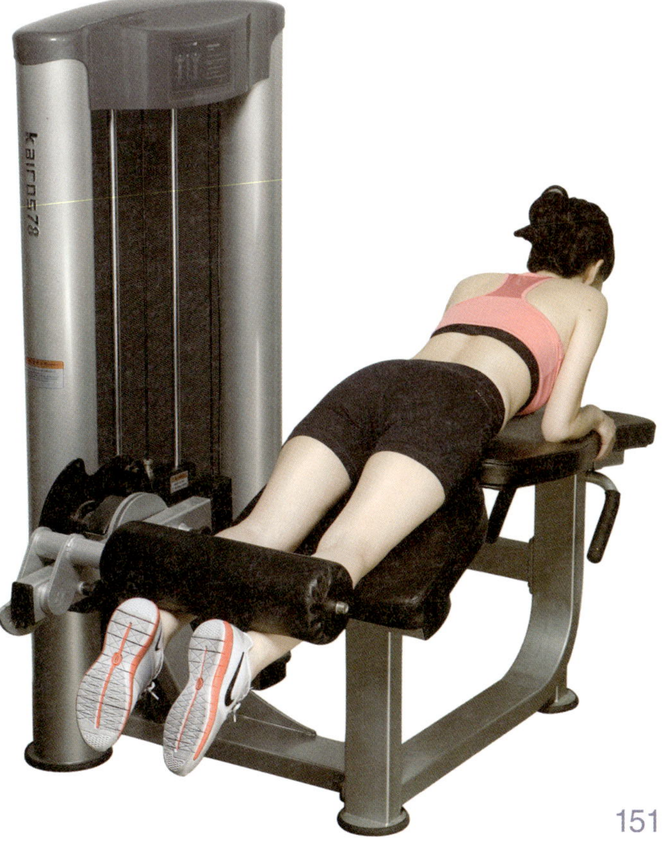

2 숨을 강하게 내쉬며 패드가 엉덩이에 닿을 때까지 다리를 뒤쪽으로 구부려 허벅지 후면근육인 슬와근을 수축시킨다.

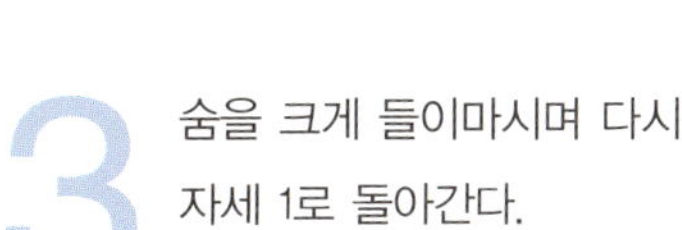

3 숨을 크게 들이마시며 다시 자세 1로 돌아간다.

덤벨
레그
컬

허벅지 근육 후면

12~15회 정도를
할 수 있는 중량으로
3세트 실시하며,
라잉 레그 컬을
실시하지 않을 때
대체운동으로 한다

하체
▶ ▶ ▶

1 플랫 벤치 위에 엎드린다. 보조자의 도움을 받아 덤벨을 양발
사이에 끼운다. 다리는 쭉 펴주고 무릎과 양발을 단단히 붙여
서 덤벨을 떨어트리지 않도록 한다.

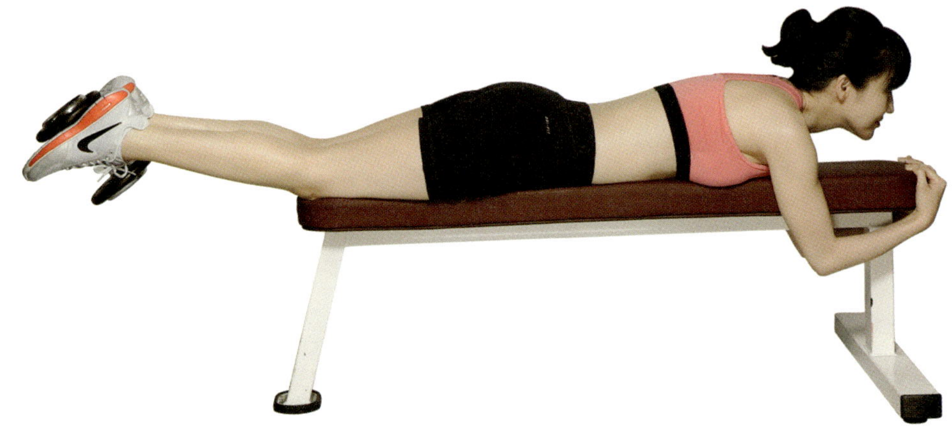

Traning Tip

이 운동을 할 때는 무릎과 양발을 단단히 모으고 힘을 줘서 덤벨을 놓치지 않도록 조절하
는 것이 중요해요. 덤벨을 양발로 제대로 잡지 못하면 슬와근에 자극을 줄 수 없을 뿐 아
니라 덤벨을 땅에 떨어트려 다른 사람들에게 피해를 줄 수도 있으니까요.

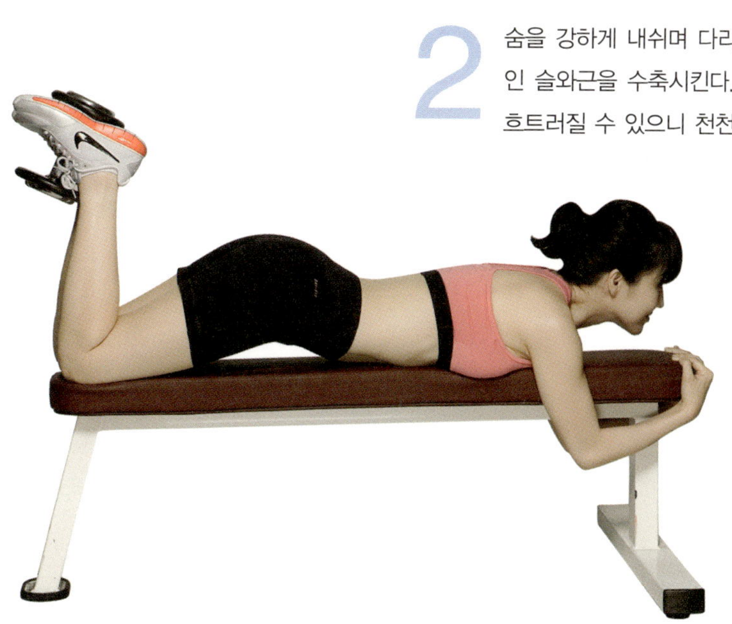

2 숨을 강하게 내쉬며 다리를 뒤쪽으로 구부려 허벅지 후면근육인 슬와근을 수축시킨다. 이때 동작을 너무 빨리 하면 중심이 흐트러질 수 있으니 천천히 근육의 느낌에 집중해 실시한다.

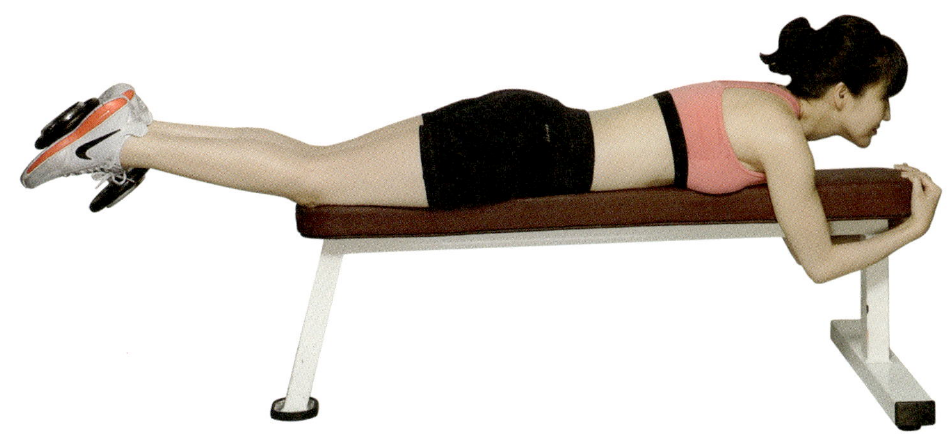

3 숨을 크게 들이마시며 다시 자세 1로 돌아간다.

스티프-레그드 데드 리프트

허벅지 근육 후면, 엉덩이 근육

12~15회 정도를
할 수 있는 중량으로
3세트 실시한다

1 손바닥을 아래로 향하게 해서 바벨을 어깨너비보다 약간 더 넓게 잡고 보폭은 어깨너비로 벌리고 선다. 가슴과 허리를 반듯하게 펴고 시선은 정면을 본다.

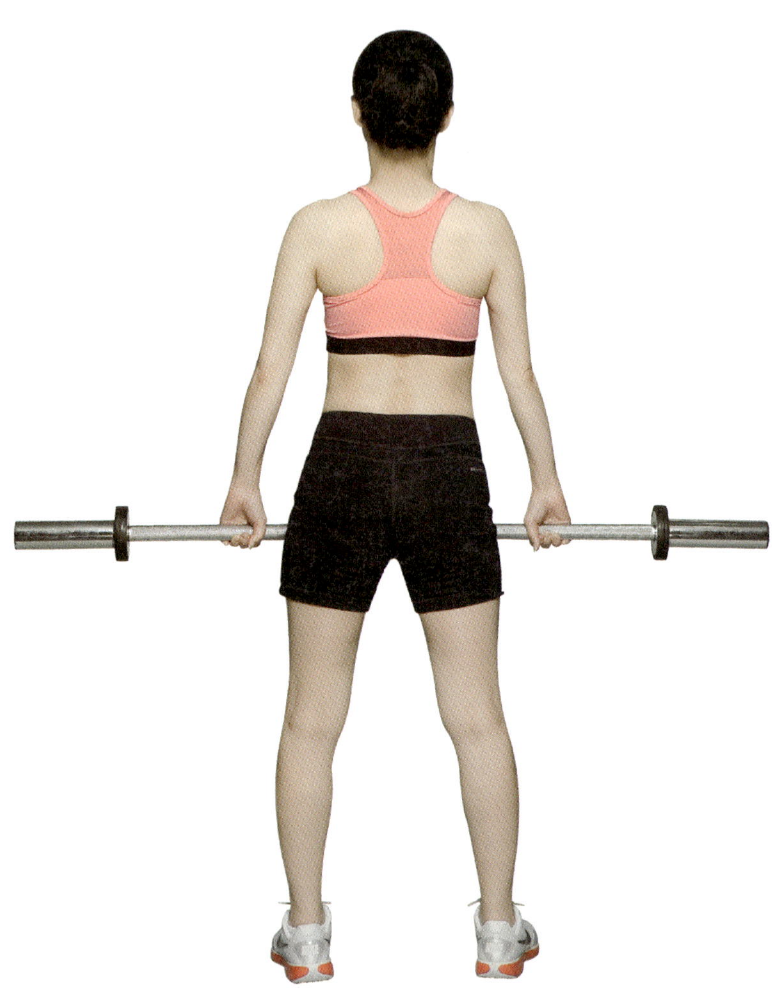

Traning Tip

아직 유연성이 부족한 초급자들은 이 운동을 실시할 때 상체를 숙여 바벨을 내리는 단계에서 다리를 완전히 펴게 되면 허리가 구부러지고 허벅지 근육 후면에도 과도하게 조이는 듯한 느낌을 받게 될 거예요. 그럴 때는 무릎을 살짝 굽혀서 문제를 해결할 수 있답니다.

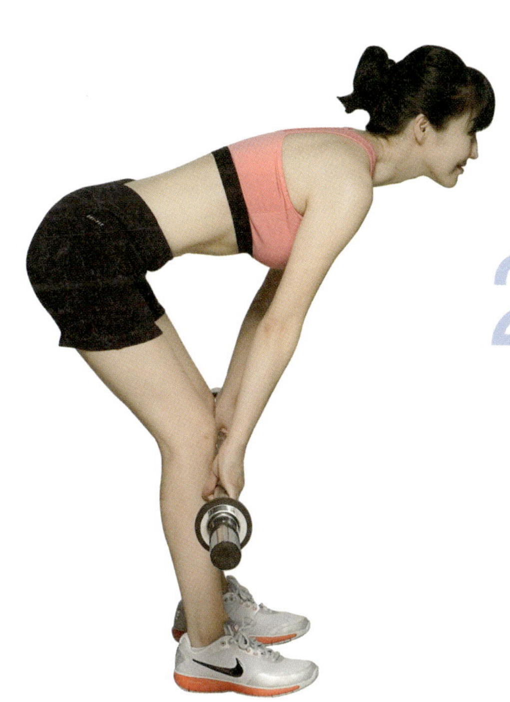

2 숨을 크게 들이마시며 엉덩이를 뒤로 밀고 상체를 앞으로 숙인다. 이때 무릎을 구부려서는 안 되며 허리는 반듯하게 펴야 한다. 바벨은 정강이에 딱 붙인 상태를 유지한다.

3 숨을 강하게 내쉬며 다시 자세 1로 돌아간다.

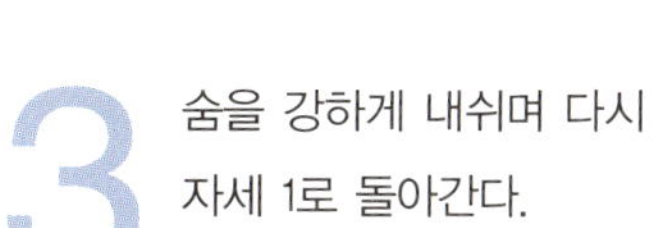

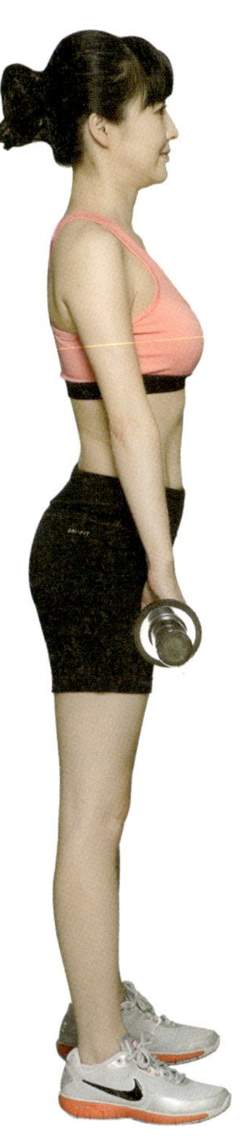

스티프-레그드 데드 리프트

체육관에 갈 시간이 없다면?

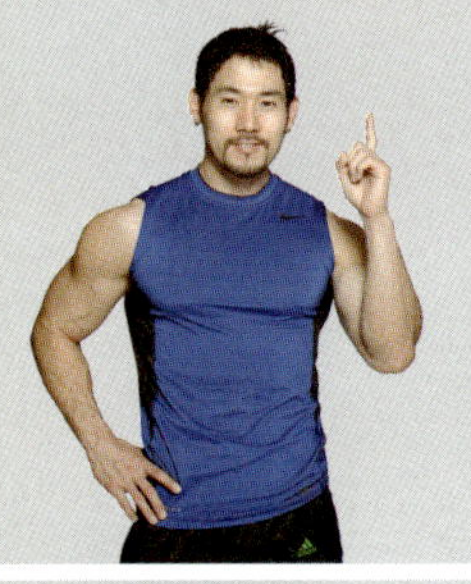

허벅지 근육 후면, 엉덩이 근육

12~15회 정도로

3세트 실시한다

하체

▶▶ ▶ ▶

무거운 책을 이용한 스티프-레그드 데드리프트

기본적인 동작은 체육관에서 실시하는 스티프-레그드 데드리프트와 같다. 바벨이 없다면 무거운 책과 같은 기타 중량물을 이용해서 실시한다.

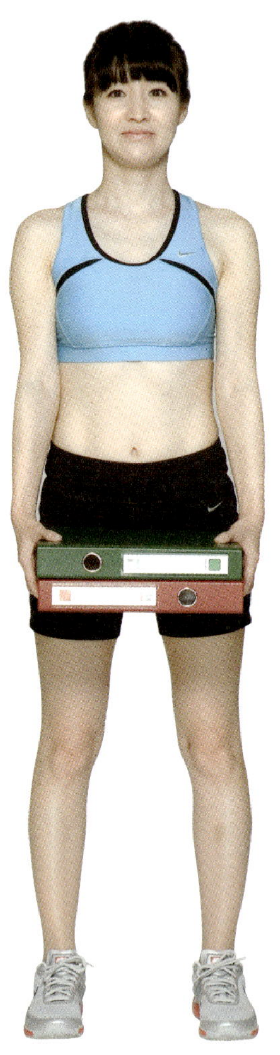

1 손바닥을 아래로 향하게 해서 무거운 책의 양옆을 잡고 보폭은 어깨너비로 벌리고 선다. 가슴과 허리를 반듯하게 펴고 시선은 정면을 본다.

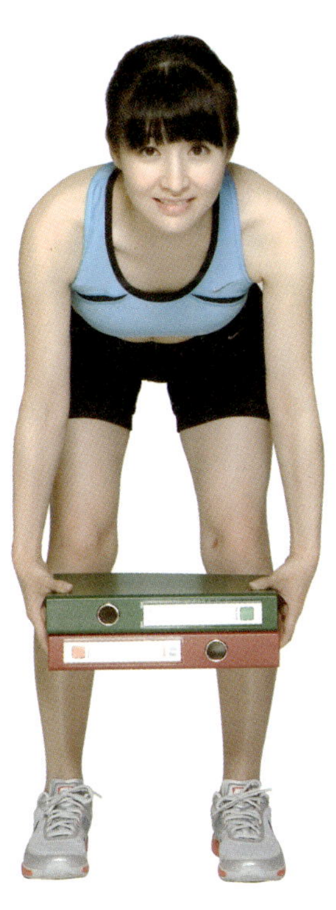

2 숨을 크게 들이마시며 엉덩이를 뒤로 밀고 상체를 앞으로 숙인다. 이때 무릎을 구부려서는 안 되며 허리는 반듯하게 펴져 있어야 한다. 무거운 책을 정강이에 딱 붙인 상태를 유지한다.

3 숨을 강하게 내쉬며 다시 자세 1로 돌아간다.

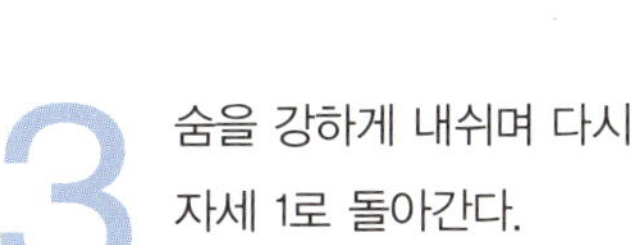

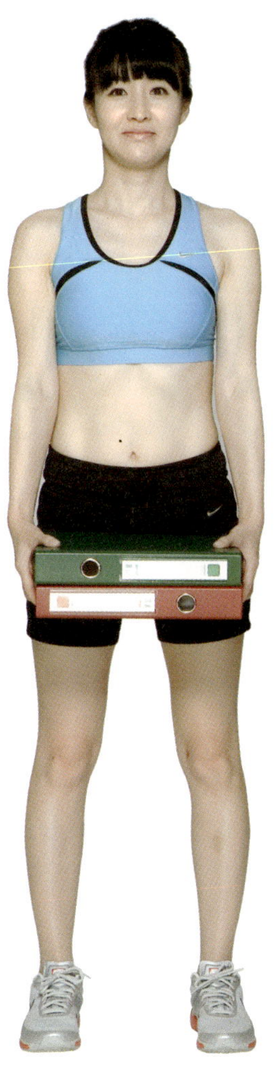

스탠딩 카프 레이즈

종아리 근육

15~20회 정도로
3세트 실시한다

1 벽이나 거울 앞에서 발판(바벨 플레이트 등을 이용)에 발끝만 올려놓고 선다. 초급일 경우에는 벽이나 거울에 손을 살짝 얹어서 중심을 잡는다.

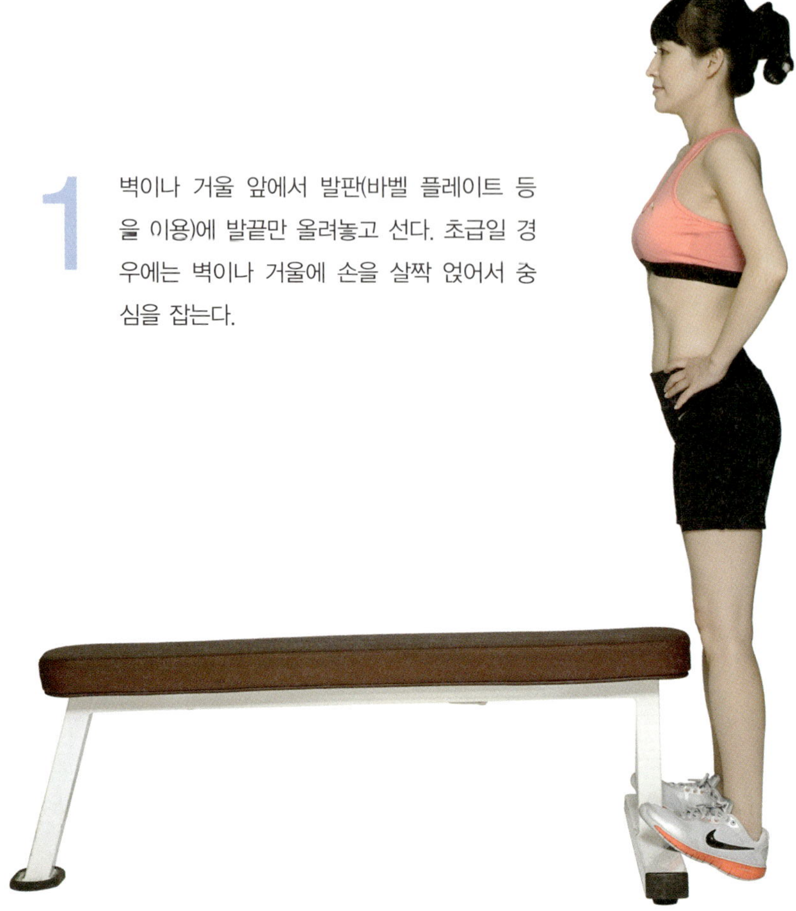

Traning Tip

가끔씩 운동에 변화를 주고 강도를 높이기 위해서 양쪽 종아리로 동시에 실시하던 이 운동을 한쪽 종아리씩 실시해 보세요. 오른쪽 다리는 뒤로 접어서 왼다리에 붙이고 왼쪽 종아리의 힘으로만 동작을 실시하는 거예요. 종아리에 어느 정도 근력이 붙었다고 생각되면 가끔씩 도전해 보세요.

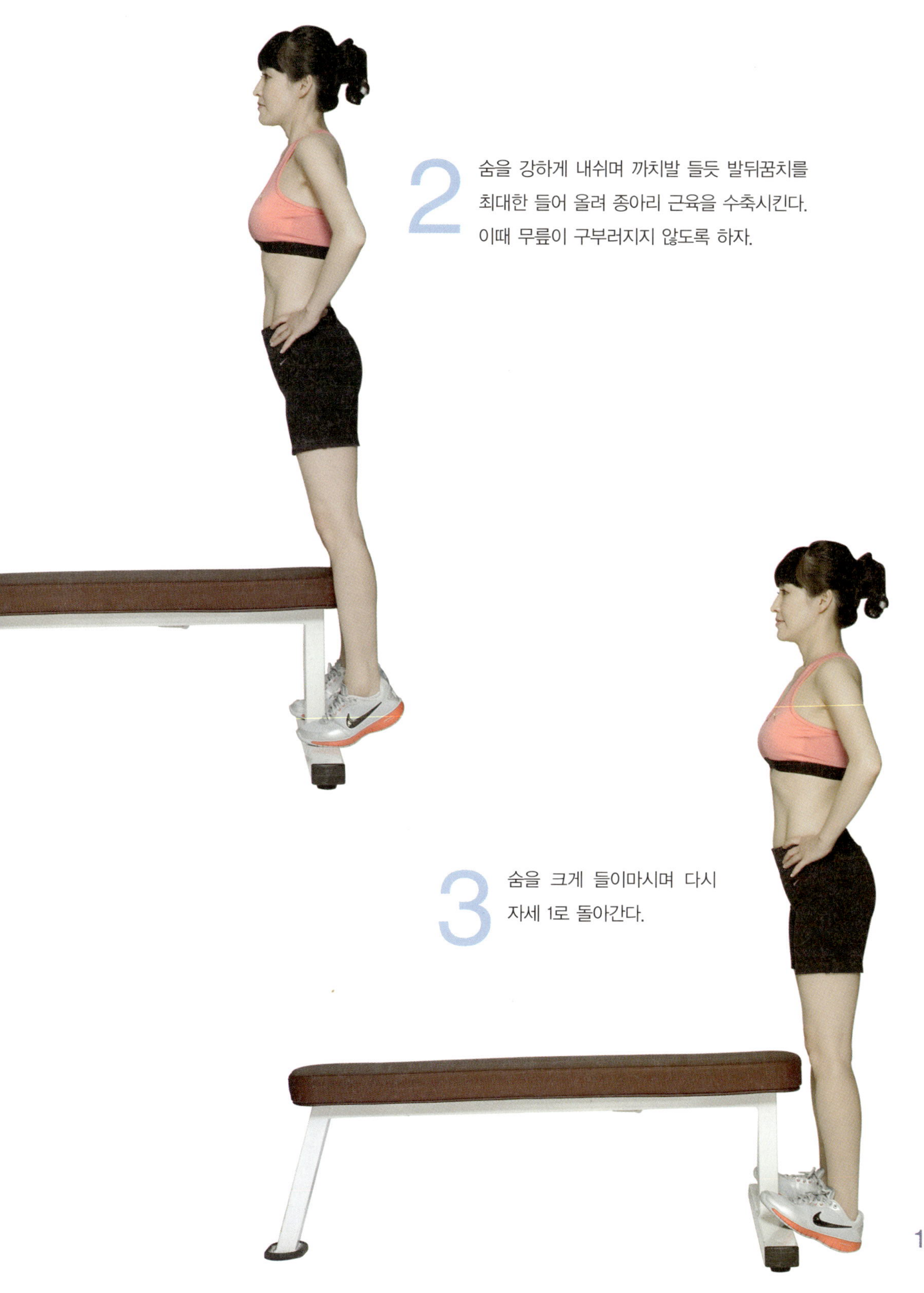

2 숨을 강하게 내쉬며 까치발 들듯 발뒤꿈치를
최대한 들어 올려 종아리 근육을 수축시킨다.
이때 무릎이 구부러지지 않도록 하자.

3 숨을 크게 들이마시며 다시
자세 1로 돌아간다.

덩키
카프
레이즈

종아리 근육

15~20회 정도로
3세트 실시한다

1 낮은 탁자나 의자 등에 양팔을 편 채로 양손을 포개어 짚고 상체를 숙여서 자세를 취한다. 보폭은 자신의 골반너비 정도로 벌리고 무릎은 아주 살짝만 구부린다.

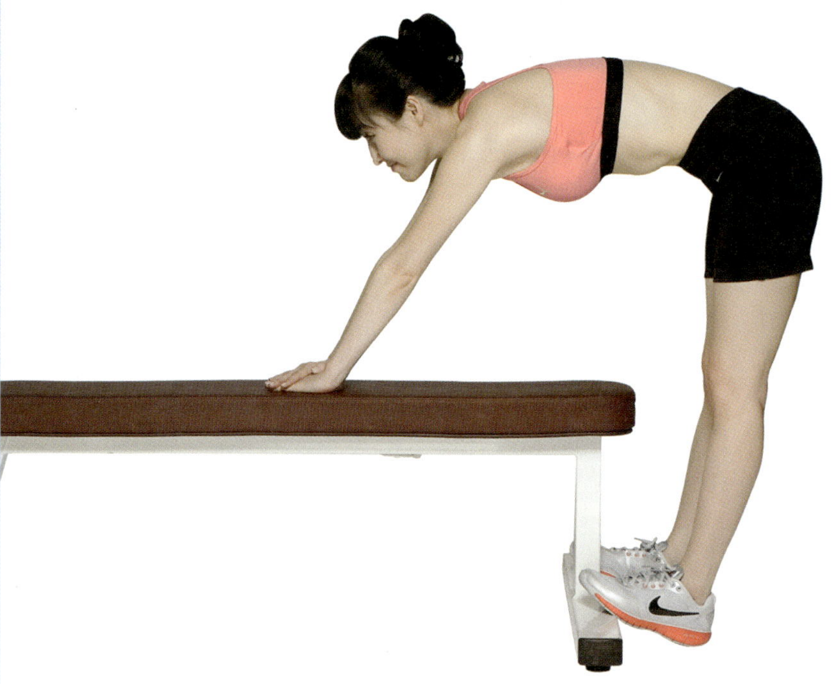

Traning Tip

종아리 근육을 운동할 때 너무 무거운 중량을 사용하면 근육 사이즈가 커져서 여성에게는 오히려 마이너스가 될 수 있으니 별도의 무게는 사용하지 말고 자신의 체중만을 이용해서 운동하는 것이 좋아요.

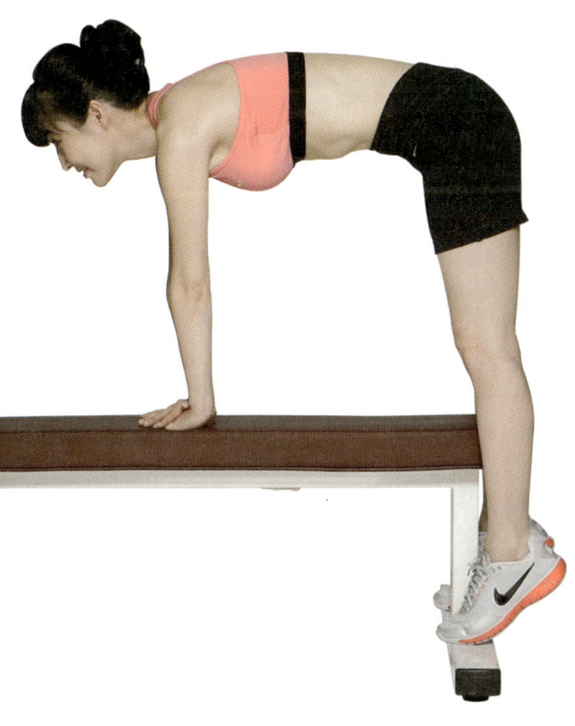

2 숨을 강하게 내쉬며 까치발 들듯 발뒤꿈
치를 최대한 높이 들어서 종아리 근육을
수축시킨다.

3 숨을 크게 들이마시며 다시
자세 1로 돌아간다.

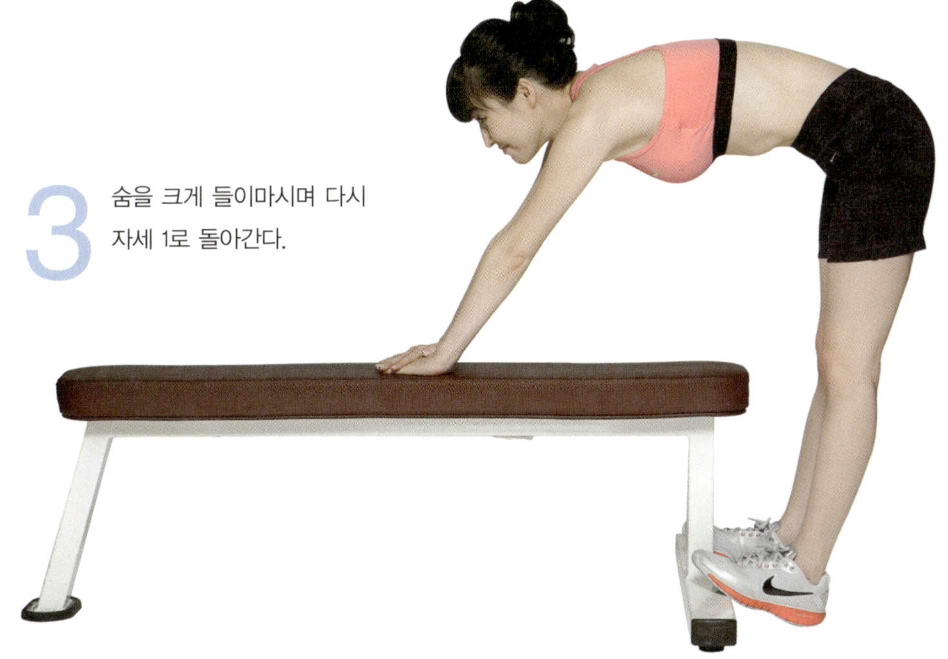

복근 및 허리 강화운동

우리 몸의 중심에 있는 복근과 허리 근육은 기능적으로 매우 중요한 근육이에요. 또 심미적 관점으로 봤을 때도 아주 아름답고 매력 있는 근육이죠. 복근과 허리 근육은 우리 몸을 건강하고 강하게 만들기 위해서도, 우리 몸의 아름다움을 위해서도 꼭 운동해야 하는 부위랍니다.

저도 몸만들기를 통해 복근을 공개했는데 그 반응이 폭발적이었던 것 아시죠? 운동하기 전 저의 복부비만상태를 알던 분들도 그렇고 제 개인적인 만족도도 최고였죠.

이처럼 기능적, 심미적으로 중요한 복부 근육과 허리 근육은 세부적으로 들여다 보면 많은 근육군으로 나뉘지만, 우리가 실제로 운동하는 데 알아야 할 근육들은 복직근(상·하)과 외복사근, 척추기립근으로 나눌 수 있어요. 복부와 허리 주위는 몸이 일차적으로 체지방을 축적하는 부위이기 때문에 가장 먼저 살이 찌고 또 가장 나중에 살이 빠지는 부위랍니다. 쉽게 말해 복부 근육이 눈에 보일 정도로 드러나려면 단기간이 아닌 장기간에 걸친 꾸준한 다이어트와 해당 부위에 대한 근력운동이 뒷받침이 되어야 한다는 얘기랍니다.

Abdominal
muscles
waist

크런치

복근 위쪽

20~25회 정도로
3세트 실시한다

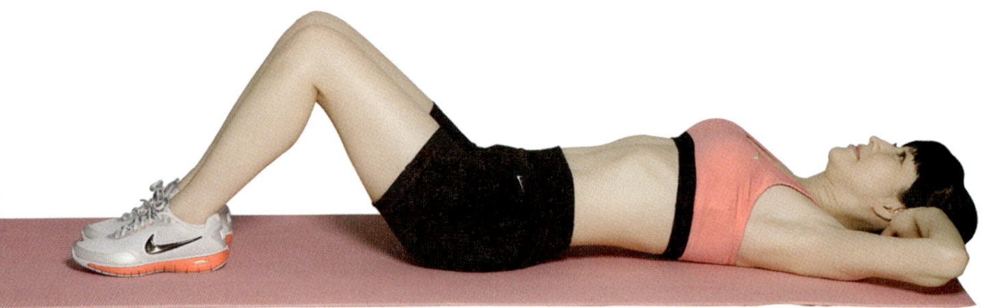

1 매트 위에 천장을 보고 반듯하게 누워 발바닥을 땅에 대고 무릎을 세운다. 양손은 가볍게 펴서 머리 뒤에 댄다. 가슴을 뒤로 넘기듯이 해서 복부를 최대한 팽팽하게 편다.

Traning Tip

이 운동은 단순한 동작이지만 상복부 근육을 강하게 자극할 수 있기 때문에 아주 중요해요. 복근운동의 기본이라 할 수 있죠. 하지만 동작이 쉽고 효과적인 반면, 목 부상을 입을 수도 있기 때문에 조심해야 해요. 초급자들은 크런치에서 복근을 수축시킬 때 천장을 보도록 하세요. 자신의 배를 보고 있으면 경추가 앞으로 과도하게 휘어지게 되고 이 상태에서 목에 힘을 주거나 양손으로 과도하게 잡아당길 경우 목 부상을 당할 수 있기 때문이죠.

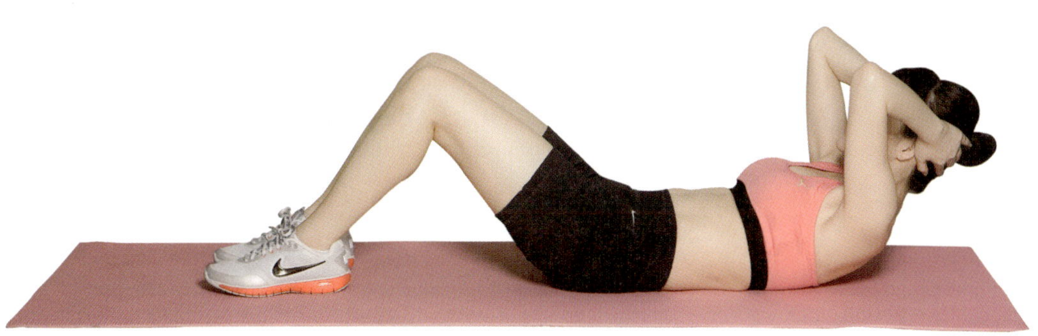

2 숨을 강하게 내쉬며 복부를 말아 올린다. 이 때 시선은 천장을 보도록 하며 절대로 목을 잡아당겨서는 안 된다.

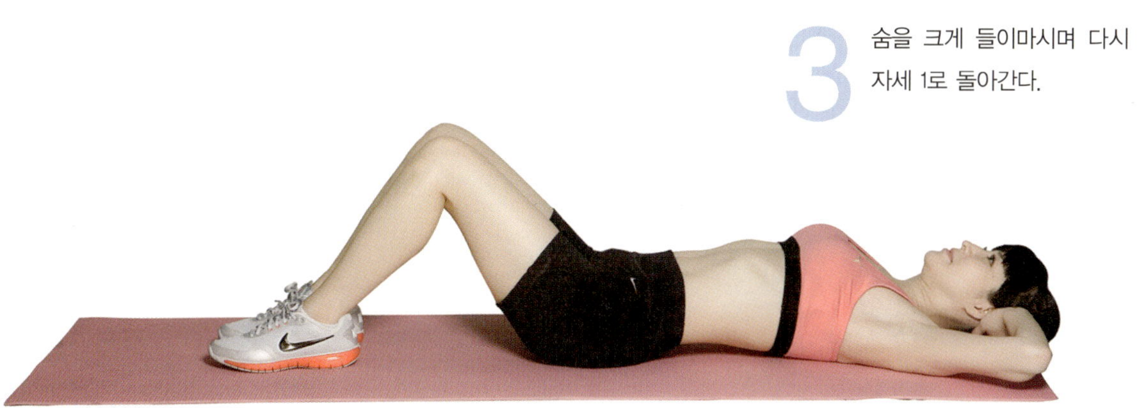

3 숨을 크게 들이마시며 다시 자세 1로 돌아간다.

스트레이트 레그드 크런치

복근 위쪽

15~20회 정도로
3세트 실시한다

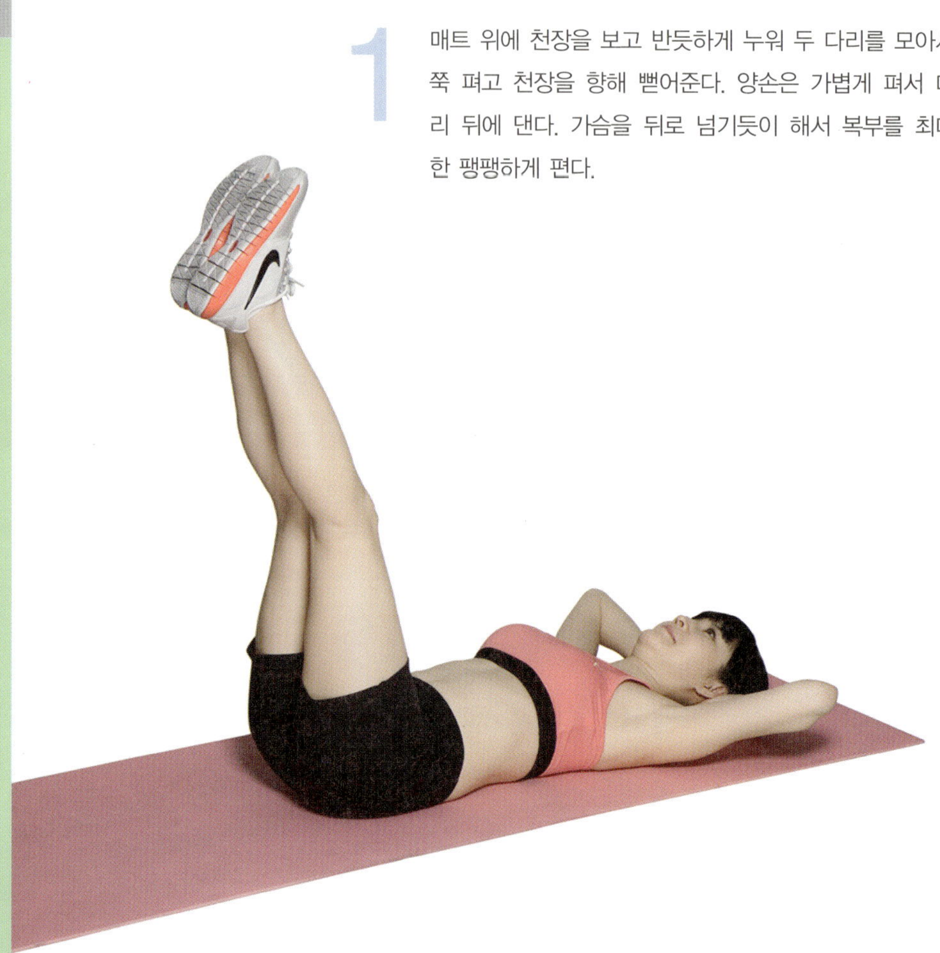

1 매트 위에 천장을 보고 반듯하게 누워 두 다리를 모아서 쪽 펴고 천장을 향해 뻗어준다. 양손은 가볍게 펴서 머리 뒤에 댄다. 가슴을 뒤로 넘기듯이 해서 복부를 최대한 팽팽하게 편다.

Traning Tip

이 운동은 일반 크런치보다 더 높은 강도의 운동이에요. 만약 힘들어서 정해진 개수만큼 반복수를 채울 수 없다면 할 수 있는 지점까지 다리를 들고 하고 다음부터는 발을 땅에 대고 일반 크런치로 전환하여 정해진 반복회수를 채우도록 하세요.

2 숨을 강하게 내쉬며 복부를 말아 올린다. 이때 시선은 천장을 보도록 하며 절대로 목을 잡아 당겨서는 안 된다.

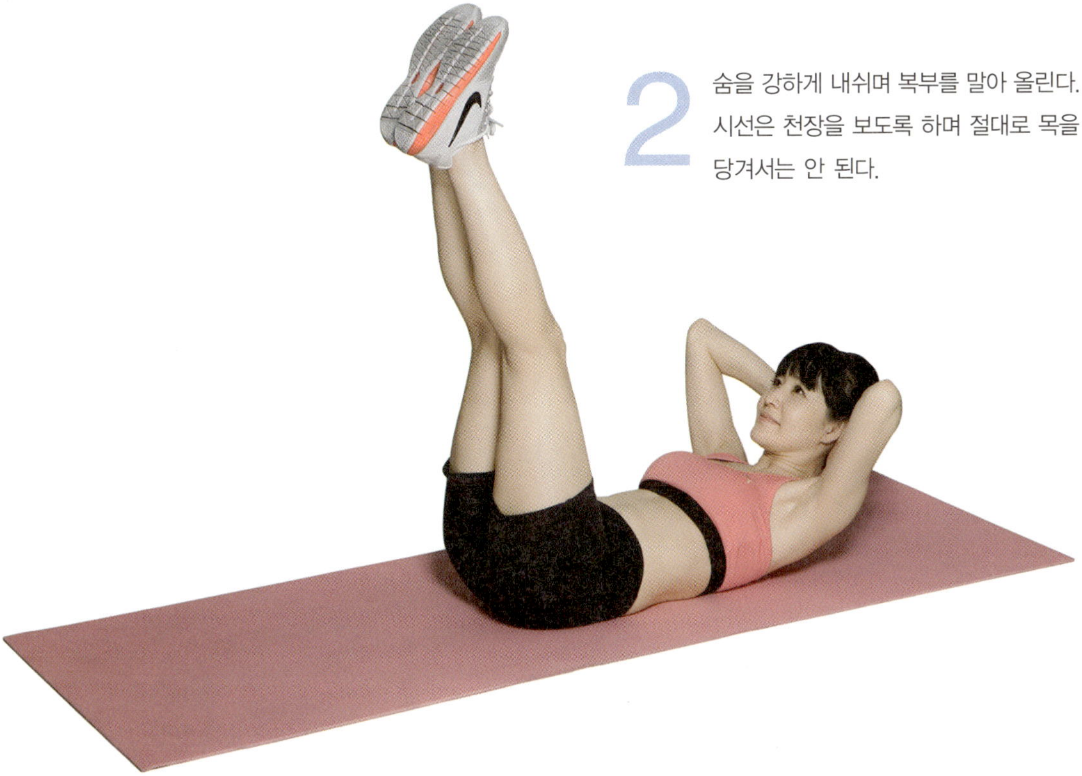

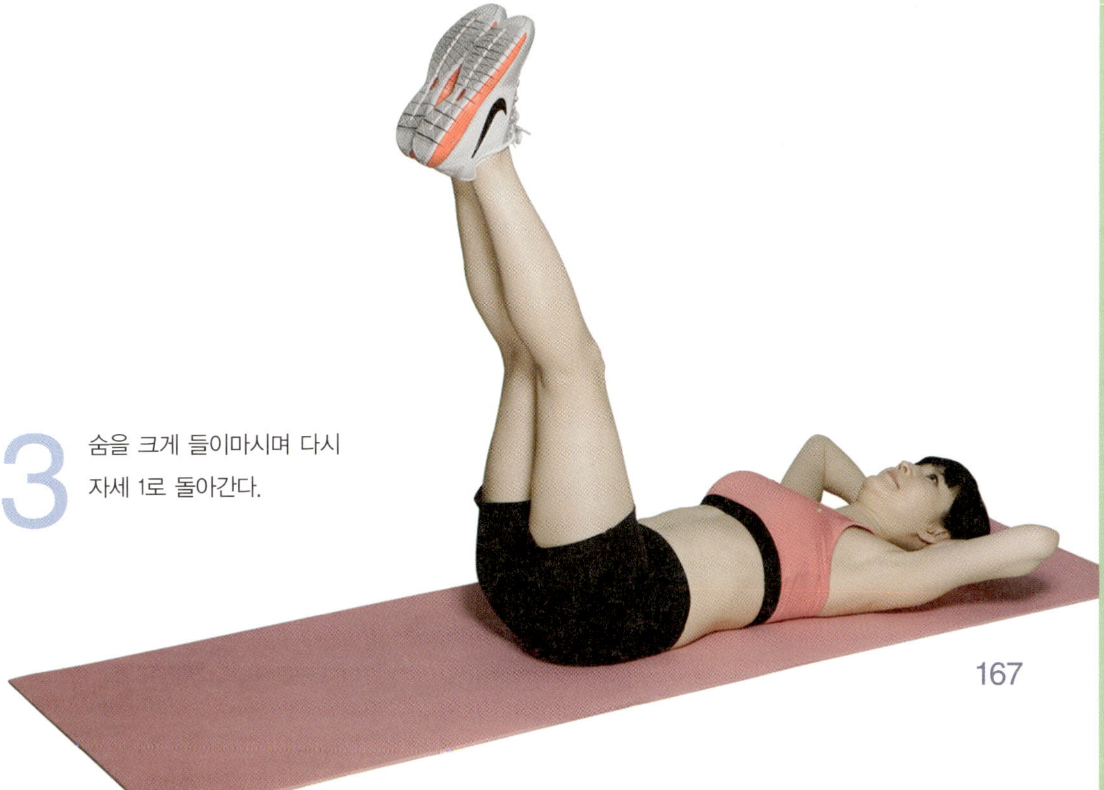

3 숨을 크게 들이마시며 다시 자세 1로 돌아간다.

스트레이트 암 크런치

복근 위쪽

15~20회 정도로

3세트 실시한다

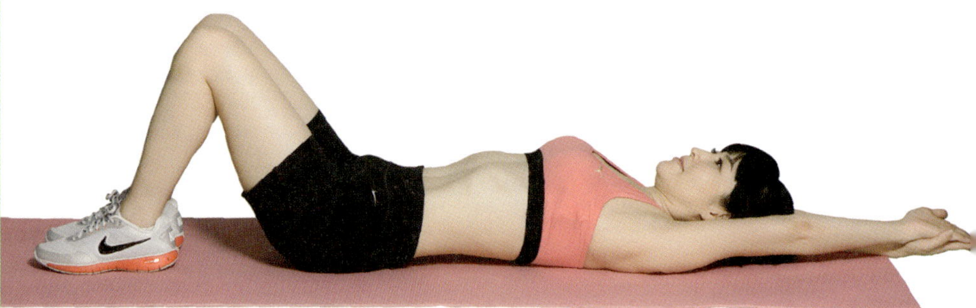

1 매트 위에 천장을 보고 반듯하게 누워 양팔을 머리 위로 쭉 펴주고 양손은 가볍게 포갠다. 양팔은 귀 뒤쪽에 붙인다.

Traning Tip

이 운동은 이름 그대로 동작 내내 팔을 쭉 펴고 실시해야 하는 운동이에요. 특히 주의해야 할 점은 양팔이 귀 뒤쪽에 고정되지 않고 따로 움직이면 복근에 걸리는 부하가 줄어들기 때문에 반드시 양팔을 귀 뒤에 붙이세요.

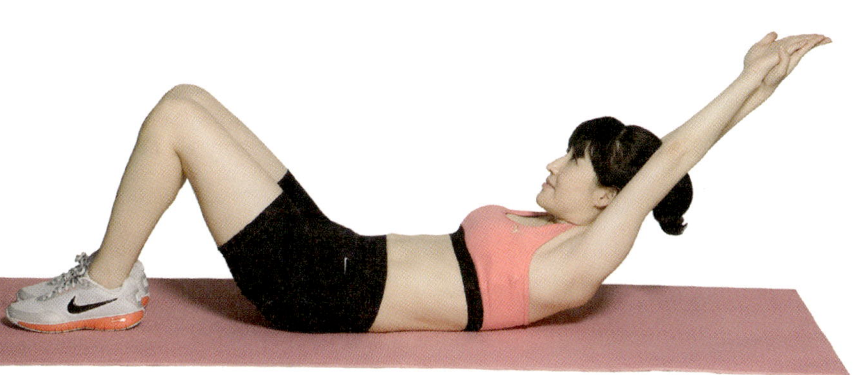

2 숨을 강하게 내쉬며 복부를 말아 올린다. 이때 시선은 천장을 보도록 하며 절대로 팔이 머리보다 앞서서 올라와서는 안 된다. 동작 내내 양팔은 귀 뒤쪽에 붙인 상태를 유지한다.

3 숨을 크게 들이마시며 다시 자세 1로 돌아간다.

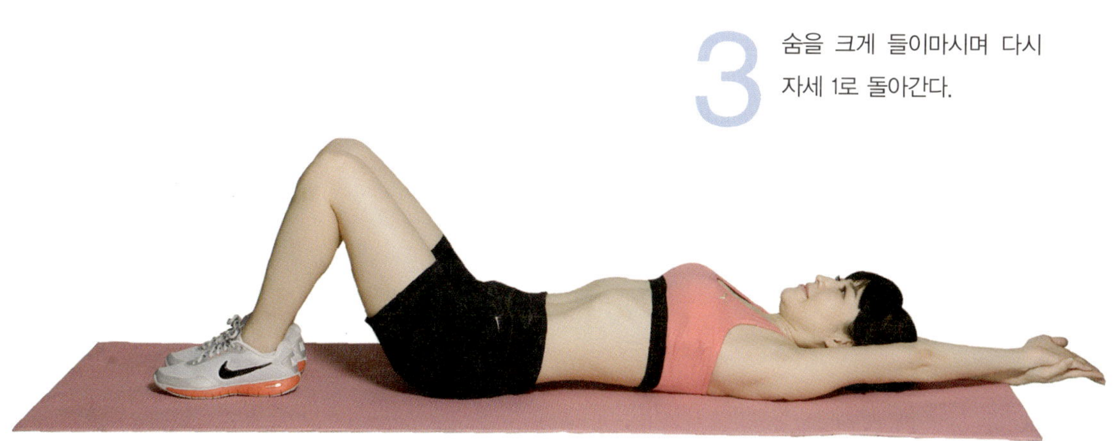

리버스 크런치

복근 아래쪽

20~25회 정도로
3세트 실시한다

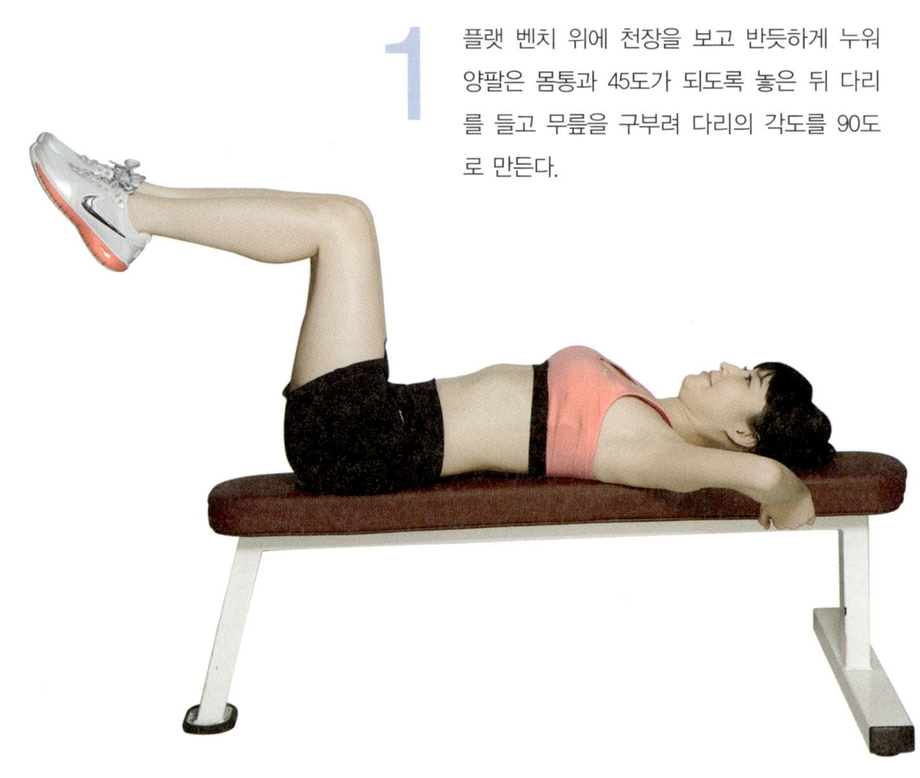

1 플랫 벤치 위에 천장을 보고 반듯하게 누워 양팔은 몸통과 45도가 되도록 놓은 뒤 다리를 들고 무릎을 구부려 다리의 각도를 90도로 만든다.

Traning Tip

동작의 가동범위가 작다면 하복부를 충분히 자극할 수 없는 운동이에요. 무릎이 가슴에 닿을 때까지 당겨서 하복부를 충분히 자극하도록 하세요.

2 숨을 강하게 내쉬며 복부 아래 근육의 힘을
이용해 양 무릎을 가슴으로 당긴다. 이때 엉
덩이가 벤치에서 완전히 들려야 하며 다리를
흔드는 반동이 아닌 하복부 근육을 수축시켜
서 엉덩이를 들어야 효과가 있다.

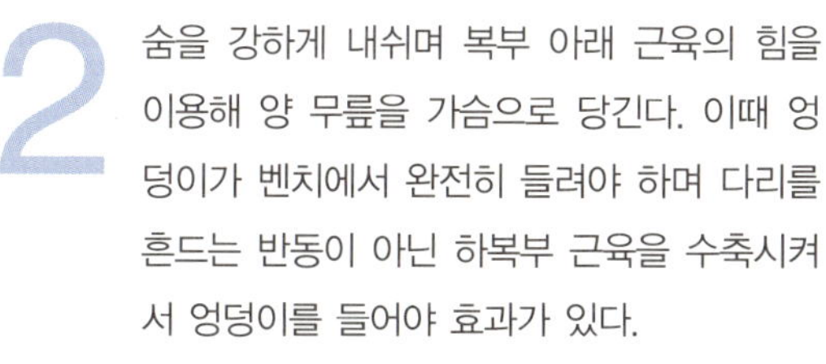

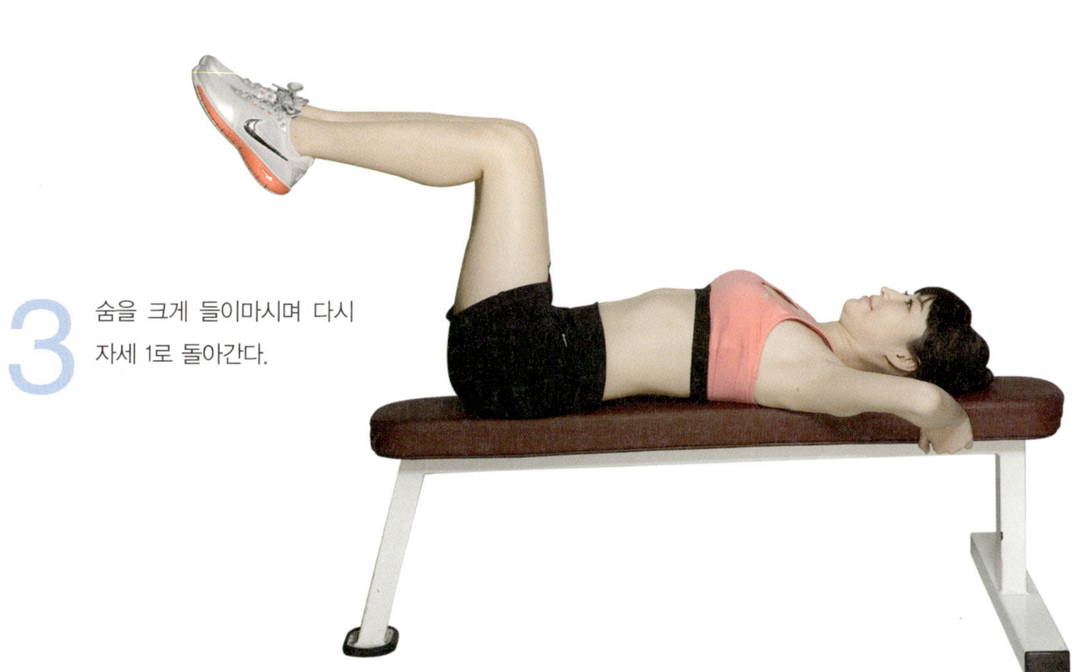

3 숨을 크게 들이마시며 다시
자세 1로 돌아간다.

레그
레이즈

복근 아래쪽

15~20회 정도로
3세트 실시한다

1 플랫 벤치 위에 천장을 보고 반듯하게 누워 양손은 머리 뒤로 넘겨서 벤치 모서리를 단단히 잡는다. 양 무릎을 붙이고 다리를 쭉 뻗어준다.

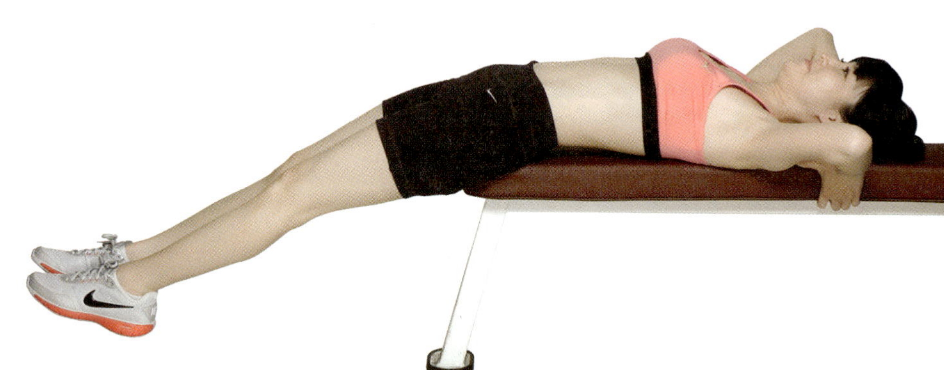

Traning Tip

이 운동은 하복부에 아주 많은 자극을 줄 수 있는 좋은 운동이지만 허리에 문제가 있는 사람들은 허리 통증을 더 악화시킬 수도 있어요. 그런 사람들은 다리를 쭉 펴지 말고 약간 구부리고 실시하세요. 그래도 통증이 있다면 다른 대체운동(리버스 크런치 등)을 실시하도록 하세요.

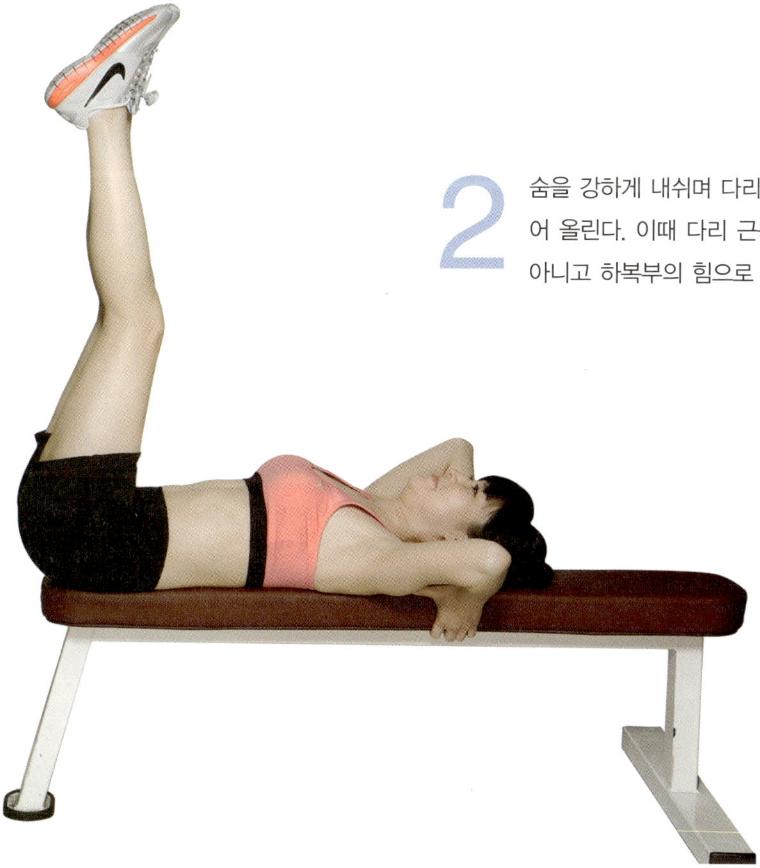

2 숨을 강하게 내쉬며 다리를 땅과 수직이 되는 지점까지 들어 올린다. 이때 다리 근육에 힘을 줘서 들어 올리는 것이 아니고 하복부의 힘으로 다리를 들어 올려야 효과가 있다.

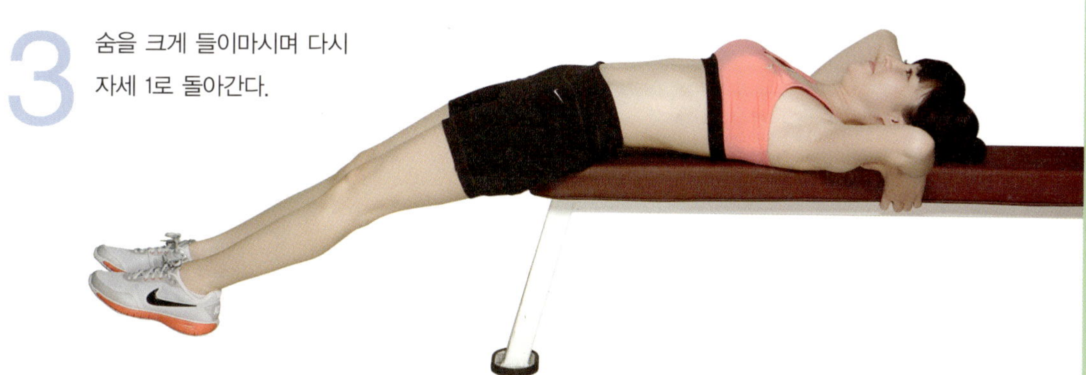

3 숨을 크게 들이마시며 다시 자세 1로 돌아간다.

시티드 니업

복근 아래쪽

20~25회 정도로
3세트 실시한다

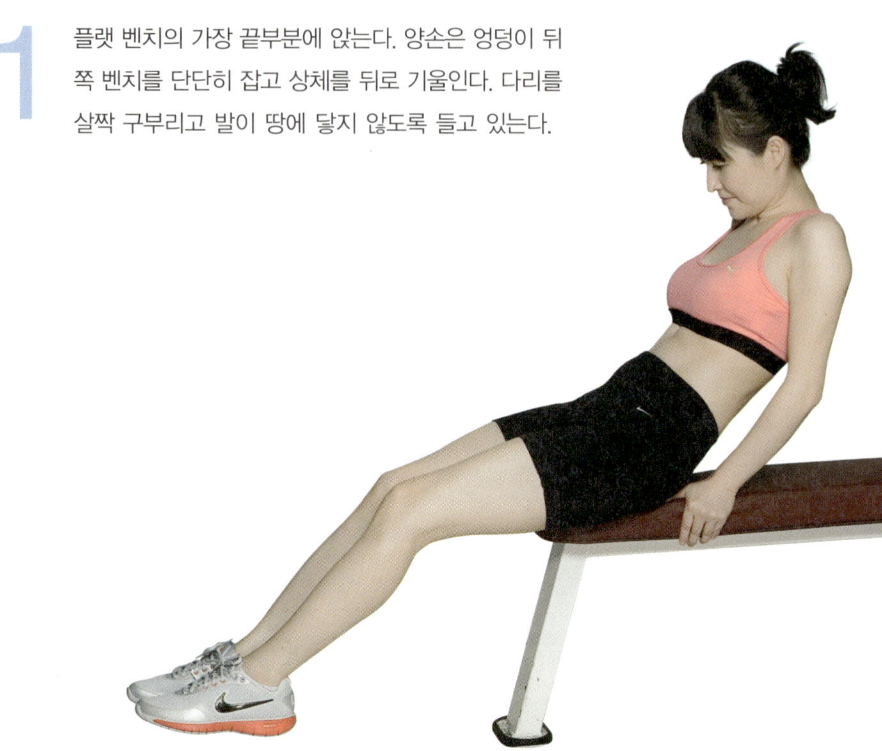

1 플랫 벤치의 가장 끝부분에 앉는다. 양손은 엉덩이 뒤쪽 벤치를 단단히 잡고 상체를 뒤로 기울인다. 다리를 살짝 구부리고 발이 땅에 닿지 않도록 들고 있는다.

Traning Tip

열심히 복근운동을 해서 복부의 근력이 강해지면 이 운동을 실시할 때 가벼운 덤벨을 양 발 사이에 끼우고 실시해 보세요. 중량을 이용하기 때문에 하복부에 더 큰 자극을 줄 수 있답니다.

2 숨을 강하게 내쉬며 양 무릎을 가슴으로 당
긴다. 이때 다리의 힘을 이용해 무릎을 당
겨서는 안 되고 하복부 근육의 힘으로 무릎
을 당기도록 해야 한다.

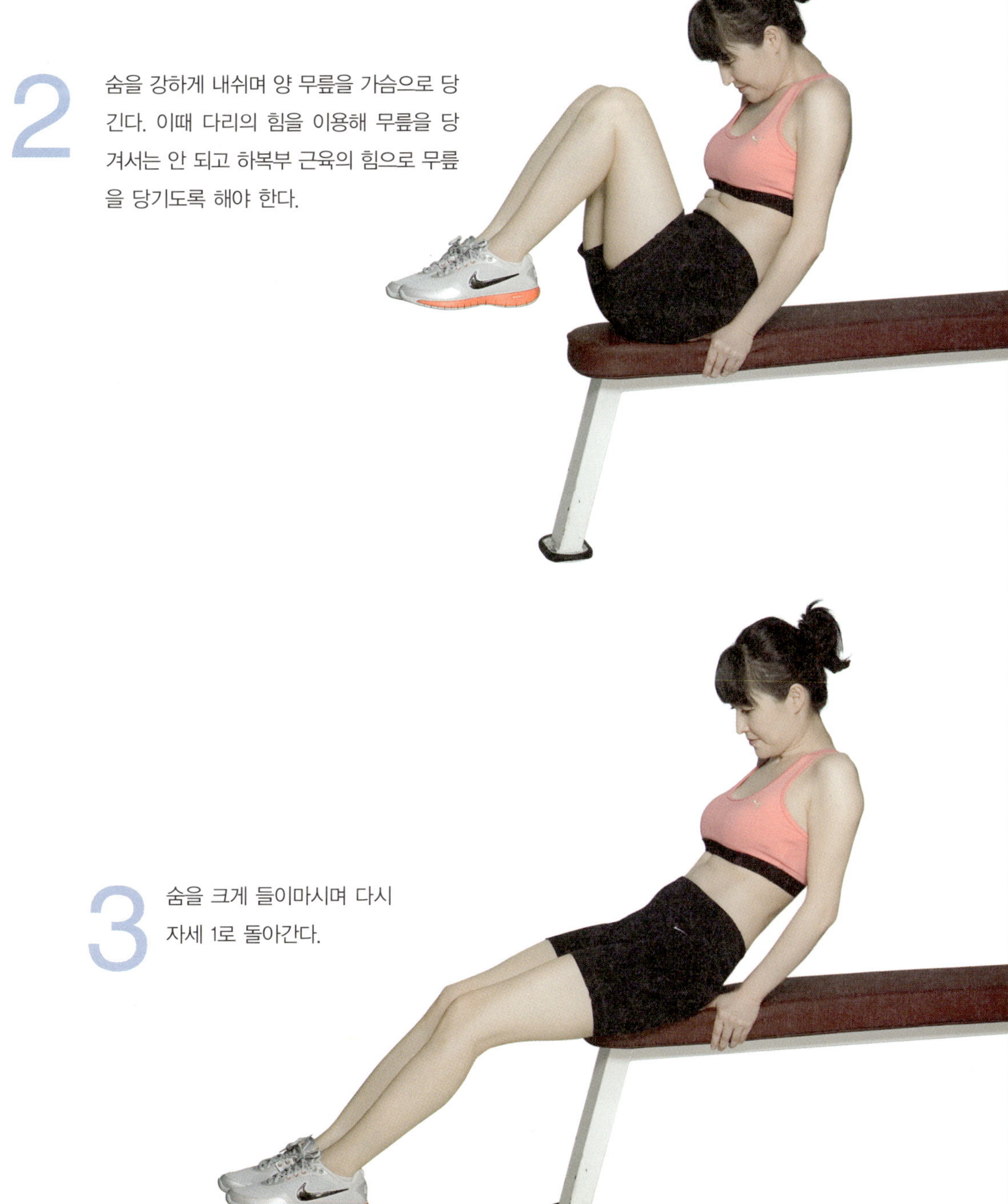

3 숨을 크게 들이마시며 다시
자세 1로 돌아간다.

디클라인 보드 크런치

복근 전체

15~20회 정도로
3세트 실시한다

1 디클라인 보드(아래로 기울어진 보드)의 다리 고정패드에 다리를 끼우고 앉는다. 양팔은 교차시켜서 가슴 위에 얹고 시선은 정면을 본다.

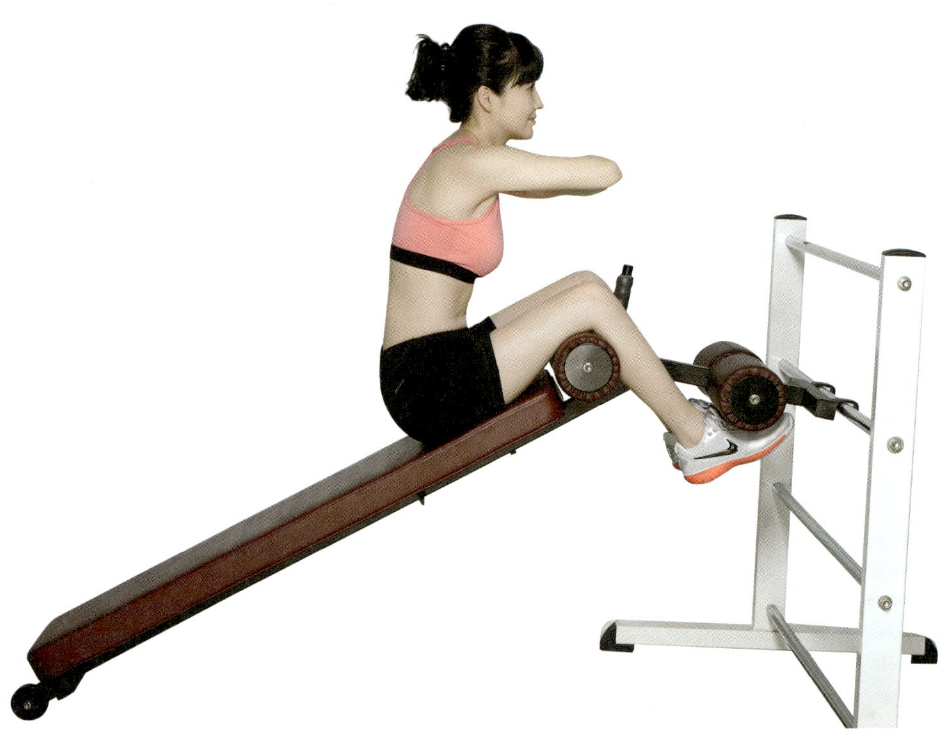

Traning Tip

복부의 근력이 강해지면 운동 강도를 높이기 위해서 바벨 플레이트(원판)를 가슴에 안고 실시해 보세요. 운동 강도는 점진적으로 늘려나가야 하므로 갑자기 무거운 무게로 실시해서는 안 돼요. 가벼운 무게부터 도전해 보세요.

복근 및 허리
▶ ▶ ▶ ▶

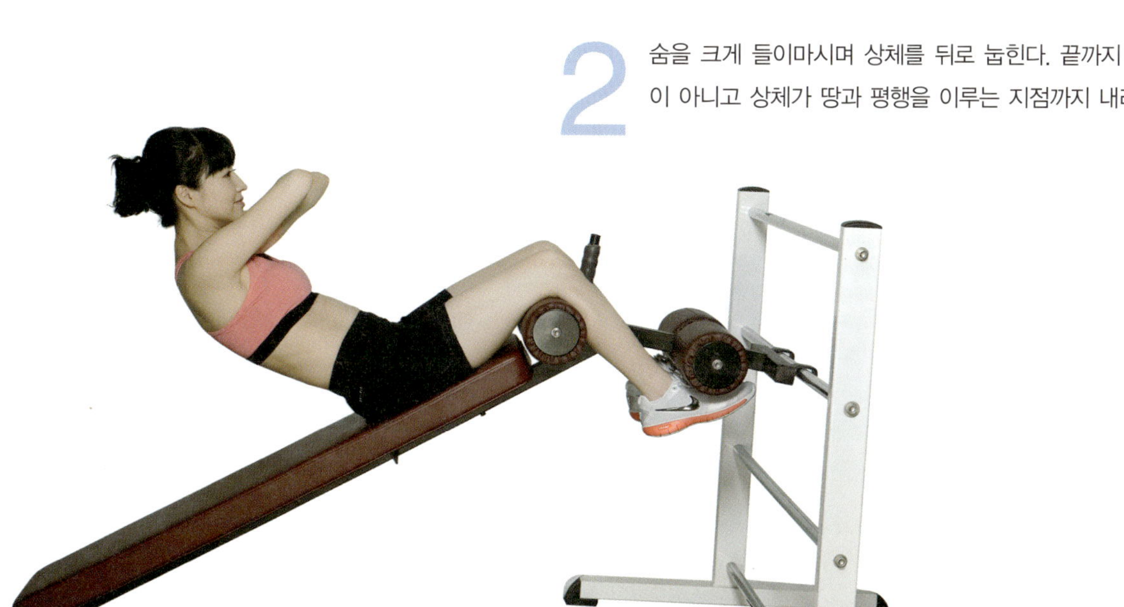

2 숨을 크게 들이마시며 상체를 뒤로 눕힌다. 끝까지 눕는 것이 아니고 상체가 땅과 평행을 이루는 지점까지 내려간다.

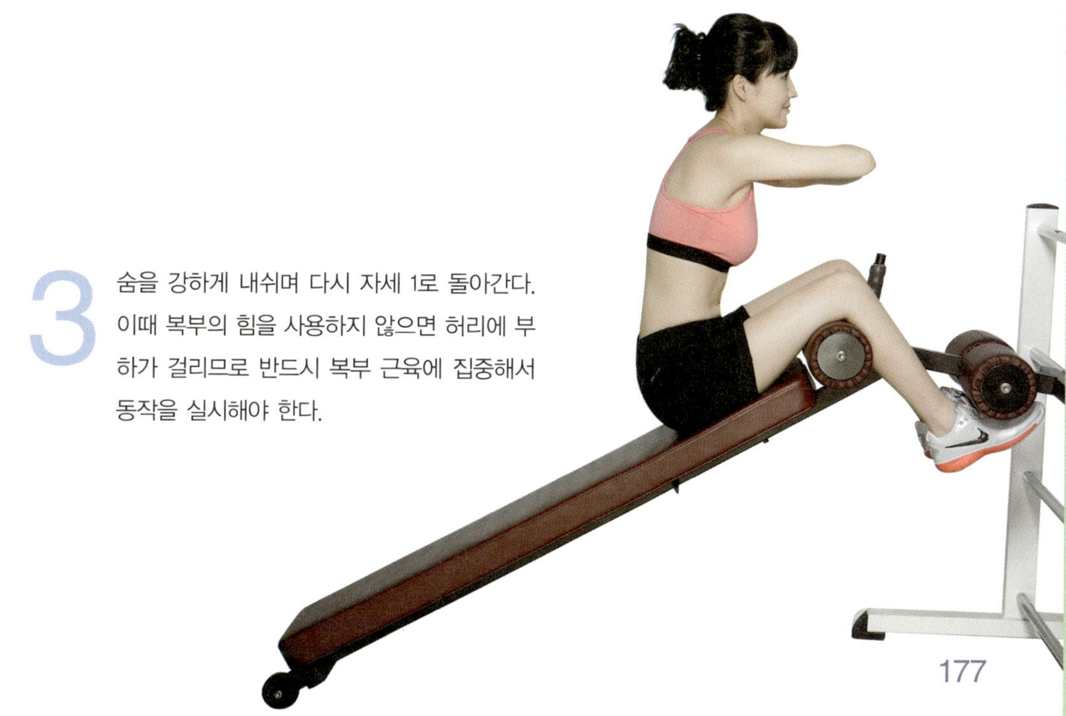

3 숨을 강하게 내쉬며 다시 자세 1로 돌아간다. 이때 복부의 힘을 사용하지 않으면 허리에 부하가 걸리므로 반드시 복부 근육에 집중해서 동작을 실시해야 한다.

트위스트
크런치

복근 전체

15~20회 정도로
3세트 실시하며,
왼쪽이 끝나면
같은 방법으로
오른쪽을 운동한다

1 매트 위에 천장을 보고 반듯하게 누워 발바닥을 땅에 대고 무릎을 세운다. 왼발을 오른쪽 무릎 위에 올려놓고 오른손은 머리 뒤에 가볍게 대고 왼손은 오른쪽 복사근을 지그시 누른다.

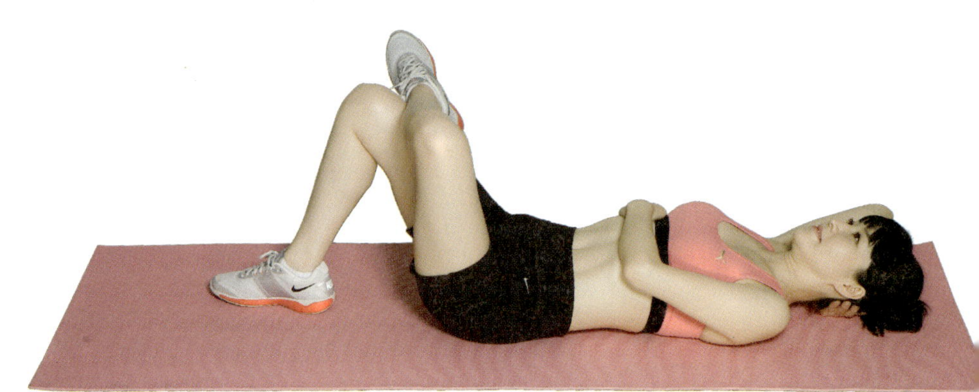

Traning Tip

가끔씩 초급자들이 이 운동을 실시하는 것을 보면 누운 자세에서 상체를 일으키지 않고 몸만 비틀면서 반복수를 채우는 것을 볼 수 있어요. 복부의 측면근육인 복사근을 수축시키기 위해서는 누운 자세에서 몸만 비트는 것이 아니라 견갑골이 땅에서 떨어질 정도까지 상체를 일으키며 비틀어줘야 한답니다.

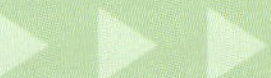

복근 및 허리

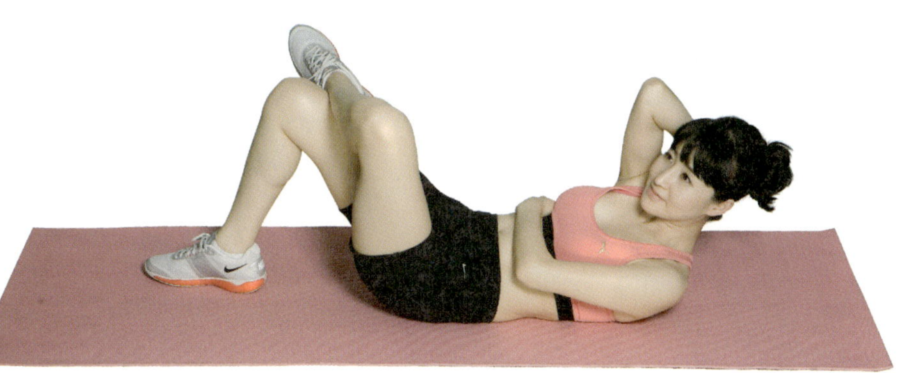

2 숨을 강하게 내쉬며 복사근을 수축시켜 상체를 일으킨다. 이때 상체는 오른쪽 팔꿈치가 왼쪽 무릎을 향하도록 상체를 비틀면서 일으켜야 한다.

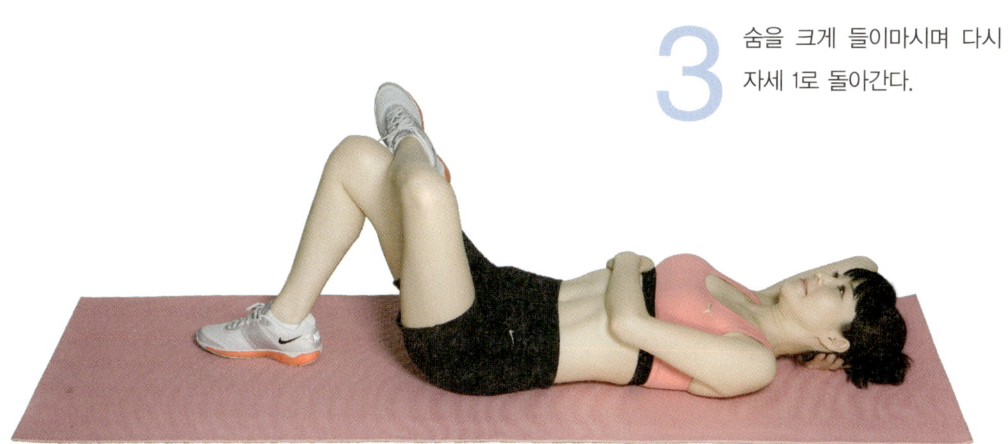

3 숨을 크게 들이마시며 다시 자세 1로 돌아간다.

사이드 밴드

복근 측면

15~20회 정도로
3세트 실시하며,
왼쪽이 끝나면 같은
방법으로 오른쪽
복사근을 운동한다

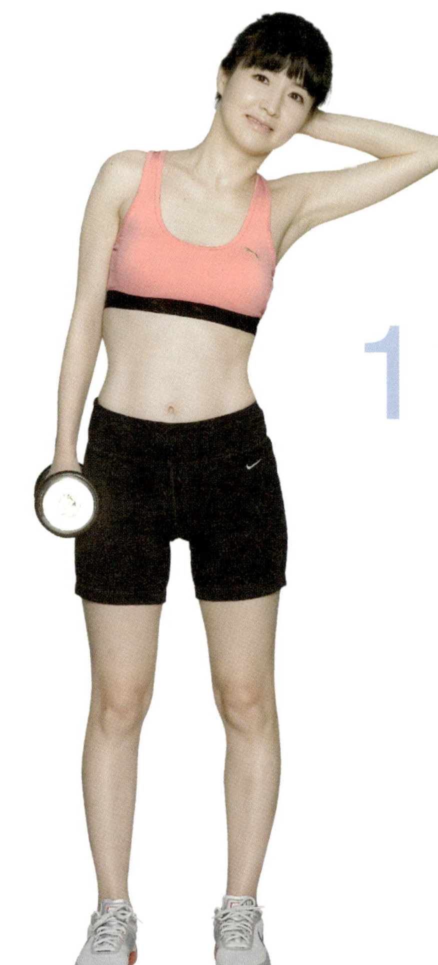

1 오른손에 덤벨을 들고 선다. 보폭은 골반너비 정도로 서고 왼손은 머리 뒤에 가볍게 댄다. 시선은 정면을 보고 상체가 앞이나 뒤로 기울지 않도록 주의한다.

Traning Tip

이 운동을 할 때 골반을 양옆으로 흔드는 반동을 이용하면 옆구리를 충분히 자극할 수 없답니다. 반동을 이용하지 말고 옆구리 근육(복사근)의 움직임을 확실히 느끼며 천천히 실시하세요.

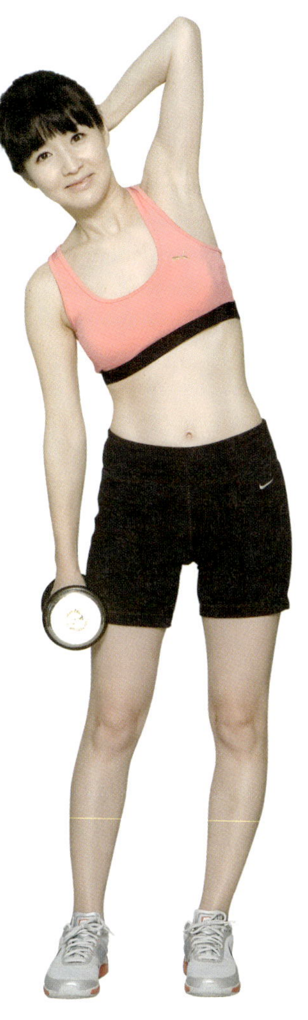

2 숨을 크게 들이마시며 상체를 오른쪽 옆으로 기울인다. 이 때 골반은 왼쪽 옆으로 밀어내는 듯한 느낌으로 실시해야 하며 옆으로 완전히 기울였을 때 왼쪽 옆구리가 팽팽하게 당겨지는 느낌이 있어야 한다.

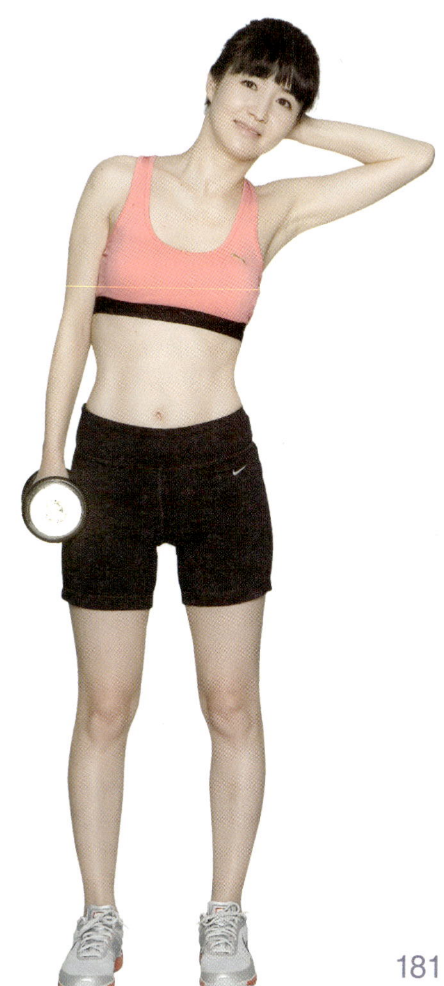

3 숨을 강하게 내쉬며 다시 자세 1로 돌아간다. 이때 몸을 흔드는 반동을 이용해서는 안 되고 복사근과 옆구리 부분에 힘을 주며 실시해야 한다.

백
익스텐션

허리 근육

15~20회 정도로
3세트 실시한다

1 로만 체어의 패드에 발목을 끼우고 허벅지를 지지대에 대고 엎드린다. 상체를 가능한 범위 내에서 많이 숙여주며 양손은 가슴 앞에서 교차시키거나 머리 뒤쪽에 가볍게 댄다.

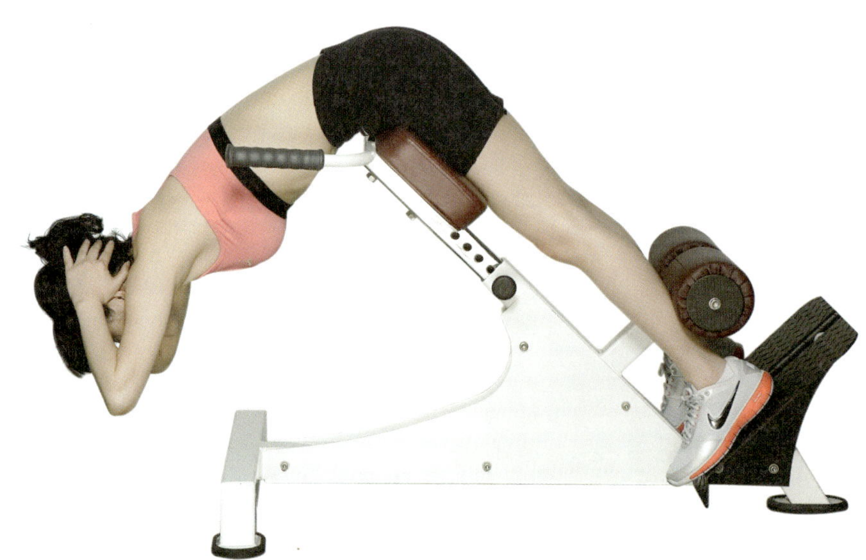

Traning Tip

근력이 좋아져서 이 동작이 쉽게 느껴진다면 운동 강도를 높이기 위해 가슴에 플레이트(원판)를 안고 실시해 보세요. 중급자 이상이라면 플레이트를 머리 뒤에 얹고 실시하면 더 높은 강도로 허리 근육을 자극할 수 있답니다.

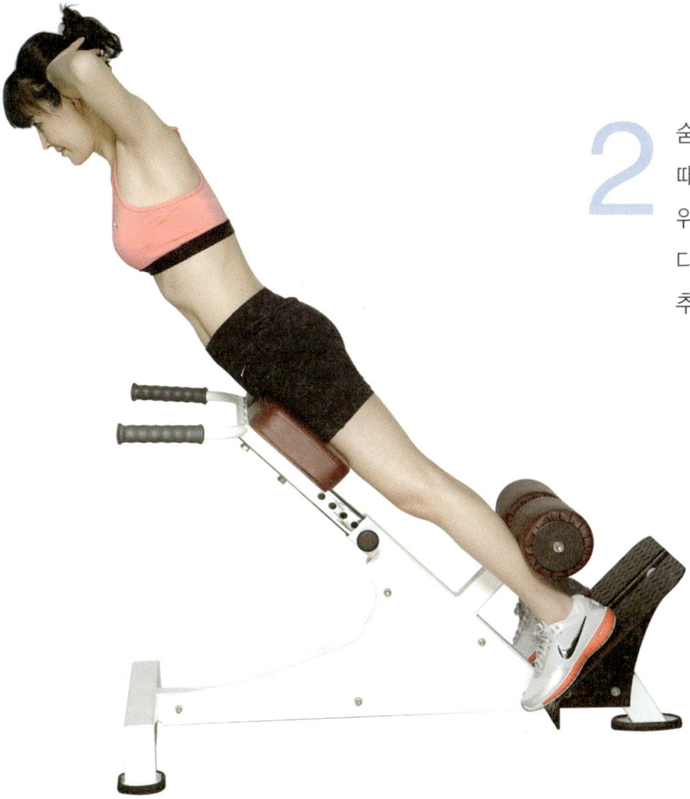

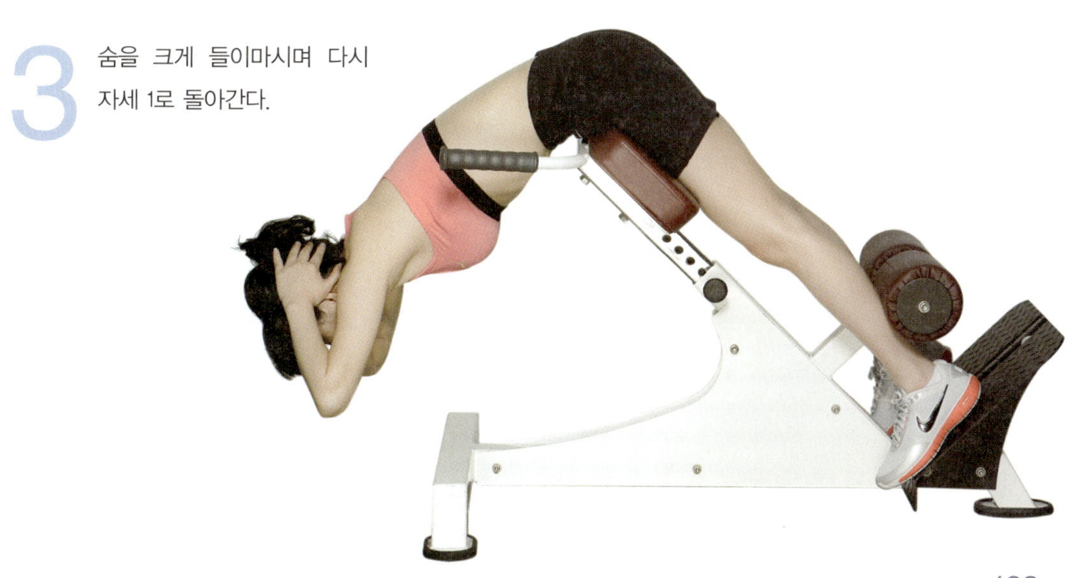

2 숨을 강하게 내쉬며 상체를 뒤로 일으킨다. 이 때 상체를 너무 과도하게 뒤로 젖히면 부상의 위험이 있으므로 몸이 일직선이 되는 지점보다 약간만 더 젖히도록 하고 허리 근육인 척추기립근을 강하게 수축시켜 준다.

3 숨을 크게 들이마시며 다시 자세 1로 돌아간다.

굿 모닝

허리 근육

12~15회 정도를
할 수 있는 중량으로
3세트 실시한다

1 비교적 가벼운 바벨을 어깨에 얹고 선다. 보폭은 골반너비 정도로 벌리고 양손은 바벨을 단단히 잡아서 떨어지지 않도록 한다.

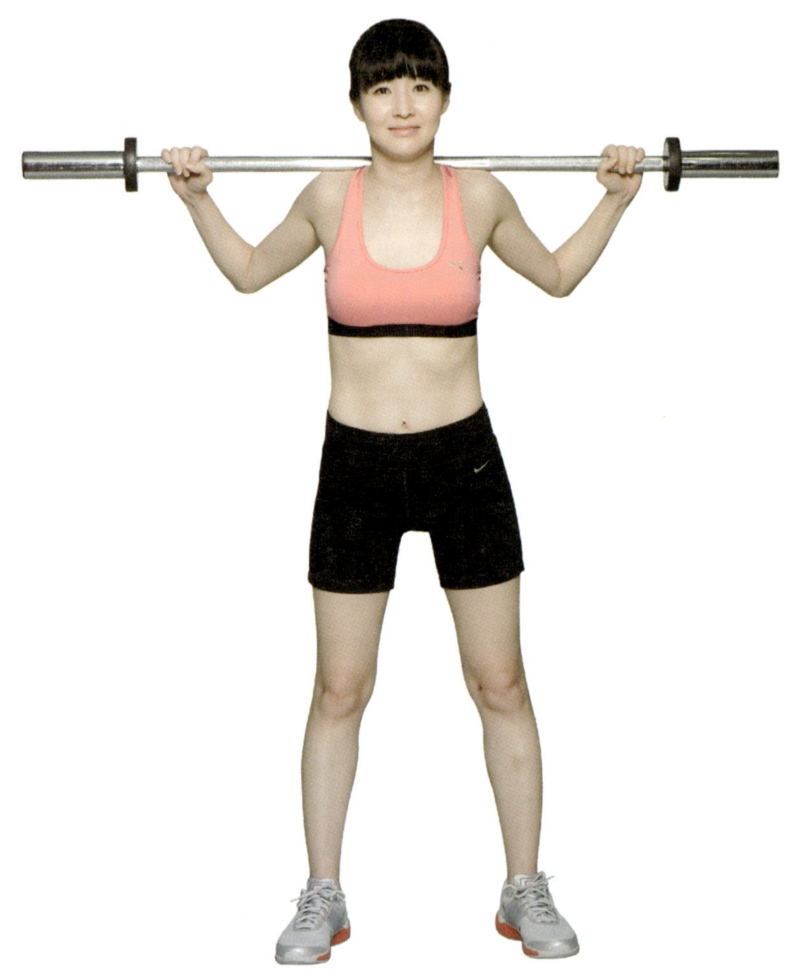

Traning Tip

이 운동은 허리 근육인 척추기립근에 아주 효과적인 운동이지만 허벅지 후면근육인 슬와근과 엉덩이 근육인 둔근도 많이 자극할 수 있는 아주 좋은 운동이랍니다. 하지만 잘못된 자세로 실시할 경우 허리 부상의 위험이 큰 운동이니 반드시 정확한 운동방법을 숙지하고 실시하세요.

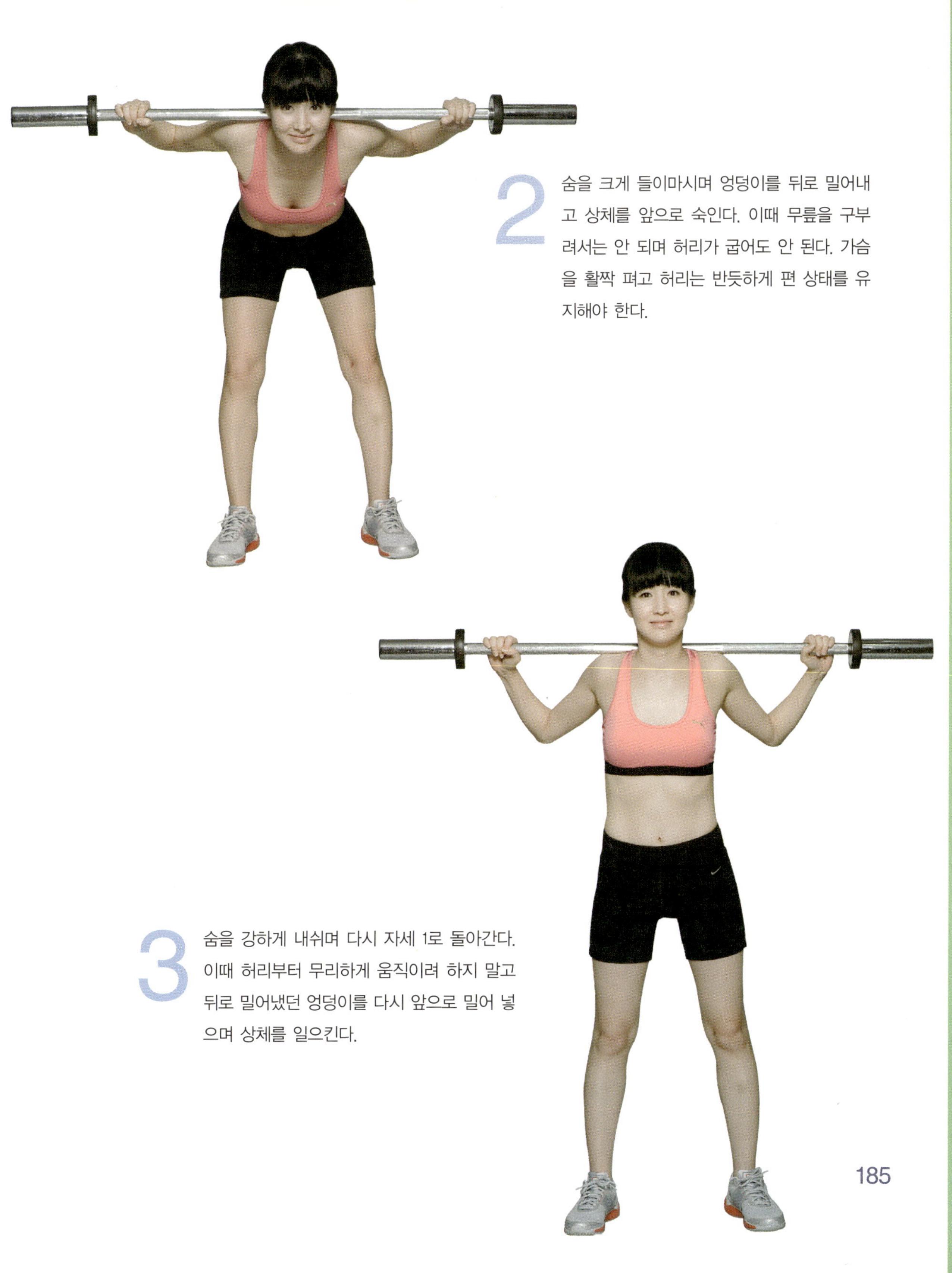

2

숨을 크게 들이마시며 엉덩이를 뒤로 밀어내
고 상체를 앞으로 숙인다. 이때 무릎을 구부
려서는 안 되며 허리가 굽어도 안 된다. 가슴
을 활짝 펴고 허리는 반듯하게 편 상태를 유
지해야 한다.

3

숨을 강하게 내쉬며 다시 자세 1로 돌아간다.
이때 허리부터 무리하게 움직이려 하지 말고
뒤로 밀어냈던 엉덩이를 다시 앞으로 밀어 넣
으며 상체를 일으킨다.

슈퍼맨

허리 근육,
엉덩이 근육

12~15회 정도로
3세트 실시한다

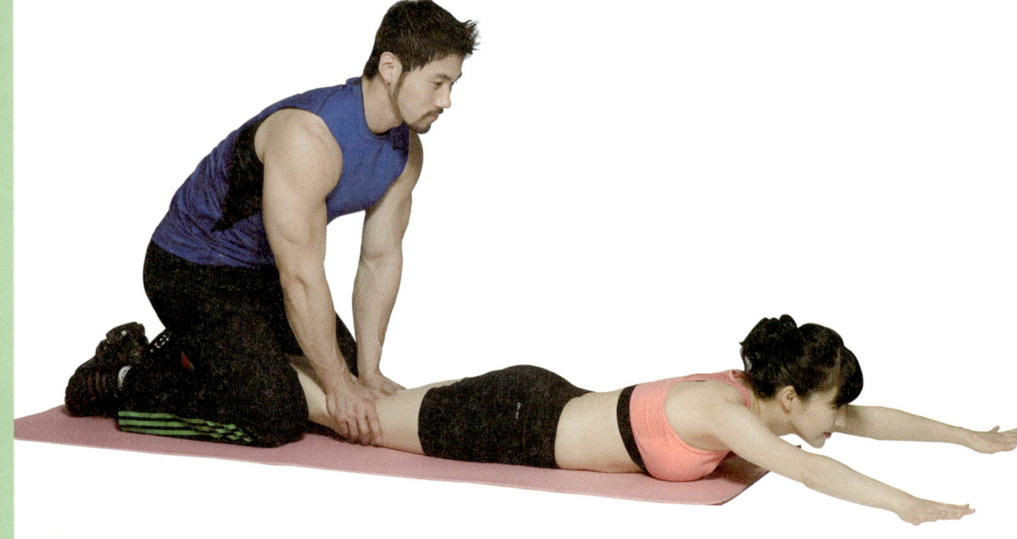

1 매트를 깔고 그 위에 엎드린다. 양팔과 양다리를 조금씩 벌려서 앞뒤로 쭉 뻗어주고 양손과 양발은 땅에 닿지 않도록 살짝 들어준다. 다른 사람의 도움을 받아 다리쪽을 고정시킨 다음 상반신만 들어 올리는 방법도 있다.

Traning Tip

이 운동을 하기에 근력이 부족한 사람들은 양팔과 양다리를 동시에 들지 말고 한쪽씩 들어서 실시해 보세요. 왼팔과 오른다리를, 오른팔과 왼다리를 교대로 들어주는 거예요. 초급자들은 이 방법부터 시작하세요.

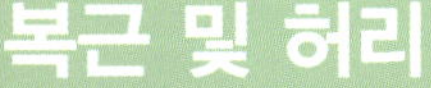

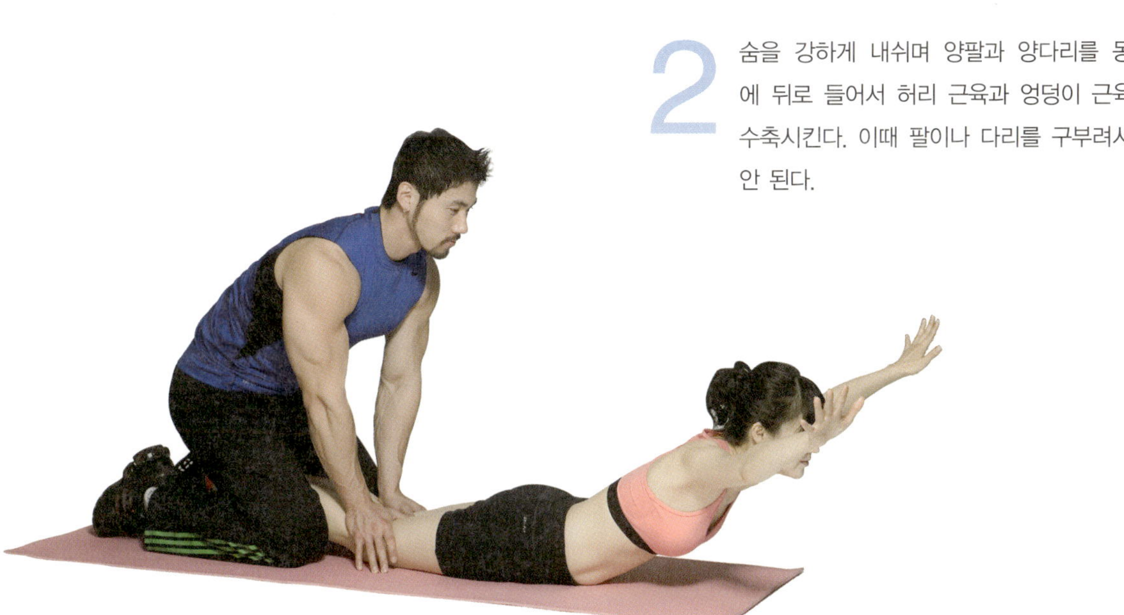

2 숨을 강하게 내쉬며 양팔과 양다리를 동시
에 뒤로 들어서 허리 근육과 엉덩이 근육을
수축시킨다. 이때 팔이나 다리를 구부려서는
안 된다.

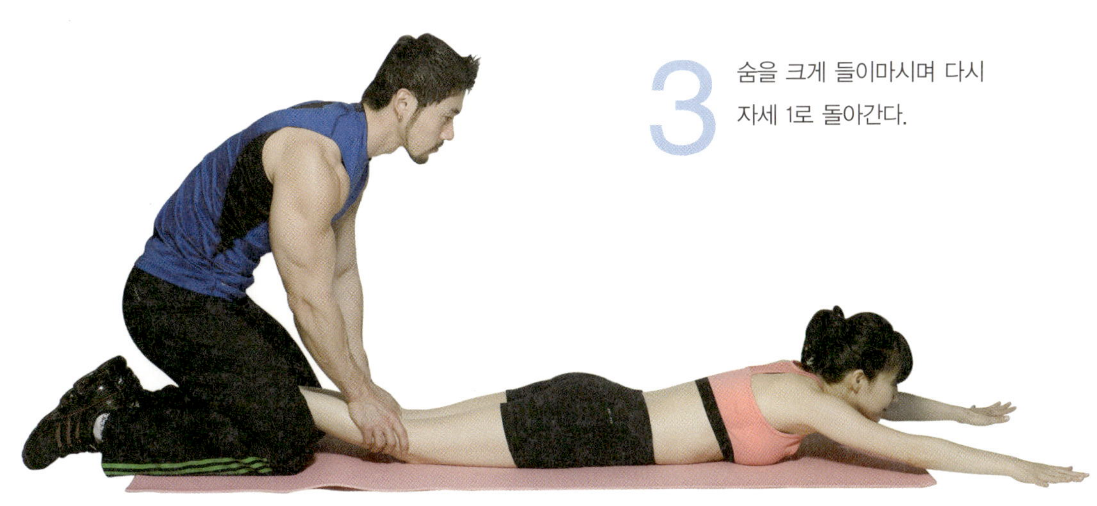

3 숨을 크게 들이마시며 다시
자세 1로 돌아간다.

최상의 결과를 얻기 위해 효율적으로 운동하려면 운동 프로그램을 만들어야 해요. 요일별로 운동을 배분하고 어떤 운동을 얼마만큼 할 것인지 미리 계획하는 과정이라고 보면 돼요. 단계별로 짜여진 다음의 운동 프로그램을 보고 따라 하세요.

초급자	주 3회 근력운동, 주 4회 유산소운동
월	**근력운동(가슴, 팔, 복근), 유산소운동 30분** 고정식 자전거 10분, 간단한 스트레칭 플랫 덤벨 프레스 3세트 푸시업 3세트 덤벨 플라이 3세트 프레스다운 3세트 바벨 컬 3세트 크런치 3세트 레그 레이즈 3세트 트레드밀 30분
화	**근력운동 X, 유산소운동 45분** 간단한 준비운동 후 빠르게 걷기 45분
수	**근력운동(등, 어깨, 척추기립근), 유산소운동 X** 트레드밀 10분, 간단한 스트레칭 바벨 로우 3세트 랫 풀 다운 3세트 데드리프트 3세트 오버헤드 덤벨 프레스 3세트 사이드 래터럴 레이즈 3세트 백 익스텐션 3세트
목	**근력운동 X, 유산소운동 45분** 간단한 준비운동 후 빠르게 걷기 45분

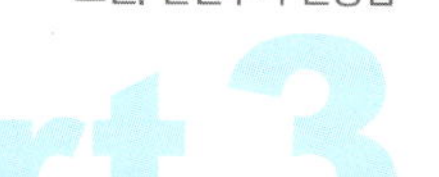

금	근력운동(하체, 복근), 유산소운동 30분
	고정식 자전거 10분, 간단한 스트레칭
	스쿼트 3세트
	레그 익스텐션 3세트
	런지 2세트
	라잉 레그 컬 3세트
	크런치 3세트
	리버스 크런치 3세트
	사이드 밴드 2세트
	트레드밀 30분
토 · 일	휴식

이 프로그램은 초급자들에게 적합한 구성이에요. 근력운동 주 3회, 유산소운동 주 4회로 초급자라도 체력적으로 크게 무리가 없는 프로그램이죠.

운동 전에는 항상 성의껏 준비운동을 실시해서 본 운동 때에 부상을 방지해야 해요. 초급자들은 준비운동도 본 운동의 한 부분이라고 생각해도 좋아요.

근력운동을 할 때 사용중량은 자신이 다룰 수 있는 무게보다도 더 가벼운 무게를 선택하세요. 현재 단계에서는 무거운 무게로 근육에 자극을 주기보다는 올바르고 효율적인 운동 자세를 익히는 것이 먼저예요. 사용중량이 무거워지면 동작에 집중하기가 어려워지니 반드시 가벼운 무게를 선택해 올바른 운동 자세를 익히는 것에 집중하세요.

유산소운동도 마찬가지예요. 너무 빨리 걷거나 페달을 돌리려고 하면, 자세가 흐트러지고 숨이 차서 산소가 부족해지기 때문에 유산소운동이 아닌 무산소운동이 될 수도 있어요. 그런 상태에서는 장시간 운동을 할 수 없고 체지방이 아닌 탄수화물과 단백질을 소모할 수 있으므로 항상 바른 자세와 호흡법에 신경을 써서 효율적인 유산소운동이 될 수 있도록 해야 해요.

또 토요일과 일요일의 휴식은 운동 때문에 하지 못했던 일들을 다 하고 먹고 싶은 것을 다 먹으며 쉬란 얘기가 아니에요. 휴식도 몸만들기의 일부라는 것 다들 알고 있겠죠? 월요일부터 금요일까지의 운동과 다이어트로 지친 몸을 회복시키고 성장시켜서 다시 다음 주부터 열심히 운동과 다이어트를 할 수 있게 육체적, 정신적으로 재무장하는 시간이 되어야 해요. 다음은 중급자를 위한 운동 프로그램입니다. 어느 정도 자신감이 붙고 운동이 몸에 익어 습관화되었을 때 중급 프로그램으로 넘어가세요.

중급자	주 4회 근력운동, 주 5회 유산소운동
월	**근력운동(가슴, 이두근, 복근), 유산소운동 40분** 트레드밀 10분, 간단한 스트레칭 플랫 덤벨 프레스 4세트 인클라인 덤벨 프레스 4세트 덤벨 플라이 3세트 케이블 크로스오버 2세트 바벨 컬 3세트 해머 컬 3세트 크런치 4세트 시티드 니 업 3세트 고정식 자전거 40분

화	**근력운동(등, 척추기립근), 유산소운동 40분** 고정식 자전거 10분, 간단한 스트레칭 랫 풀 다운 4세트 바벨 로우 4세트 원 암 덜벨 로우 3세트 데드리프트 4세트 백 익스텐션 4세트 트레드밀 40분
수	**근력운동 X, 유산소운동 50분** 간단한 준비운동 후 빠르게 걷기 50분
목	**근력운동(어깨, 삼두근, 복근), 유산소운동 40분** 고정식 자전거 10분, 간단한 스트레칭 덤벨 스쿼트 5세트 레그 익스텐션 4세트 워킹 런지 3세트 플리에 스쿼트 3세트 라잉 레그 컬 4세트 스티프-레그드 데드리프트 4세트 백 익스텐션 4세트 굿 모닝 3세트 트레드밀 45분
금	**근력운동(하체, 복근), 유산소운동 30분** 고정식 자전거 10분, 간단한 스트레칭 스쿼트 4세트 플리에 스쿼트 4세트 레그 익스텐션 3세트 런지 3세트 덤벨 레그 컬 3세트 스티프-레그드 데드리프트 2세트 백 익스텐션 4세트 트레드밀 40분
토 · 일	**휴식**

마지막으로, 중급자들 중에서도 경력과 체력수준이 월등한 중상급 자들을 대상으로 한 운동 프로그램을 소개할게요. 근력운동의 분할을 더 잘게 쪼개서 5분할로 한 이유는 운동을 수월하게 하기 위함이 아니라 근육 한 부위당 더 많은 운동을 하기 위함이에요. 하루에 가슴운동만 하는 이유는 가슴 근육에 더 많은 자극을 주기 위해서 더 많은 시간과 세트를 할애한 것이지요. 이로써 더 많은 칼로리를 소모할 수 있답니다.

특히 금요일 운동 프로그램을 보면 강도 높은 복근운동방법이 등장 하는데 이처럼 같은 근육 부위의 운동 두 가지를 묶어서 한 세트로 실 시하는 방법을 '컴파운드 세트'라고 해요. 쉽게 설명하면 크런치를 20회 실시하고 쉬는 것이 아니라 크런치가 끝나자마자 바로 리버스 크런치 를 이어서 실시하는 방법인 거예요. 이렇게 두 가지 운동을 묶어서 한 세트로 실시하면 일반적인 세트로 운동할 때보다 훨씬 더 높은 강도로 운동할 수 있어요. 하지만 운동 때마다 이런 고강도 운동테크닉을 사용 하면 근육이 오버트레이닝 되어서 역효과가 날 수도 있으니 한 가지 운 동에 적응된다 싶으면 그때마다 충격요법으로 이런 고강도 운동테크닉 을 사용하는 것이 좋아요.

강도 높은 운동이 근육을 자극하고 체지방을 많이 감소시키는 것이 사실이지만 너무 높은 강도로 매일 훈련하면 우리 몸이 견뎌낼 수 없다 는 사실을 기억하세요. 높은 강도로 일정기간 운동을 해왔다면 다음 주 기에는 운동 강도를 조금 낮춰서 우리 몸이 회복할 시간을 주어야 한

Part 3

답니다.

유산소운동도 일요일을 제외한 모든 날에 실시하기 때문에 체지방의 대폭적인 감소를 기대할 수 있지만 반면, 쉬는 날 없이 강도 높은 운동이 계속되는 프로그램이기 때문에 육체적, 정신적으로 피로할 수 있어요. 일요일은 가능하면 다른 일정을 잡지 말고 다음 주에도 계속될 운동과 다이어트에 대비해 충분히 휴식을 취해야 해요. 그렇지 않으면 피로가 누적되어 운동과 다이어트를 장기적으로 해나갈 수 없으니까요.

중상급자	주 5회 근력운동, 주 6회 유산소운동
월	**근력운동(가슴, 복근), 유산소운동 45분** 트레드밀 10분, 간단한 스트레칭 플랫 덤벨 프레스 4세트 인클라인 덤벨 프레스 4세트 푸시업 3세트 인클라인 덤벨 플라이 3세트 케이블 크로스오버 2세트 스트레이트 레그드 크런치 4세트 디클라인 보드 크런치 3세트 레그 레이즈 4세트 고정식 자전거 45분
화	**근력운동(팔, 척추기립근), 유산소운동 45분** 고정식 자전거 10분, 간단한 스트레칭 프레스 다운 4세트 오버헤드 덤벨 익스텐션 4세트 덤벨 킥 백 3세트 바벨 컬 4세트 얼터네이트 덤벨 컬 3세트 해머 컬 3세트 굿 모닝 4세트 트레드밀 45분

수	근력운동(어깨, 복근), 유산소운동 45분
	트레드밀 10분, 간단한 스트레칭 오버헤드 덤벨 프레스 5세트 사이드 래터럴 레이즈 3세트 프론트 래터럴 레이즈 3세트 벤트-오버 래터럴 레이즈 3세트 업라이트 로우 2세트 스트레이트 암 크런치 3세트 트위스트 크런치 3세트 시티드 니 업 3세트 고정식 자전거 45분
목	근력운동(하체, 척추기립근), 유산소운동 45분
	고정식 자전거 10분, 간단한 스트레칭 덤벨 스쿼트 5세트 레그 익스텐션 4세트 워킹 런지 3세트 플리에 스쿼트 3세트 라잉 레그 컬 4세트 스티프-레그드 데드리프트 4세트 백 익스텐션 4세트 굿 모닝 3세트 트레드밀 45분
금	근력운동(등, 복근), 유산소운동 45분
	트레드밀 10분, 간단한 스트레칭 데드리프트 5세트 바벨 로우 4세트 원 암 덤벨 로우 4세트 랫 풀 다운 3세트 크런치+리버스 크런치 2세트 스트레이트 암 크런치+레그 레이즈 2세트 디클라인 보드 크런치+시티드 니 업 2세트 트레드밀 45분
토	근력운동 X, 유산소운동 60분
	간단한 준비운동 후 빠르게 걷기 60분
일	휴식

Part3

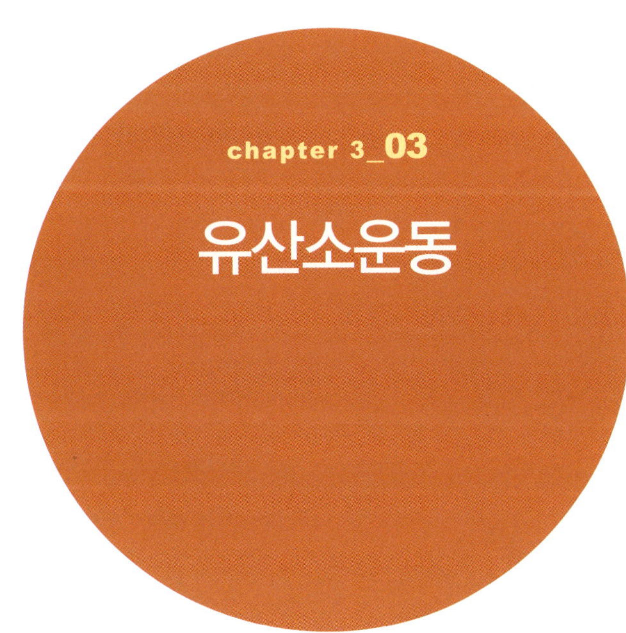

유산소운동

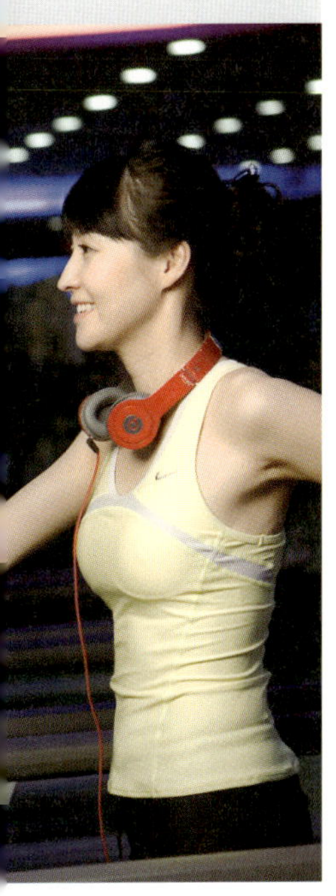

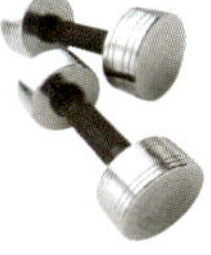

산소를 지속적으로 마시며 하는 운동을 일컫는 말이에요. 몸만들기는 크게 근육 만들기와 체지방 태우기로 나뉘는데, 체지방을 태워서 심폐기능을 자극하고 심장과 폐를 튼튼하게 함으로써 결과적으로 전신 지구력을 강화해서 군살 없는 날씬한 몸매를 만드는 역할을 유산소운동이 맡고 있어요.

절대적으로 좋은 유산소운동이란 것은 없지만, 중요한 것은 바로 충분히 산소를 마시며 천천히 장시간 동안 즐기면서 할 수 있는 운동이어야 한다는 거예요. 대표적인 유산소운동에는 어떤 것이 있으며 어떤 운동이 나에게 잘 맞을지 한번 살펴보도록 해요.

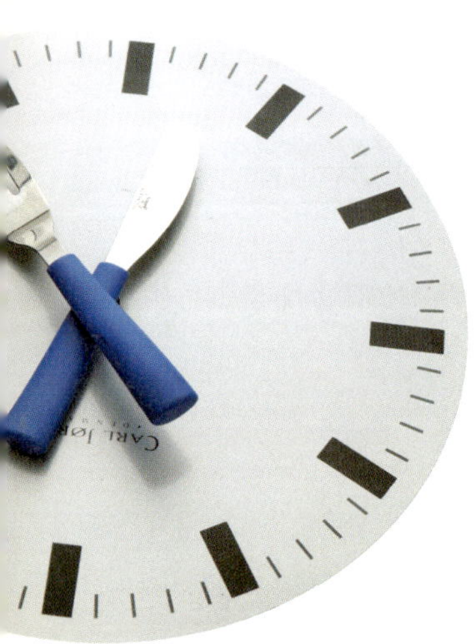

유산소운동을 할 때 알아두자

▌최소한 30분 이상을 실시한다

체지방을 태울 목적이라면 최소한 30분 이상 유산소운동을 실시해야 해요. 유산소운동을 시작하고 나서 약 20분 정도가 경과해야 그때부터 체지방이 연소되기 시작한답니다. 만약 유산소운동을 20분만 하고 멈춘다면 우리는 탄수화물만 사용했기 때문에 칼로리는 소모했지만 실질적으로 체지방을 태우지 못한 것이라 볼 수 있죠.

▌한 시간을 넘기지 않는다

체지방을 줄이는 것이 주목표이지만 몸은 체지방을 굉장히 중요하게 생각한답니다. 체지방이 계속해서 큰 폭으로 연소되면 우리 몸은 비상시 대체에너지인 체지방을 보호할 목적으로 체지방 사용을 중단하고 근육 안의 단백질을 분해해서 에너지로 사용하기 시작해요. 체지방 감소라는 목표를 향해 죽기 살기로 유산소운동을 하고 있는데 사실은 근육량이 줄어들고 있는 거라면, 몸만들기의 의미가 없겠죠.

사람마다 차이는 있지만 대략 60분이 넘어가면 우리 몸은 단백질을 분해해서 에너지로 사용하기 시작하기 때문에 근육량을 지키며 체지방을 연소시킬 목적으로 유산소운동을 실시한다면 그 시간은 30~60분 사이가 적당한 거예요.

타이밍이 중요하다

체지방을 태우기 위해서는 충족되어야 하는 조건들이 있는데 그 중 절대조건이 바로 '낮은 혈당 수치'예요. 몸 안의 탄수화물 양이 적을 때 실시하는 유산소운동은 평상시보다 훨씬 더 많은 체지방을 태울 수 있어요. 바로 아침기상 직후와 근력운동이 끝난 직후예요. 아침에 일어나면 우리 몸은 공복상태이고 혈당 수치가 매우 낮기 때문에 이때 실시하는 유산소운동은 체지방을 평상시보다 더 많이 태울 수 있어요.

또 대표적 무산소운동인 근력운동은 탄수화물만을 에너지로 사용하기 때문에 근력운동이 끝나고 나면 탄수화물이 거의 고갈된 상태가 되죠. 즉 탄수화물을 다 써버렸기 때문에 대체에너지인 체지방에 대한 의존도가 높아지는 타이밍이에요. 게다가 근력운동 직후라 체온까지 많이 올라가 있어서 체지방을 태우기에는 최적의 타이밍이라고 볼 수 있어요. 이 두 타이밍을 적절히 이용하는 것이 빠른 체지방 감소의 열쇠라고 할 수 있답니다.

호흡에 신경을 쓰자

유산소운동은 말 그대로 산소가 필요한 운동을 뜻하죠. 발걸음에 맞추어 호흡하는 것이 가장 좋은 방법이에요. 양발을 교대로 움직이게 되는데 왼발-오른발-왼발-오른발을 1-2-3-4로 한다면 1-2에 들이마시고 3-4에 내쉬는 거예요. 다시 반복해서 1-2에 또 들이마시고

3-4에 또 내쉬는 거죠. 발은 계속해서 규칙적으로 움직이고 있기 때문에 발에 맞추어서 호흡을 실시하면 호흡도 규칙적으로 하게 된답니다. 올바르고 규칙적인 호흡은 유산소운동을 할 때 쉽게 지치지 않게 하고 효율적으로 체지방을 태울 수 있게 한다는 사실을 잊지 마세요. 호흡은 유산소운동에서 정말 중요한 부분이랍니다.

유산소운동 전에 물을 마시자

수분 섭취의 중요성과 필요성에 대해서는 이미 여러 번 이야기했어요. 얘기하고 또 얘기해도 지나침이 없는 것이 바로 이 '물'이에요. 체지방을 연소하려면 '산소'와 '물'이 반드시 필요해요. 유산소운동 전에 수분을 꼭 적당량 섭취해야 한답니다.

카페인을 이용하자

카페인이라는 성분에 대해서 들어본 적이 있을 거예요. 우리 몸에 그리 유익한 성분은 아니지요. 하지만 카페인을 잘 이용하면 힘든 다이어트를 성공으로 이끌 수도 있답니다. 운동수행능력 강화라는 측면에서 봤을 때 카페인은 일단 대뇌 중추신경에 작용하기 때문에 각성효과를 일으켜서 운동에 집중할 수 있도록 해줘요.

또 카페인이 다이어트에 도움을 주는 가장 큰 이유는 바로 '체지방 연소의 가속화' 효과 때문이에요. 카페인은 우리 몸 안에서 체지방을

Part 3

계속해서 에너지로 쓸 수 있도록 유도하는 역할을 해요. 다시 말하지만 단순히 '체지방 연소'가 아니라 운동할 때 '체지방 연소의 가속화'가 카페인의 역할이랍니다. 하지만 다이어트에 장점이 많은 카페인이라 해도 너무 과다하게 자주 섭취할 경우 중독증상이 나타날 수도 있으니 주의해야 해요.

▌빠르게 걷기

걷기는 사실 특별할 것이 없어요. 걷기는 인간의 가장 기본적인 이동수단이니까요. 하지만 운동으로서의 걷기는 조금 달라요. 일상에서 행하는 걷기는 단순한 이동수단으로서의 행동이지만, 유산소운동으로서의 걷기는 체지방을 태우기 위한 것이기 때문에 규칙적인 리듬으로 산소를 들이마셔야 하고 또 뱉어야 하며 일정한 속도를 유지해야만 해요. 그리고 자세에도 많은 신경을 써야 한답니다. 올바른 자세로 실시하지 않으면 무릎과 발목, 허리 등에 많은 부담을 주게 되어 부상을 입을 수도 있어요.

걷기에서 올바른 자세란 지면과 몸이 수직을 이루는 상태를 유지하면서 걷는 거예요. 그래야만 중력의 영향을 적게 받아 관절의 부담을 최소화할 수 있고, 쉽게 지치지 않으며 효율적으로 오래 운동할 수 있답니다.

첫째, 땅을 보지 말고 가능하면 멀리 앞을 내다보며 걷는다. 땅을 보면 등이 굽기 때문이다.

둘째, 가슴을 활짝 펴고 위로 들어 올린 상태를 유지한다.

셋째, 양손은 아주 가볍게 오므리고 팔을 리듬 있게 흔들며 걷는다.

넷째, 엉덩이가 뒤로 빠져서는 안 된다. 앞으로 밀어 넣으며 걷는다.

다섯째, 다리에 쓸데없는 힘을 주지 않는다. 최대한 편안하게 한다.

여섯째, 발뒤꿈치부터 땅에 대며 발 앞쪽으로 땅을 차듯이 나아간다.

일곱째, 호흡은 일정한 리듬을 가지고 규칙적으로 실시한다.

위의 일곱 가지 자세만 몸에 익힌다면 관절에 무리를 주지 않으면서 효율적인 걷기운동을 할 수 있을 거예요. 걸으면서 다 기억하기 힘들다면 키포인트가 되는 둘째, 넷째, 여섯째 항목이라도 일단 적용해 보세요.

가슴을 위로 올리고 엉덩이를 앞으로 밀어 넣는 것은 내 몸을 지면과 수직으로 만들기 위해서고, 발 앞쪽으로 땅을 박차며 나아가는 것은 쉽게 지치는 하체 근육(대퇴부 근육들과 엉덩이 근육)들의 사용을 제한하며, 지근섬유가 많아서 지구력이 좋은 종아리 근육을 사용하기 위해서예요. 걷기 동작의 키포인트이니까 꼭 몸에 익히도록 하세요.

달리기

달리기 혹은 가벼운 조깅은 걷기의 연장선 상에 있는 운동이에요. 걷기와 달리기는 유사한 점이 많아요. 달리기는 체력증진이나 몸만들기 목적으로 아주 오래 전부터 인기가 많은 운동이랍니다. 칼로리 소모나 체력 강화에 아주 탁월한 효과가 있고 장비나 장소에 크게 구애받지 않는다는 게 큰 장점이죠. 이러한 달리기는 체육관에 있는 트레드밀이나 야외공원, 운동장 등에서도 할 수 있어요.

체육관이든 야외든 간에 달리기를 하기로 작정했다면 쿠션이 좋고 발을 안정감 있게 잡아줄 수 있는 운동화를 장만하세요. 걷기는 한쪽 발을 들어서 그 발이 땅에 닿기 전까지 반대쪽 발이 땅에 닿아 있는 상태지만, 달리기는 양발이 다 땅에서 떨어져 있는 순간이 있기 때문에 걷기보다 관절에 더 큰 충격이 가해진답니다. 발이 땅에 닿을 때마다 관절에 가해지는 충격은 계속 쌓여서 나중에는 관절에 큰 상해를

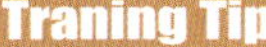

체육관이 아닌 야외에서 걷기를 하다 보면 오르막길을 만날 수 있고 내리막길도 만날 수 있죠. 이처럼 경사가 있는 지면을 걸을 때는 자세에 조금 더 신경을 써야 해요. 항상 몸이 지면과 수직이 되어야 한다는 사실을 기억하세요. 오르막길에서도 평지와 마찬가지로 가슴을 위로 올리고 엉덩이를 앞으로 밀어 넣어서 상체가 약간 뒤로 기운 듯한 자세가 되어야 해요. 내리막길에서는 이와 반대로 내리막 경사지면과 몸을 수직으로 만들기 위해서 앞으로 기울인 채 걸어야 한답니다.

입힐 수 있으니 그 충격을 흡수해줄 성능이 좋은 운동화가 필요해요.

하지만 아무리 성능과 쿠션이 좋은 운동화를 신어도 체중이 많이 나간다면 관절에 가해지는 충격은 체중이 적은 사람보다 훨씬 더 크기 때문에 걷기나 자전거, 수영 등 다른 유산소운동으로 먼저 체중을 어느 정도 줄인 다음 달리기에 도전하세요. 관절은 한번 크게 다치면 100% 회복이 어려우니 특별히 주의해야 해요.

달리기 자세는 걸을 때와 크게 다르지 않답니다. 달리기를 할 때도 걷기와 마찬가지로 항상 가슴을 높이 올리고 엉덩이를 앞으로 밀어 넣으며 발뒤꿈치 먼저 땅에 대고 그 다음에 발 앞쪽으로 땅을 박차면서 나가요. 주먹은 계란을 쥔 것처럼 가볍게 말아 쥐고 팔꿈치를 중심으로 팔을 구부려서 다리의 움직임에 따라 가볍게 힘을 빼고 흔들어 주세요.

달리기는 걷기보다 훨씬 더 많은 양의 칼로리를 소모할 수 있어요. 그렇다고 달리기가 걷기보다 좋은 유산소운동이라고 단정 지어 말할 수는 없어요. 칼로리를 소모해도 그 칼로리가 탄수화물이나 단백질에 의한 칼로리인지 체지방에 의한 칼로리인지가 중요하거든요.

쉽게 말해서 달리기를 너무 높은 강도로 실시할 경우 체지방을 태우는 게 아니라 근육량을 줄이고마는 결과를 가져올 수도 있다는 얘기예요. 근육을 만들고 체지방을 태워 없애기 위해서 열심히 운동을 하고 있는데 결과적으로 근육이 더 줄어버렸다면 얼마나 속상한 일이

Part 3

에요. 유산소운동은 천천히 낮은 강도로 장시간 운동을 해야 최상의
결과를 얻을 수 있답니다.

고정식 자전거

고정식 자전거란 일반 자전거와는 다르게 재활치료나 유산소운동을
목적으로 실내에서 탈 수 있도록 만들어 놓은 운동기구예요. 체육관
에 가면 흔히 볼 수 있고 버튼을 눌러서 운동 강도나 시간 등을 조절
할 수 있는데, 처음 이용할 때는 전문가의 도움을 받아 정확한 사용방
법을 숙지하는 것이 좋아요.

한 가지 주의할 점은 페달을 가볍게 해서 숨이 약간 가쁠 정도로
빨리 돌리는 것이 체지방 연소에 훨씬 더 효과적이라는 사실. 트레드
밀과 고정식 자전거는 유산소운동에 둘 다 효과가 있으니 매일 교대
로 운동을 하면 덜 지루하겠죠?

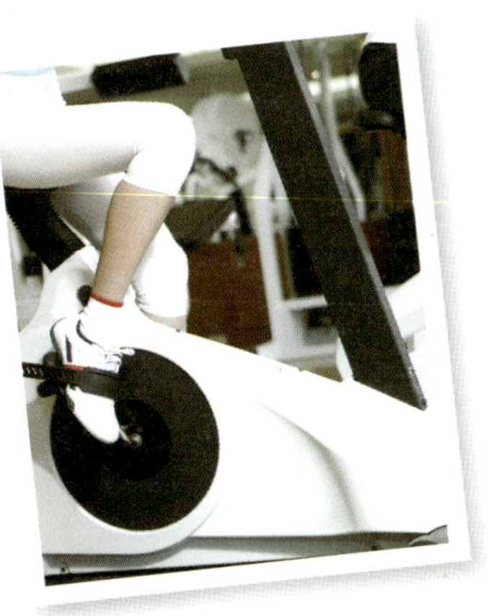

Traning Tip

고정식 자전거를 탈 때 안장 높이는 약간 높다는 느낌이 들게 맞추는 것이 좋아요. 안장이 낮으
면 페달과 골반의 거리가 가까워져 페달을 돌릴 때마다 다리가 많이 구부러지게 돼요. 계속하
면 무릎에 많은 무리를 주게 되며 또 쉽게 지치게 되고요. 안장을 약간 높게 맞춰서 페달을 돌려
도 무릎이 과도하게 구부러지지 않게끔 하는 것이 좋아요.

스트레칭

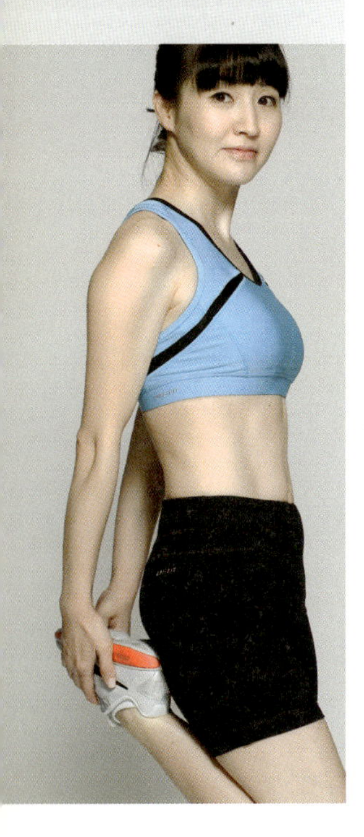

운동 전후에
꼭 실시하도록
하세요

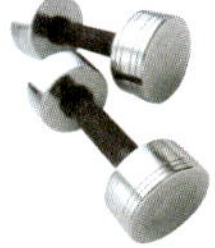

스트레칭은 뜻 그대로 근육을 쭉 편 상태를 유지함으로써 근육을 유연하게 만들고 가동 범위를 늘리기 위해서 실시하는 거예요. 간단한 워밍업으로 어느 정도 체온이 올라간 상태에서 스트레칭을 실시하면 경직되어 있던 근육이 유연해지고 가동범위가 늘어나게 되어서 운동 중 부상률을 크게 낮출 수 있어요. 또 운동이 끝나고 나면 젖산이라는 피로물질이 몸에 남게 되는데, 이 젖산 때문에 힘든 운동을 한 다음 날 몸이 무거워지고 근육이 피로해지는 거예요. 힘든 운동을 마치고 정리운동으로 스트레칭을 하면 해당 근육으로 혈액이 산소를 운반해 이 젖산을 제거해 주기 때문에 그 다음 날 피로를 훨씬 적게 느끼게 된답니다. 이처럼 스트레칭은 준비운동으로서도, 또한 정리운동으로서도 아주 가치 있는 선택이에요. 스트레칭은 어디에서든 쉽고 편하게 실시할 수 있으니 여기에서 소개하는 스트레칭 방법을 정확히 익혀서 운동 전후에 꼭 실시하도록 하세요.

스트레칭 할 때 주의하자

호흡을 참지 않는다

스트레칭은 편안하게 근육을 이완시켜주는 동작인데 숨을 참으면 근육이 긴장하게 되고 무리하게 근육을 잡아 늘이면 부상을 당할 수도 있어요. 긴장을 풀고 편안한 마음으로 천천히 숨을 내쉬고 들이마시면서 실시해야 해요.

한 동작을 10~20초 정도 유지한다

스트레칭을 할 때는 근육을 이완시킨 상태에서 10~20초 정도 유지해야 해요. 이보다 짧으면 근육을 충분히 이완시킬 수 없고 이보다 길면 근육에 스트레스를 줄 수도 있으니, 동작을 실시할 때 마음속으로 10~20초 정도를 센 후 다음 동작을 실시하세요.

반동을 이용하지 않는다

주위에서 스트레칭을 하는 사람들을 살펴보면 몸의 반동을 이용해서
근육을 무리하게 이완시키는 것을 볼 수 있는데 이런 동적 스트레칭도
물론 스트레칭의 한 부분이지만 근육이 아직 유연하지 못한 초급자들
에게는 부상의 위험이 있는 동작들이에요. 반동을 이용해서 무리하게
근육을 뻗으려고 하지 말고 근육이 기분 좋게 펴질 만큼만 늘여서 그
상태를 10~20초 정도 유지하는 것이 바람직하답니다.

운동 전후에 간단하게 실시한다

스트레칭은 몸만들기의 본 운동이라고 할 수 있는 근력운동과 유산소
운동에 대한 준비운동과 정리운동의 개념이에요. 그 이상도 그 이하
도 아니랍니다. 바쁜 시간을 스트레칭으로 낭비하지 마세요.

체온이 올라간 후 실시한다

체육관에 도착하면 가장 먼저 트레드밀이나 고정식 자전거를 10~20
분 정도 실시해서 체온이 올라가면 스트레칭을 하세요. 근력운동이나
유산소운동이 끝나고 나면 체온이 상당히 높아져 있기 때문에 스트레
칭을 하기에 최적의 상태예요. 강도 높은 스트레칭을 하려면 운동 후
에 하는 것이 좋아요.

스트레칭을 할 때는 항상 서두르지 말고 천천히 그리고 부드럽게 실시하세요. 동작을 과격하게 한다거나 갑작스럽게 강한 힘으로 근육을 잡아당기면 근육이 손상되고 큰 부상을 입게 되니까요.

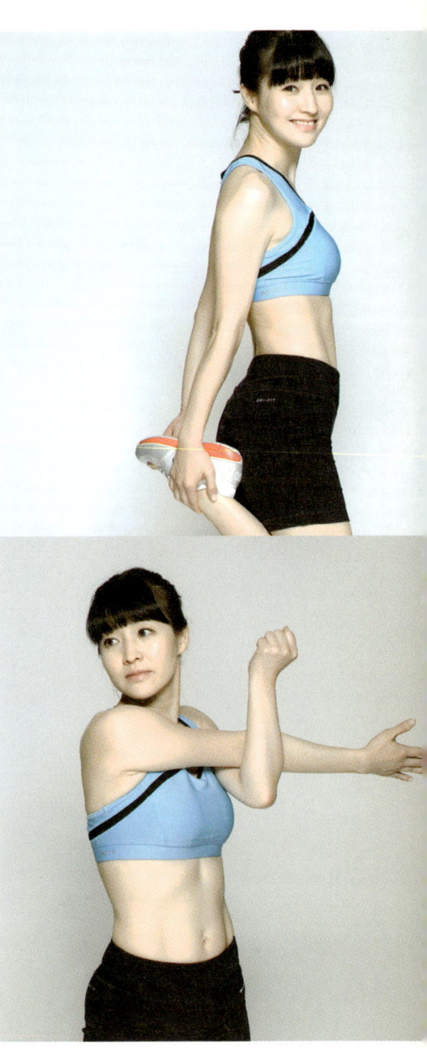

207

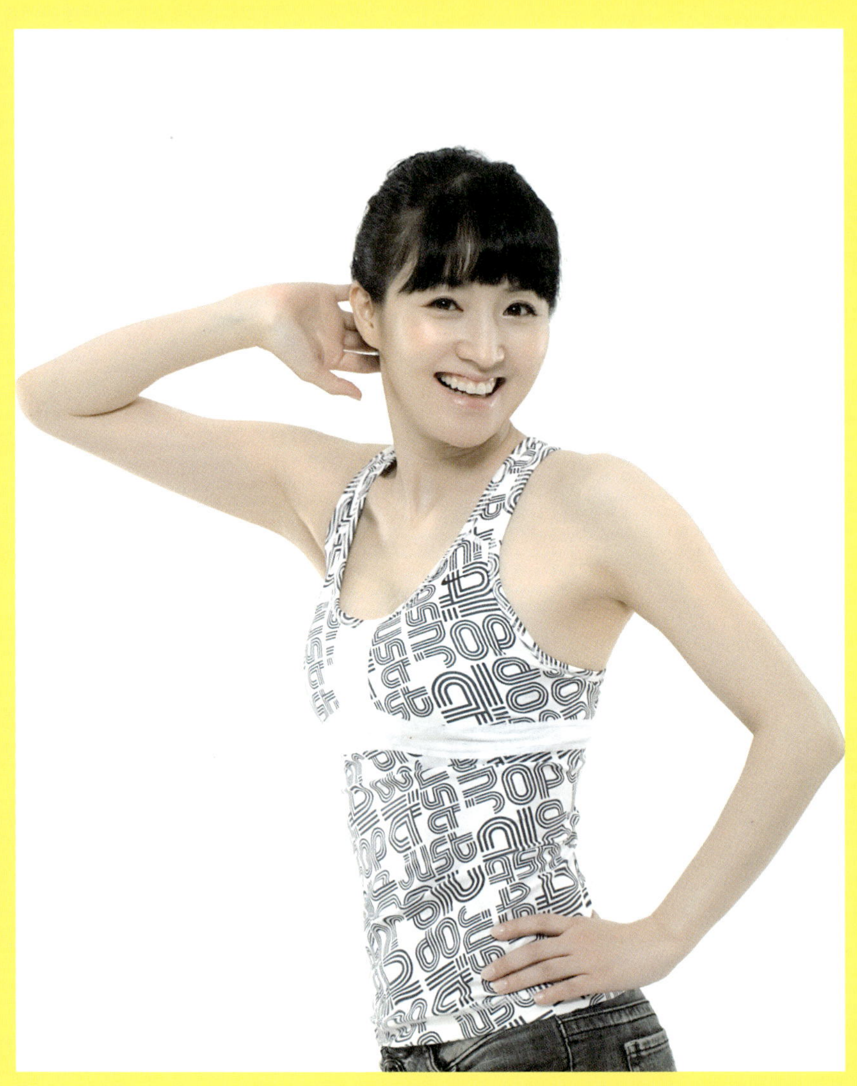

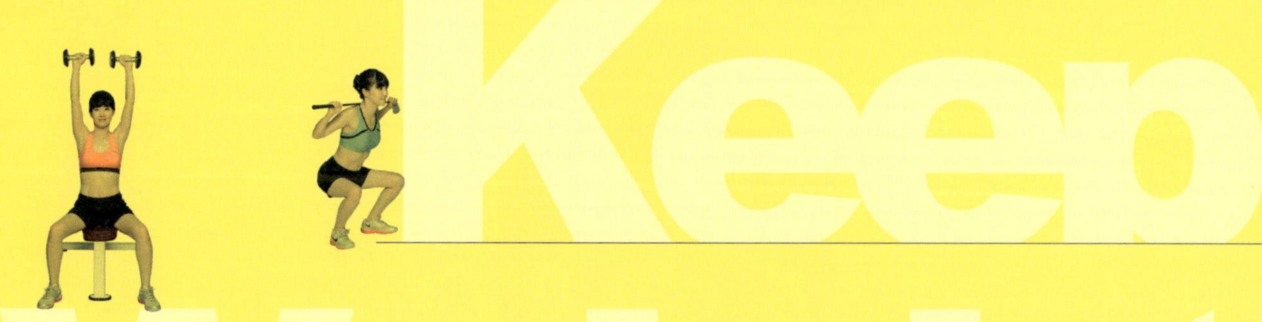

Keep
Weight
Training

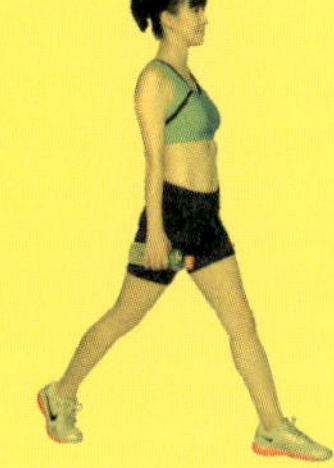

Chapter 4

운동만큼 중요한
영양과 휴식

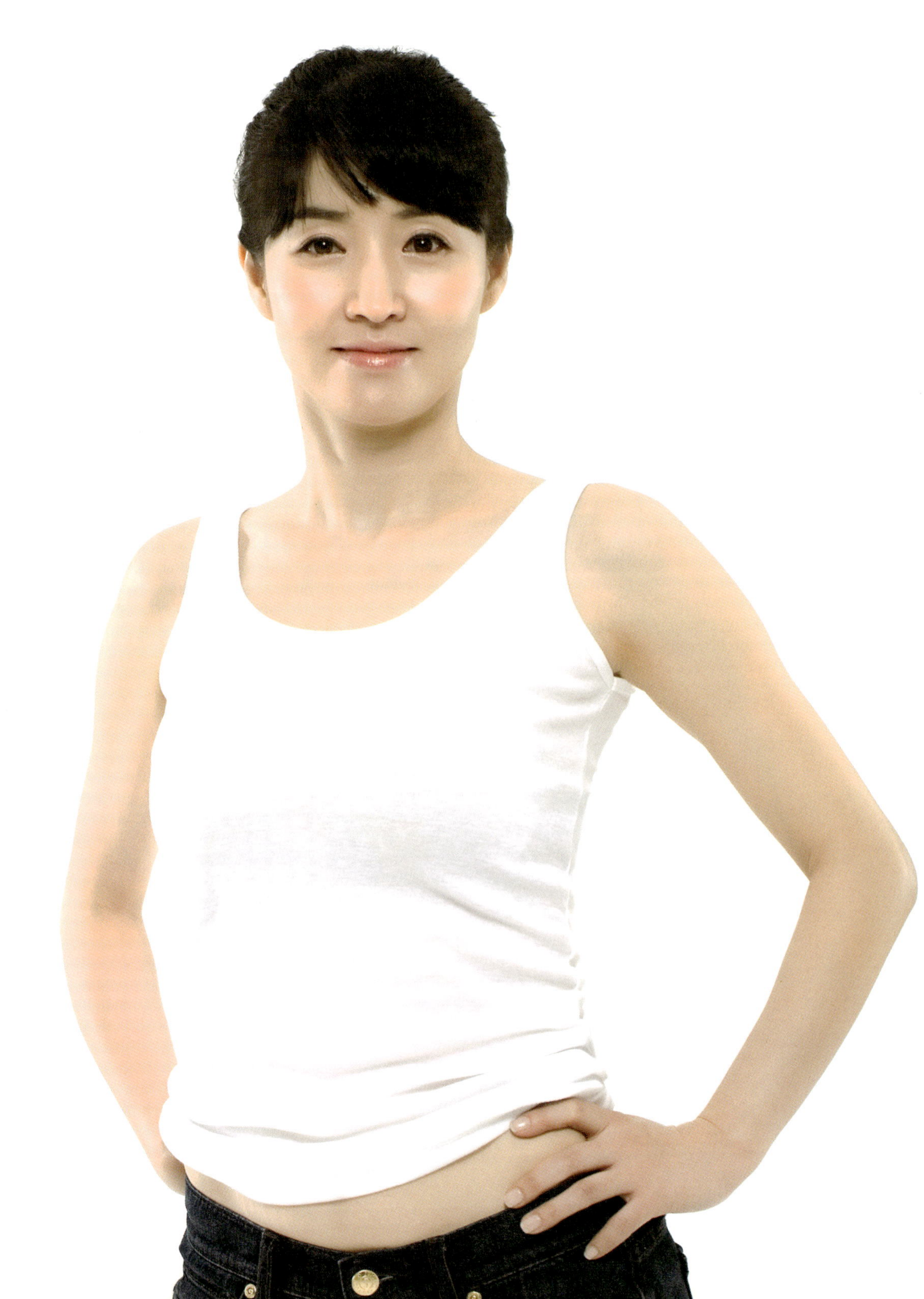

먹기 위해 살 것인가, 살기 위해 먹을 것인가

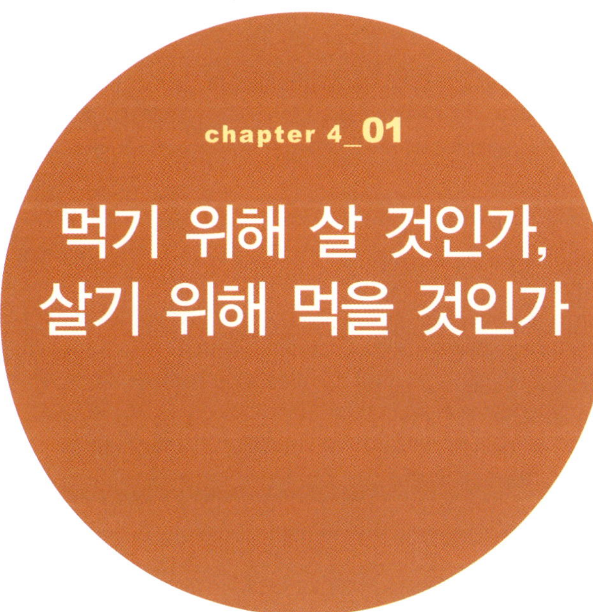

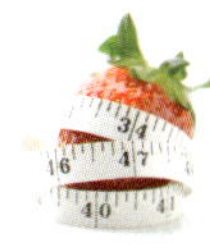

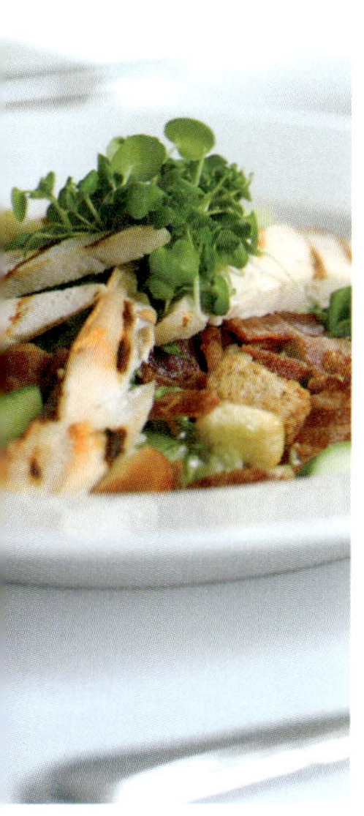

지금까지 몸만들기에 필요한 운동에 대해서 알아봤어요. 이번에는 운동보다 더 중요한 영양에 대해 알아볼 차례예요. 잘 모르는 사람들은 몸만들기를 위해서 운동이 전부라고 생각하지만, 사실 몸만들기에서 가장 큰 비중을 차지하는 것은 영양이에요. 어떤 음식을 얼마만큼 먹느냐에 따라 몸만들기의 성공과 실패가 달려 있어요.

'몸만들기=다이어트'라고 단정 지을 수는 없지만, 이 책을 읽고 있는 대다수의 사람들이 과도한 체중을 줄이고 싶어서 혹은 쓸데없는 군살을 빼고 싶어 다이어트를 결심했다는 전제하에 설명하려고 해요.

211

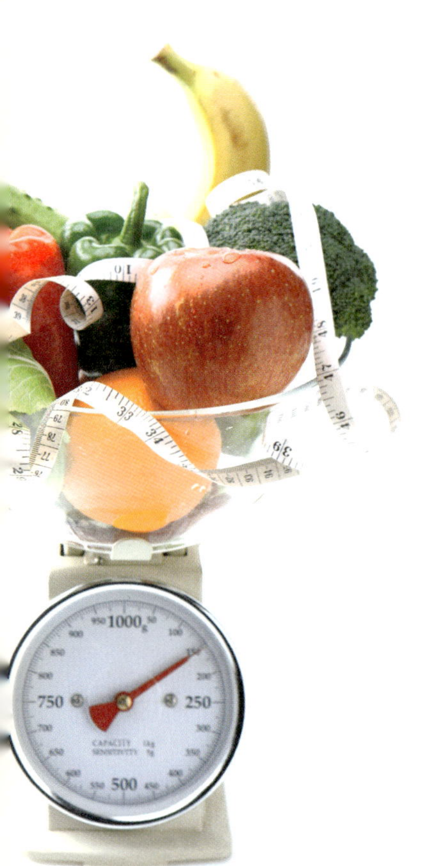

　몸에 체지방이 쌓여서 살이 찌고 체중이 늘게 되는 이유는 몸이 필요로 하는 것보다 많은 칼로리를 섭취했기 때문이에요. 몸이 필요로 하는 칼로리보다 많은 칼로리를 섭취하게 되면 잉여 칼로리가 발생하게 되고 몸은 이 잉여 칼로리를 비상시에 사용하기 위해 체지방으로 전환시켜서 우리 몸에 축적해둔답니다.

　쉽게 말해서 '체지방의 축적'은 우리 몸이 비상시로부터 신체를 보호하기 위한 일종의 보호시스템인 거죠. 그렇기 때문에 체지방이 무조건 나쁜 것만은 아니에요. 칼로리 섭취가 제한되는 비상시에 대체에너지로 사용될 뿐만 아니라, 내장기관을 보호해주고 추위로부터 우리 몸을 지켜주니까요.

　하지만 문제는 현대인들의 잘못된 식습관과 운동부족 등으로 인해서 너무 과다하게 체지방을 쌓아두고 있다는 점이에요. 이렇게 몸에 과다하게 축적된 체지방은 각종 성인병의 원인이 되고 외형적인 모습도 볼품없게 만들죠.

　정상적인 체지방률의 범위는 남자가 10~20%, 여자가 20~30%예요. 이 범위를 넘어선다면 날씬하다고도 건강하다고도 할 수 없어요. 날씬하게 건강한 삶을 살기 위해서 우리는 쓸데없이 우리 몸에 축적되어 있는 체지방을 태워 없애야 해요. 그러기 위해서는 올바른 식습관을 갖추는 것이 가장 중요하답니다.

　올바른 식습관이란 항상 정해진 시간에 조금씩! 자주! 적정량의 탄수화물과 충분한 양의 단백질을 섭취하고 지방은 제한하며 맵고 짠 음식을 멀리하는 거예요. 또 물을 많이 마시는 것도 포함되겠죠.

말은 쉽지만 자극적이고 고지방 고칼로리의 음식들에 길들여져 있는 현대인들에게 이와 같은 다이어트 식단은 몸만들기를 포기하게 만드는 가장 큰 원인이랍니다. 하지만 여러분은 이미 알고 있어요. 기름지고 맵고 짠 고칼로리의 음식들을 멀리하지 않는 한 몸만들기는 절대로 이루어지지 않는다는 것을…… 이미 알고 있고 인정하고 있지만 시행할 용기와 의지가 없었던 거예요.

자! 이제 결정해야 해요. 먹기 위해 살 것인가, 아니면 살기 위해 먹을 것인가. 너무 극단적인 표현인가요? 하지만 저는 가장 정확하게 포인트를 담은 표현이라고 생각해요. 먹는 재미를 절대로 포기할 수 없고 먹고 싶은 음식들을 다 먹으면서 살겠다고 생각하는 사람이라면 날씬하고 건강한 몸은 포기해야 해요. 기름지고 단 음식들을 매일 먹으면서도 날씬해질 수 있다면 먹고 싶은 것을 참아내고 열심히 운동해서 날씬해진 사람들이 정말 억울하겠죠?

그렇다고 음식을 먹지 말라는 것은 아니에요. 꼭 필요한 음식을 꼭 필요한 만큼만 먹으라는 거예요. 그 누구도 여러분에게 강요할 수는 없어요. 선택은 자신이 하는 겁니다. 선택하세요! 먹기 위해 살 것인지, 살기 위해 먹을 것인지.

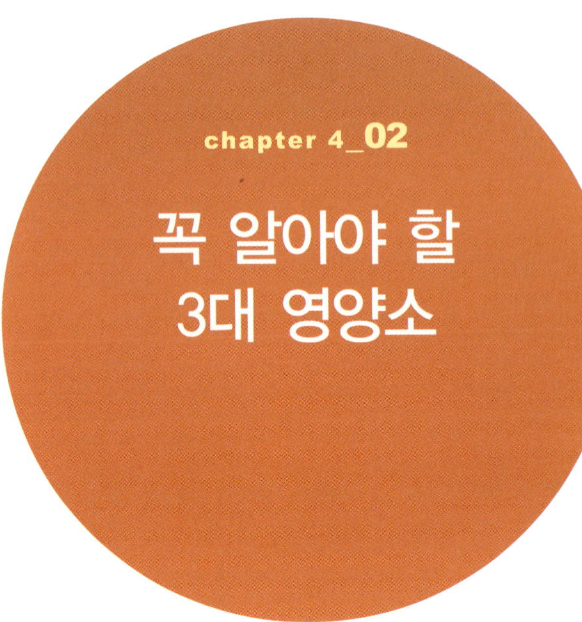

꼭 알아야 할 3대 영양소

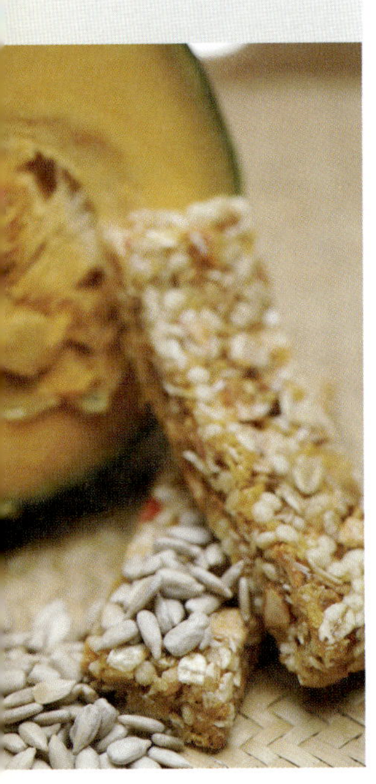

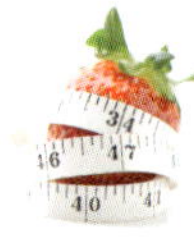

탄수화물

탄수화물은 탄소와 물로 이루어져 있는 유기화합물이며, 우리 몸에서 1차적인 에너지로 사용되는 아주 중요한 성분이에요. 특히 사람의 뇌세포와 신경세포는 포도당(대표적 단당류)만을 에너지로 사용하기 때문에, 극도로 탄수화물이 제한된 상태에서는 제대로 판단할 수 없고 집중할 수 없으며 짜증을 느끼게 된답니다.

또 탄수화물을 너무 제한하면 우리 몸은 필요한 당분을 얻기 위해 단백질을 분해해서 당분을 생산해내요. 그러면 체내 단백질이 부족해지고 단백질이 있어야만 가능한 근육회복과 근육성장 등은 불가능해져요. 일정수준의 탄수화물 양을 유지해야만 단백질이 고유의 기능을 할 수 있답니다.

단당류(단순탄수화물)

단순탄수화물 섭취는 신중해야 해요. 먹는 즉시 에너지로 전환되고 이후 그 에너지를 사용하지 못하면 바로 체지방으로 전환되어 축적되고, 또한 인슐린이라는 호르몬 분비를 촉진시켜 체지방의 분해를 막아요. 이런 이유 때문에 다이어트가 목표라면 운동과 함께 식단을 관리하면서 단순탄수화물을 최대한 제한해야 한답니다.

▶ ▶ 대표적인 단순탄수화물 식품 – (백)설탕, 꿀, 포도나 오렌지주스, 흰 밀가루

다당류(복합탄수화물)

복합탄수화물은 인슐린 수치와 혈당 수치를 천천히 증가시키고 몸속에서 천천히 분해되며 계속해서 에너지를 제공함으로써 불필요한 체지방 축적 없이 운동과 일상생활에 필요한 에너지를 안정적이고 지속적으로 공급해주죠. 이러한 특성 때문에 복합탄수화물은 하루 중 가장 이른 식사시간에 중점적으로 섭취하는 것이 좋아요. 날씬해지고 싶다면 아침에 탄수화물을 많이 섭취하고 점심에는 조금 섭취하며 저

녁에는 섭취량을 제한해야 해요.

▶ ▶ 대표적인 복합탄수화물 식품 – 잡곡밥, 현미밥, 오트밀, 호밀빵, 고구마, 감자, 파스타

단백질

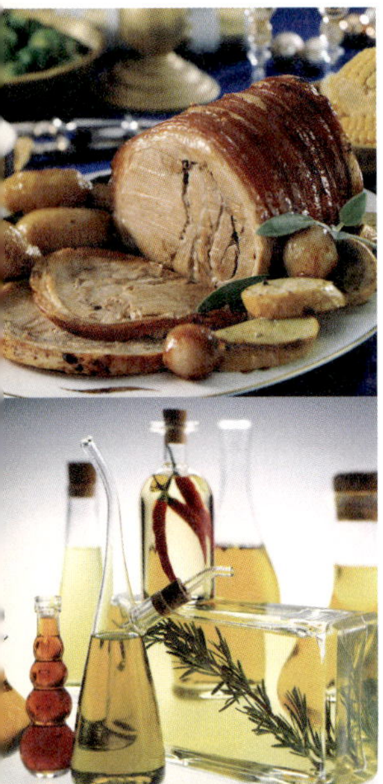

단백질은 영어로 'Protein'이라고 하는데, 이는 '중요한 것'이라는 뜻을 지닌 그리스어 'Proteios'에서 따온 말이에요. 단백질이라는 성분이 얼마나 중요한지를 단적으로 보여주는 표현이죠. 단백질은 몸의 조직 형성과 성장, 근육의 유지와 성장, 각종 호르몬과 항체 형성뿐만 아니라 탄수화물과 지방이 부족할 경우에 대신 에너지로 사용되는 중요한 영양소예요.

근육을 만들 목적으로 단백질을 섭취한다면 동물성 단백질을 섭취하는 것이 좋아요. 근육을 유지, 성장시키는 데 결정적인 역할을 하는 필수아미노산이 동물성 단백질에 풍부하게 포함되어 있기 때문이지요.

▶ ▶ 대표적인 단백질 식품 – 계란, 닭 가슴살, 소고기 살코기, 돼지고기 살코기, 기름을 제거한 참치통조림, 생선, 저지방우유, 콩, 두부

Part 4

지방이 많이 함유된 음식들은 먹는 즉시 소화 흡수되고 위에서 머무는 시간이 짧아서 포만감을 느끼기가 어려워요. 그렇다고 무작정 지방 섭취를 제한해서는 안 돼요. 지방은 성장에 필수적이며 피하지방을 형성해 체온을 유지하고 장기들을 보호하며 지용성 비타민의 흡수를 돕고 우리 몸속 호르몬의 대사 작용에 꼭 필요한 영양소랍니다. 우리 몸에 악영향을 끼치는 포화지방산으로 이루어진 음식이 아닌 필수지방산, 불포화지방산으로 이루어진 음식들을 정해진 양만큼 조금씩 자주 먹어야 해요.

▶▶ 대표적인 지방 식품 – 호두, 아몬드, 올리브유, 포도씨유, 아마씨유, 생선(등푸른생선류)

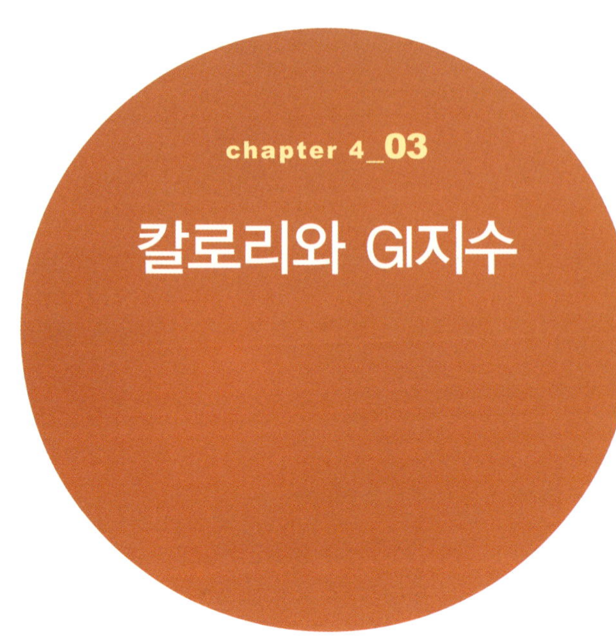

칼로리와 GI지수

칼로리가
높을수록
많은 열량,
많은 에너지가
생겨요

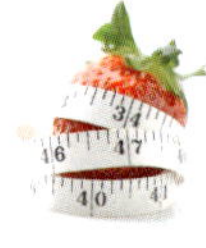

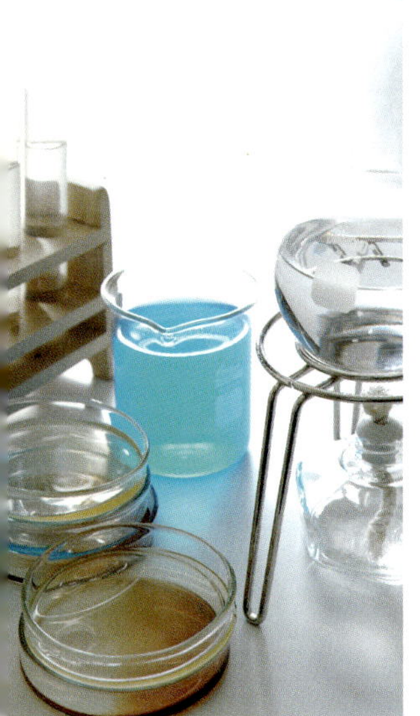

칼로리

칼로리라는 용어의 사전적 의미는 '열량의 단위로서, 물 1g을 14.5℃에서 15.5℃까지 1℃ 올리는 데 필요한 열량을 1칼로리로 정의한다'예요. 우리 몸 안의 물 1g을 1℃ 올리는 데 필요한 열량이 1칼로리란 얘기지요.

아주 쉽게 얘기해서 칼로리가 높을수록 많은 열량, 즉 많은 에너지를 발생시켜요. 칼로리에 대해서 착각하면 안 되는 것이 탄수화물로 이루어진 음식과 단백질로 이루어진 음식 그리고 지방으로 이루어진 음식을 각각 같은 칼로리만큼 섭취하더라도 에너지의 효율성과 체지방으로의 전환율은 모두 다르답니다.

단백질로 이루어진 음식 1000kcal와 지방으로 이루어진 음식 500kcal

가 있다고 해봐요. 어떤 음식이 체지방으로 더 많이 전환될까요? 정답

• 단위 : kcal

찌개/전골/전				적/마른반찬/김치				간식			
음식명	칼로리	음식명	칼로리	음식명	칼로리	음식명	칼로리	음식명	칼로리	음식명	칼로리
고사리두부전골	230	고사리전	150	두릅산적	180	배추속대장아찌	40	가래떡 1/2개	240	팥시루떡	140
곱창전골	200	고추전	110	떡산적	150	북어채무침	70	개피떡 4개	200	푸딩 1개	150
굴전골	150	김치전	130	배추적	130	소라무침	90	경단 5개	230	프렌치토스트 2쪽	510
낙지전골	180	냉이전	220	섭산적	110	소라젓	30	크로켓(소)	220	플레인머핀 1개	300
달래된장찌개	130	녹두빈대떡	320	장산적	100	어리굴젓	80	곰보빵 1개	300	피자 1쪽	170
도미찌개	150	느타리버섯전	160	지짐누름적	140	오이장아찌	30	링도넛 1개	390	하드롤 1개	150
돈육김치찌개	300	늙은호박전	120	화양적	130	오이지무침	10	모카빵	305	햄버거	400
동태김치찌개	350	단호박전	100	가자미식해	400	오징어볶음	170	백설기 1조각	250	감자수제비	390
동태매운탕	170	달걀부침	80	가지장아찌	30	쥐어채무침	70	송편(깨속) 4개	200	국수장국	420
두부고추장찌개	140	달래전	240	건새우볶음	40	창란젓	20	송편(팥고물속) 4개	220	닭칼국수	740
두부된장찌개	130	더덕전	140	고춧잎장아찌	30	콩자반	50	슈크림 1개	250	떡국	620
두부전골	230	도토리묵전	110	골뱅이오이무침	70	풋고추멸치볶음	60	시루떡 1조각	210	라면	550
맛조개된장찌개	130	동태살전	170	김부각	110	호두장아찌	300	식빵 1조각	100	만둣국	540
메기매운탕	170	두릅전	170	김장과	30	갓김치	40	쑥계피떡 4떡	233	메밀국수	290
모둠버섯전골	180	두부채소전	100	깻잎장아찌	40	고들빼기김치	40	야채바게트	250	물냉면	450
문어전골	150	마늘닭꼬치	120	꽃게장	40	깍두기	20	약식 1조각	260	물만두	390
물오징어찌개	80	미나리해물전	180	대구포무침	90	깻잎김치	50	와플 1/2개	230	배추만두	110
버섯된장찌개	60	민어치즈전	390	더덕장아찌	50	나박김치	10	인절미 5개	230	비빔국수	460
부대찌개	380	부추파전	230	마늘장아찌	60	동치미	10	절편 1조각	210	비빔냉면	470
새우전골	90	삼치전	230	마늘쫑양념무침	60	배추겉절이	50	증편 1조각	250	사발면	410
쇠고기전골	190	새우전	150	마른가자미무침	60	배추김치	20	찰시루떡 1조각	400	수제비	420
순두부찌개	120	생선전유어	170	매실장아찌	20	백김치	20	참치샌드위치	180	양파스파게티	450
애호박된장찌개	100	소시지전	130	멸치볶음	30	부추김치	40	찹쌀도너츠	240	열무냉면	380
어묵전골	140	송이산적	180	명란젓	20	열무김치	20	치즈케이크 1조각	330	우동	450
우거지찌개	70	쑥부침개	250	명태포무침	90	열무물김치	20	카스텔라 1개	320	유부국수	430
조기매운탕	140	애호박전	150	무말랭이무침	50	오이소박이	40	컵케이크 1개	420	자장면	700
참치김치찌개	160	양송이버섯전	120	무숙장아찌	60	총각김치	30	케이크	240	짬뽕	660
청국장찌개	160	연근전	110	무장아찌	40	파김치	30	크루아상 1개	430	칼국수	580
콩비지찌개	130	완자전	170	미역무초무침	40			크림빵 1개	270	콩국수	550
표고버섯전골	180	전갱이전	180					파운드케이크 1개	400	회냉면	540
해물된장찌개	90	조갯살전	220					팥빵 1개	270		
해물찌개	170	청포묵전	180								
해물탕	200	토란전	120								
감자전	110	표고전	160								
고사리산적	180	풋고추전	110								

은 '지방으로 이루어진 음식 500kcal'예요. 이론적으로 보면 더 높은 칼

로리를 가진 단백질 음식 1000kcal를 섭취했을 때 더 살이 찔 것 같지만

• 단위 : kcal

과일/음료				국			
음식명	칼로리	음식명	칼로리	음식명	칼로리	음식명	칼로리
감 중 2/3쪽	60	소주 1잔	70	가지냉국	50	새우젓무국	80
귤 소 2개	80	수정과 1캔	140	갈비탕	450	새우탕	70
딸기 중 6알	30	게토레이 1캔	80	감자달걀국	90	설렁탕	240
멜론 1쪽	30	스프라이트 1캔	100	감자양파국	120	송이버섯국	120
바나나 1개	80	식혜	100	감자탕	180	쇠고기무국	80
배 중 1/3개	50	오렌지주스	140	건새우무국	80	쇠고기미역국	110
복숭아 중 1/2개	40	요구르트 플레인	80	곰국	240	쇠고기배춧국	70
사과 1/2개	50	요구르트 딸기	100	근대된장국	90	쇠고기아욱국	100
수박 1쪽	20	우롱차 1잔	0	김치콩나물국	60	시금치된장국	100
오렌지 1/2개	50	우유 1컵 200ml	125	깻국탕	210	시금치조갯국	70
자두 2개	60	우유 저지방 1컵	100	깻잎생선완자국	120	쑥국	140
참외 1/2개	40	우유 초콜릿 1컵	170	꽃게탕	150	아욱된장국	60
키위 1/2개	50	위스키 1잔	120	꽃게해물탕	200	애탕국	150
토마토 1개	30	위스키싸워 1잔	140	냉이된장국	140	애호박꽃게맑은국	120
파인애플 1쪽	40	청주 1잔	50	달걀실파국	50	양배추냉국	110
포도 1/3송이	60	카푸치노	70	달래된장국	90	어린배추들깨국	50
녹차 1잔	0	커피(설탕)	10	닭곰탕	250	어묵국	60
데킬라선라이즈	110	커피(프림)	10	당면채소국	80	알탕	140
두유 1컵	90	커피(설탕+프림)	20	대구탕	170	열무된장국	80
카프리썬 190ml	60	커피블랙 1잔	0	도가니탕	200	영계쑥갓탕	900
립톤티 1컵	60	코코아 1잔	110	도토리묵국	100	오이냉국	40
마티니 100ml	220	콜라(다이어트)	30	동태국	170	완자국	100
막걸리 1잔	60	콜라(레귤러)	130	두부된장국	60	우거지갈비탕	200
매실주 1잔	140	파인애플주스	140	무된장국	60	우거지국	50
매실차	60	페퍼민트 1잔	250	맑은장국	120	유부된장국	80
맥주 1잔 200ml	90	포도주(백) 1잔	80	영란두부탕	130	육개장	210
맨하탄 100ml	230	포도주(적) 1잔	70	모시조개탕	70	조개탕	50
브랜디 100ml	250	포도주스 1병	140	무국	60	주꾸미탕	130
비엔나커피 170ml	70	피나콜라다 1잔	200	미나리완자탕	170	참치미역국	100
사과주스 1병	130	홍차 1잔	0	미역냉국	40	추어탕	250
샴페인 1잔	40	환타 1캔	150	바지락된장국	130	콩나물국	60
세븐업 1캔	100	네스카페 1캔	81	배춧국	70	토란국	110
				보리새우무국	80	팽이버섯감자국	60
				북어국	190	호박잎된장국	80
				삼계탕	1000	홍합탕	60

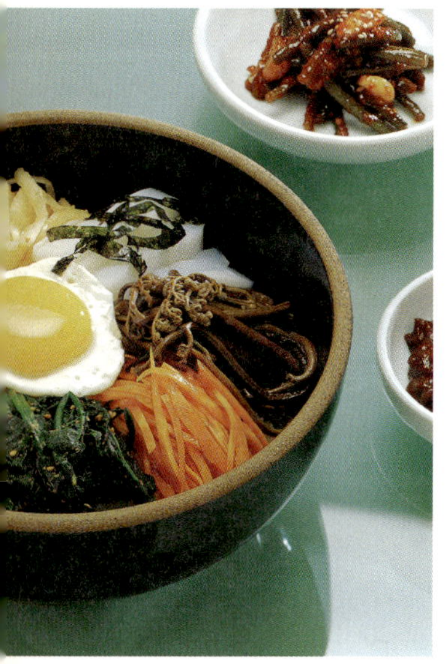

단백질은 체지방으로 전환될 확률이 지방보다 현저히 낮답니다. 그렇기 때문에 효과적인 다이어트 식단은 대부분 고단백 저지방으로 이루어져 있는 거예요. 이해가 되시죠?

• 단위 : kcal

밥/죽

음식명	칼로리	음식명	칼로리
감자밥	440	오곡밥	300
강낭콩밥	300	오므라이스	690
검정콩밥	300	오징어덮밥	550
고구마밥	300	완두콩밥	550
굴야채밥	120	우엉김밥	500
김치볶음밥	630	자장밥	370
김치콩나물국밥	490	잡곡밥	300
나물비빔밥	550	잡채밥	600
단팥죽	340	잡탕밥	580
닭죽	670	잣죽	340
당근채소주먹밥	320	장국죽	260
대추찹쌀밥	450	전복죽	200
밤밥	300	차수수밥	300
보리밥	300	차조밥	300
보리수수밥	300	찰밥	370
볶음밥	750	카레라이스	790
불고기덮밥	550	콩나물밥	370
비빔밥	560	콩밥	300
산채나물덮밥	650	콩죽	160
새우볶음밥	600	타락죽	250
생선초밥	360	팥밥	300
송이버섯덮밥	410	팥죽	320
쌀밥	300	현미밥	300
아욱죽	150	호두김밥	500
약밥	830	호박죽	250
양송이버섯죽	620	회덮밥	450
열무보리비빔밥	500	흑미밥	300
영계백숙	570	흰죽	180
영양밥	360		

구이/찜

음식명	칼로리	음식명	칼로리
가자미구이	110	전갱이소금구이	110
가자미양념구이	170	제육구이	440
가지양념구이	160	조기구이	90
갈비구이	220	주꾸미구이	100
갈치구이	130	청어소금구이	200
갈치양념구이	180	청어양념구이	250
감자버터구이	150	카레삼치구이	200
고구마버터구이	330	코다리고추장구이	80
고등어양념구이	250	홍어구이	250
굴꼬치구이	80	가자미찜	400
굴비구이	90	깻잎두부양념찜	80
김구이	10	꼬막양념찜	130
꽁치구이	160	꽃게찜	190
달걀말이	140	달걀찜	100
달걀시금치말이	140	닭찜	290
닭구이	370	대하찜	110
대합구이	300	대합찜	110
더덕구이	170	도미찜	150
도미구이	90	돼지갈비찜	230
돼지불고기	250	두부쑥갓말이찜	260
두부구이	170	두부찜	100
메기양념구이	240	떡찜	370
민어양념구이	180	메기찜	190
뱅어포구이	100	명란고추찜	100
병어양념구이	180	북어찜	170
불고기	280	새우찜	120
삼치구이	130	쇠고기대추찜	180
삼치엿장구이	200	아구찜	170
새우꼬치구이	50	자반고등어찜	220
송이버섯구이	80	전복찜	180
연어구이	180	죽순우찜	210
연어버터구이	230	코다리불고기찜	250
오징어불고기	170	토란사태찜	200
우엉양념구이	140	풋고추찜	50
이면수구이	160	홍어찜	290

조림/볶음

음식명	칼로리	음식명	칼로리
가자미조림	130	밤완자조림	100
가지볶음	50	배추조갯살볶음	100
가지조림	50	병어감자조림	150
갈치조림	150	병어강정	160
감자고구마볶음	80	삼치조림	180
감자조림	80	새우버섯볶음	130
감자채볶음	110	생선묵조림	70
고구마닭조림	150	소시지채소볶음	130
고구마줄기볶음	50	쇠고기달걀장조림	200
고등어무조림	180	쇠고기장조림	100
고등어조림	90	쑥모듬버섯볶음	110
근대쇠고기무침	150	알감자조림	110
김치야채볶음	120	어묵고추장조림	160
깻잎조림	70	어묵김조림	210
꼬막볶음	80	어묵볶음	100
꽁치조림	150	연근조림	60
낙지볶음	130	오징어볶음	170
느타리버섯볶음	110	오징어채조림	230
다시마생선조림	120	우엉조림	60
달걀조림	70	전갱이조림	150
닭조림	600	전복초	80
당근야채볶음	150	제육장조림	70
대구살전조림	190	죽순볶음	50
도미조림	120	주꾸미볶음	100
동태조림	120	청어무조림	250
두부김치볶음	100	토란조림	100
두부양념조림	130	팽이버섯볶음	90
두부조림	160	표고버섯볶음	80
마른새우무조림	90	풋고추조림	80
메추리알조림	60	피망고기볶음	250
모듬버섯볶음	110	호박마늘쫑볶음	110
무조림	50	호박버섯볶음	90
문어조림	40	홍합조림	200
미트볼조림	180		
박고지우엉조림	80		

GI 지수

GI 지수라는 용어는 생소할 거예요. GI는 Glycemic Index의 약자로서 '혈당 지수'라고 해석할 수 있어요. 공복상태에서 어떤 음식을 섭취했을 때 그 음식이 소화 흡수되면서 혈액 속의 포도당 즉 혈당을 얼마나 많이, 얼마나 빠르게 올리느냐를 숫자로 표시한 지수가 바로 GI 지수인 거예요.

즉 GI 지수가 높은 음식을 섭취하면 빠르게 혈당 수치가 상승하게 되고, 반대로 GI 지수가 낮은 음식을 섭취하면 천천히 조금씩 혈당 수치가 상승하게 되죠. 혈당이 빠르게 그리고 많이 증가하면 체지방의 분해를 방해하는 호르몬이 같이 분비되고, 급격하게 증가된 에너지는 미처 다 사용되지 못하고 체지방으로 전환되어 축적되죠. 그렇기 때문에 우리는 GI 지수가 낮은 음식들로 식단을 구성해야 해요.

'GI 지수가 높은 음식=살이 찌는 음식', 'GI 지수가 낮은 음식=살이 잘 찌지 않는 음식'이라는 공식을 확실히 암기하셨나요?

일반적으로 GI 지수가 70 이상이면 고GI 음식으로, 55 이하이면 저GI 음식으로 분류해요. 자! 그럼 일반적인 음식들의 GI 지수가 어떻게 되는지 한번 살펴봅시다.

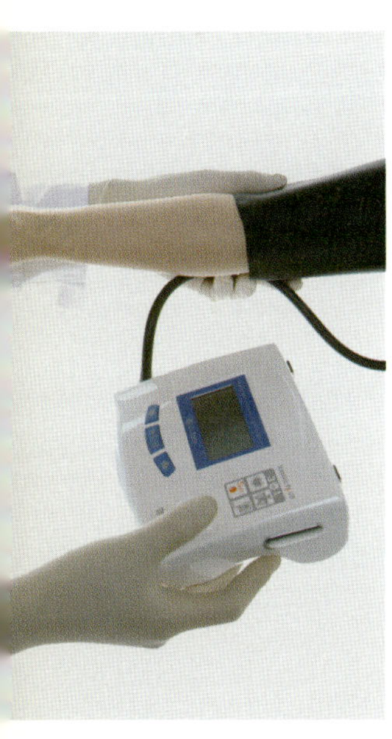

우유/유제품/알

품목	kcal
연유(가당)	82
아이스크림	65
생크림	39
크림치즈	33
드링크 요구르트	33
마거린	31
탈지유	30
버터	30
달걀	30
가공치즈	31
저지방유	26
우유	25
플레인 요구르트	25

조미료

품목	kcal
후추	73
된장	33
청국장	33
카레	49
고추냉이	44
마요네즈	15
간장	11
소금	10
양겨자	10
식초(곡물초)	3

육류/어패류

품목	kcal
구운 어묵	55
찐 어묵	51
참치통조림	50
베이컨	49
살라미 소시지	48
생선경단	47
햄	46
돼지고기	46
소시지	46
닭고기	45
오리고기	45
양고기	45
굴	44
성게	44
바지락	44
전복	43
장어구이	43
대합	42
가리비	40

육류/어패류

품목	kcal
모시조개	40
참치	40
전갱이	40
붕장어	40
새우	40
오징어	40
낙지	40
명란	40
바다빙어	40
말린 멸치	40
연어알	40
고등어	40
꽁치	40
대구	40

두류/해조류

품목	kcal
채에 거른 팥소	80
으깬 팥소	78
두부부침	46
팥	45
완두콩	45
유부	43
두부	42
연두부	42
비지	35
청국장	33
된장	33
콩	30
풋콩	30
캐슈너트(인도땅콩)	29
아몬드	25
두유	23
피스타치오	23
땅콩	20
녹미채(톳)	19
다시마	17
파래를 비롯한 녹조류	16
미역	16
김	15
한천	12
큰실말	12
우뭇가사리	11

야채/근채류

품목	kcal
감자	90
당근	80
산마(불장서)	75
옥수수	75
참마	65
호박	65
토란	64
밤	60
은행	58
고구마	55
마늘	49
우엉	45
연근	38
양파	30
토마토	30
송이버섯	29
팽이버섯	29
오크라	28
대파	28
새송이버섯	28
표고버섯	28
생강	27
양배추	26
피망	26
꼬투리강낭콩	26
무	26
죽순	26
풋고추	26
부추	26
나도팽나무버섯	26
목이버섯	26
그린 아스파라거스	25
브로콜리	25
쑥갓	25
가지	25
양송이	24
모로헤이야	24
곤약	24
여주	24
샐러리	24
무순	24
실곤약	23
양상추	23
양하	23
크레송(물냉이)	23
소송채	23
청경채	23
오이	23
샐러드채	22
죽순	22
콩나물	22
시금치	15

설탕/과자/음료

품목	kcal
백설탕	109
맥아당	105
얼음과자	100
초콜릿	90
찹쌀떡	88
벌꿀	88
도넛	86
캐러멜	86
감자튀김	85
쇼트케이크	82
핫케이크	80
미다라시 당고	79
쿠키	77
메이플 시럽	73
크래커	70
카스텔라	69
포테이토칩	60
푸딩	52
코코아	47
젤리	46
천연과즙주스	42
카페오레	39
과당	30
커피 프림	24
녹차	10
홍차	10

곡류/빵/면

품목	kcal
바게트빵	93
식빵	91
떡	85
우동	85
정백미	84
롤빵	83
팥밥	77
베이글	75
콘푸레이크	75
라면	73

곡류/빵/면

품목	kcal
마카로니	71
배아미	70
크루아상	70
현미+정백미	65
현미 푸레이크	65
파스타	65
흰죽	57
현미	56
밀가루	55
호밀빵	55
오트밀	55
메밀국수	54
중화면	50
보리	50
통밀빵	50
파스타(전립분)	50
현미죽	47

과일

품목	kcal
딸기잼	82
파인애플	65
황도 통조림	63
건포도	57
귤 통조림	57
바나나	55
포도	50
망고	49
멜론	41
복숭아	41
감	37
버찌	37
사과	36
서양배	36
키위	35
블루베리	34
서양자두	34
레몬	34
귤	33
배	32
오렌지	31
포도 통조림	31
자몽	31
파파야	30
살구	29
딸기	29
아보카도	27

다이어트 식단 짜기

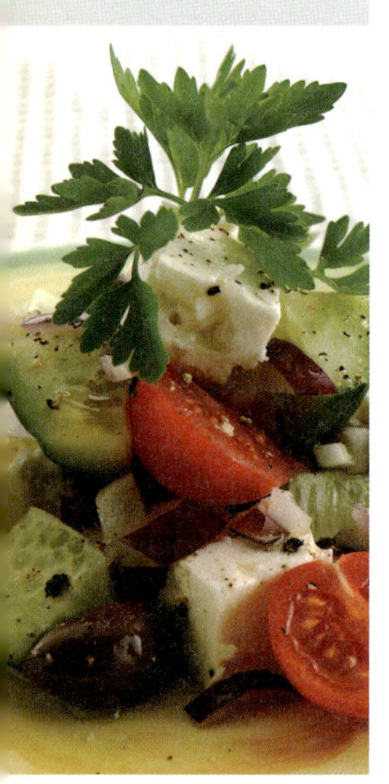

조금씩
여러 번으로
나누어 먹을 수
있도록 식단을
계획해야 해요

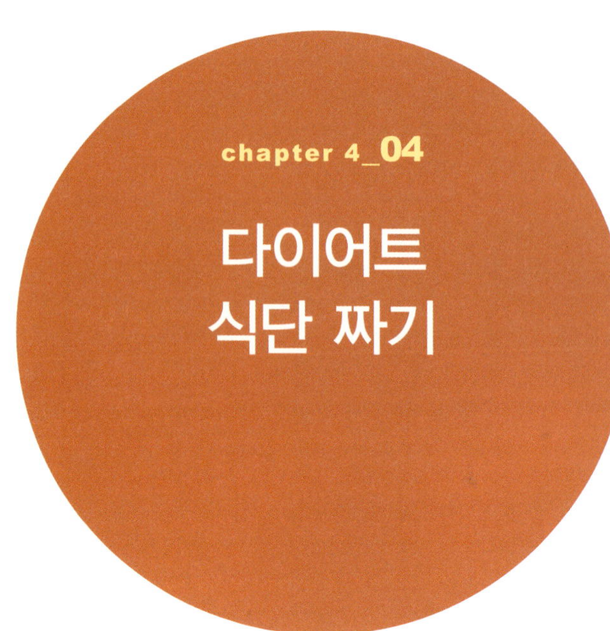

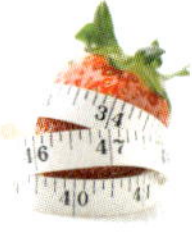

사람마다 체격조건이나 대사량이 다르고 다 이어트를 하는 목적과 목표치도 모두 다르 기 때문에 모든 사람이 똑같은 식단을 가지 고 다이어트를 할 수는 없어요. 여러분들만의 식단 을 만들어야 해요. 자신의 대사량과 활동량, 운동량, 기호 등을 모두 고 려해서 말이죠.

다이어트 식단을 구성할 때 가장 밑바탕이 되는 원칙은 칼로리와 GI 지수가 낮은 음식들로 구성해야 하고, 저탄수화물 고단백질 저지방으 로 식단을 이루어야 한다는 거예요. 칼로리와 GI 지수가 낮은 음식을 섭취해야 살이 찌지 않는다는 설명을 기억하고 있겠죠? 또 몸속에 1차적인 에너지원인 탄수화물이 적어야 우리 몸이 대체 에너지로 체지방을 꺼내서 사용하기 시작한다는 설명도 기억하고 있을 거예요. 우리 몸에 꼭 필요한 필수지방산과 불포화지방산을 제외하고는 다이어트 중에 지방이 많은 음식은 제한해야 한다는 사실, 굳이 말하지 않아도 상식적으로 알고 있겠죠?

그리고 한 가지 더! 다이어트 중에도 근육을 유지하고 생성하며 근육 파괴를 막기 위해서 많은 양의 단백질을 섭취해야 한다는 것 잊지 마세요.

<식단 예 1>

식사 1	현미밥 1/2공기, 밑반찬 아주 약간, 기름기를 제거한 참치통조림(150g), 과일 약간, 종합비타민
식사 2	사과 1개, 닭 가슴살 샐러드(닭 가슴살 1조각+각종 야채, 무지방드레싱), 호두 2알
식사 3	고구마 1개, 두부 1/2모, 저지방우유 1컵
식사 4	삶은 계란 4개(흰자 4개, 노른자 1개 반)

먼저 〈식단 예1〉은 신진대사를 활발히 하기 위해서 4끼로 나누어 섭취하도록 구성했으며 체중이 약 60kg 정도 나가는 사람을 위한 식단이

에요.

　자세히 보면 아침에 먹는 식사 1은 비교적 든든히 먹을 수 있도록 되어 있고 뒤로 갈수록 칼로리가 줄어들고 간소화해지는 것을 알 수 있을 거예요. 이는 아침에 섭취하는 칼로리는 온종일 움직이며 대부분 에너지로 사용하기 때문에 체지방으로 전환될 확률이 낮기 때문이죠.

　반대로 저녁시간에는 활동량도 줄어들고 대사량도 떨어져서 체지방이 쉽게 축적될 수 있기 때문에 저칼로리 저탄수화물 음식과 충분한 양의 단백질을 섭취하도록 했어요.

　아침에 현미밥을 넘기기 힘들다면 호밀식빵 1장 반 정도로 대체할 수도 있어요. 참치통조림은 기름기를 제거하는 것과 그렇지 않은 것 사이에 칼로리가 70~80kcal나 차이가 나니 반드시 기름기를 제거하고 드세요.

　또 과일도 탄수화물이므로 너무 많은 양을 먹는 것은 안 돼요. 사람들은 다이어트를 할 때 과일은 충분히 먹어도 된다고 생각하지만 그건 큰 실수랍니다. 비타민과 섬유질 섭취를 위해 과일은 먹는 것이 좋지만 어디까지나 적은 양만을 먹어야 해요. 특히 포도나 바나나, 수박과 같이 GI 지수가 높은 과일은 쉽게 살이 찔 수 있으니 각별히 주의하세요.

　식사 4에서 계란 4개 중 노른자는 1개만 먹는 이유는 콜레스테롤의 과잉 섭취를 막기 위해서랍니다.

<식단 예 2>

식사 1	잡곡밥 1/2공기, 구운 생선 1/2토막, 삶은 계란 2개(노른자는 1개만) 야채샐러드, 종합비타민
식사 2	고구마 1/2개, 저지방우유 1컵
식사 3	닭 가슴살 샐러드(닭 가슴살 1조각 반, 각종 야채 및 채소, 과일 약간), 호두 2알
식사 4	고구마 1/2개, 구운 소고기 살코기 100g, 호두 1알
식사 5	삶은 계란 4개(노른자는 1개 반)

<식단 예 2>는 <식단 예 1>보다 체중이 더 나가는 사람들을 위한 거예요. 살이 쪄서 체중이 더 나가는 사람일수록 음식을 조금씩 자주 먹어 신진대사량을 늘릴 필요성이 있어요. '조금씩! 자주!' 예요.

다이어트를 한다고 하면 무조건 굶으면 된다고 생각하는 사람들이 있는데 처음에는 살이 빠질지 몰라도 이내 신진대사가 느려져서 더 이상 빠지지 않게 된답니다. 그렇기 때문에 체중이 많이 나가는 사람일수록 예 2처럼 식사시간을 잘게 쪼개서 조금씩 여러 번으로 나누어 먹을 수 있도록 식단을 계획해야 해요.

식사 1에서 생선은 기름을 두른 프라이팬에 조리하지 말고 구워서 먹도록 하세요. 음식을 조리할 때 기름을 사용하면 칼로리가 천정부지로 치솟는답니다. 칼로리를 제한하기 위해 다양한 음식을 섭취하지 못해 비타민이나 미네랄이 결핍되는 경우도 있으니 다이어트 기간에는 종합비타민을 아침 식사와 함께 꼭 복용하는 것이 좋아요.

식사 5에서 계란을 다른 단백질 식품으로 대체할 수도 있지만 사실 단백질 음식은 잠들기 몇 시간 전에 먹으면 위와 장에 무리를 줄 수도 있어요. 위에서 머무는 시간이 길고 천천히 소화되기 때문이죠. 하지만 계란은 소화기관에 무리를 주지 않으면서도 양질의 단백질을 공급해주기 때문에 가장 마지막 식사로는 아주 좋은 선택이에요. 하지만 계란이 입에 맞지 않는 사람들은 두부 같은 음식으로 대체할 수도 있답니다.

<식단 예 3>

식사 1	잡곡밥 1/2공기, 과일샐러드 (과일 약간), 닭 가슴살 1조각, 호두 2알, 종합비타민
식사 2	잡곡밥 1/2공기, 귤 1개, 생선구이 1마리, 저지방우유 1/2컵
간식	단백질 셰이크 (단백질 파우더 30g)
식사 3	닭 가슴살 샐러드 (닭 가슴살 1조각 반, 각종 야채와 채소, 방울토마토)

다이어트 식단의 가장 중요한 원칙은 조금씩 자주 먹는 것이라고 강조했죠. 하지만 직장생활 등으로 인해서 하루 3끼 이상 먹기 힘든 사람들도 있을 거예요. 〈식단 예 3〉은 식사시간을 여러 번으로 나누어 먹지 못하는 여건의 사람들을 위한 것이에요. 물론 식사를 여러 번으로 나누어 먹는 사람들보다 좋은 효과를 기대하기는 어렵겠지만 현명하게 절제하며 먹는다면 하루 3끼 식사로도 체지방을 더 이상 늘리지 않으며 태울 수 있어요.

특이한 것은 식사 2(점심)와 식사 3(저녁) 사이에 간식이 있다는 점이에요. 간식을 단백질 셰이크로 소개한 이유는 편리하고 간편하기 때문이에요. 가장 마지막 식사인 식사 3에는 탄수화물이 전혀 포함되어 있지 않아요. 늦은 저녁시간에 먹는 탄수화물은 아침에 먹는 탄수화물과 다르게 대부분 체지방으로 전환되어 축적될 가능성이 크기 때문에 고강도의 운동을 병행하고 있는 경우가 아니라면 완전히 배제하는 것이 좋아요.

1. 식사는 조금씩! 자주! 적은 양의 음식을 여러 번으로 나누어서 먹어야 신진대사를 활발하게 해서 체지방은 태우고 근육을 만들 수 있어요.
2. 칼로리와 GI 지수가 낮은 음식들을 선택해야 해요.
3. 저탄수화물 고단백질 저지방 식단이 가장 다이어트에 적합해요.

4. 염분 섭취를 줄여야만 탄탄한 몸매를 만들 수 있어요. 맵고 짠 음식을 멀리하고 항상 약간 싱겁다는 생각이 들 정도의 식사를 하세요. 탄탄한 몸매를 만드는 데 아주 중요한 사항이에요.

아무리 열심히 운동한다고 해도 올바르게 먹지 않으면 절대로 날씬하고 건강한 몸매를 만들 수 없어요. 처음에는 이런 다이어트 식단이 많이 힘들고 괴롭겠지만 습관화될 때까지 참고 견딘다면 여러분은 탄탄한 몸짱이 되어 있을 거예요.

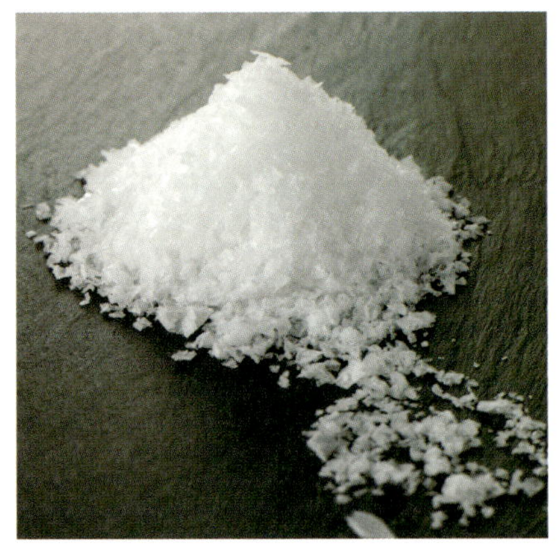

일주일 중 하루는 원하는 것을 먹는다

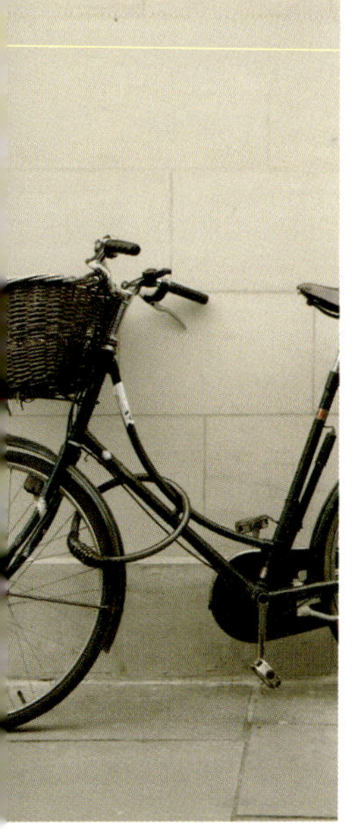

다이어트를 쉽게 포기하지 않고 장기적으로 유지할 수 있어요

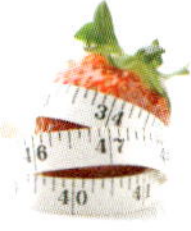

수많은 사람들이 굳은 결심으로 다이어트를 시작하지만 성공하는 사람은 극소수에 불과하죠. 그 이유는 다이어트가 정말 힘들기 때문이에요. 인간에게 식욕은 가장 강한 욕구이니까요. 아무리 정신적으로 강한 사람이라고 해도 1년 내내 닭 가슴살과 고구마만 먹으라고 한다면 아마 정신병원 신세를 질지도 몰라요.

운동 때문에 극심한 스트레스를 받는다면 조금 쉬세요. 그리고 음식 때문에 극심한 스트레스를 받는다면 먹고 싶은 것을 드세요. 그것이 스트레스를 최소화하면서 포기하지 않고 장기적으로 다이어트를 할 수 있는 요령이에요. 일주일에 한 번! 주중에 정말 뭔가가 먹고 싶다면 마음속으로 "그래! 토요일까지 꾹 참고 정말 열심히 다이어트를 하고 그 보상으로 일요일에 먹고 싶었던 것을 먹겠어!"라고 외치는 거예요.

이렇게 일요일에 한 번씩 먹고 싶었던 음식을 먹으면 놀랄 정도로 긍정적인 효과를 볼 수 있어요. 일단 먹고 싶은 것을 먹지 못하는 스트레스를 어느 정도 해소할 수 있기 때문에 다이어트를 쉽게 포기하지 않고 장기적으로 유지할 수 있어요. 또 칼로리가 낮은 음식들만 먹으며 다이어트를 해왔기 때문에 우리 몸의 기초대사량이 낮아져 있는 상태에서 한 번씩 고칼로리의 음식을 먹어주면 다시 신진대사가 활발해지고 각종 호르몬 분비가 왕성해져서 떨어진 기초대사량을 높일 수 있답니다. 단, 이 방식은 월요일부터 토요일까지 정말 열심히 그리고 성실하게 다이어트를 한 사람들에게만 적용되는 거예요.

일요일에 한 번씩 먹고 싶은 것을 먹는 것은 떨어져 있는 기초대사량을 올리기 위한 것이기도 하지만, 더 중요한 것은 한 주 동안 잘 참고 견딘 자신에 대한 보상이며 다음 한 주도 열심히 하라는 격려인 셈이에요. 일주일에 한 번 먹고 싶은 것을 먹는 것도 다이어트의 일부라는 사실을 상기하며 먹으라는 얘기지요.

보충제와 영양제를 이용하자

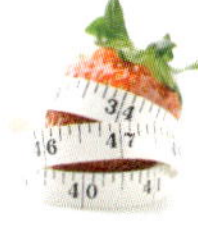

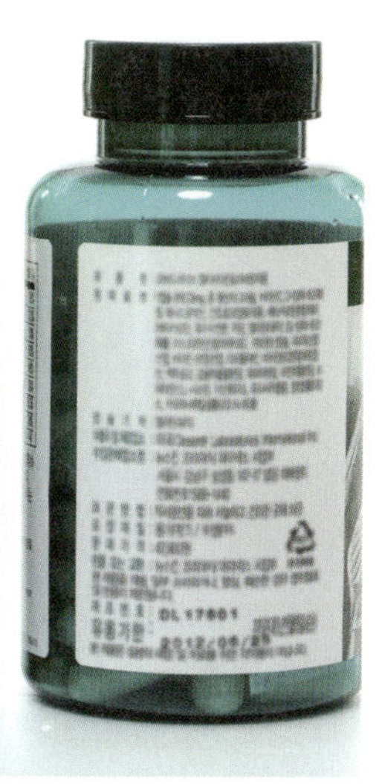

보충제와 영양제에 대해 편견을 갖고 있나요? 부족한 영양소 없이 음식을 통해 빈틈없이 섭취하고 있다면 보충제 같은 것은 필요하지 않겠지만 다이어트라는 것을 하게 되면 애기가 조금 달라져요.

보충제는 음식에서 섭취하기 힘든 영양분을 보충해주는 건강 보조제 정도로 생각하면 돼요. 다이어트는 그 특성상 칼로리를 제한해야 하고 그러다 보니 음식을 이것저것 다양하게 먹을 수가 없어요. 그렇다고 필수영양소들의 섭취를 배제할 수는 없죠. 이때 보충제나 영양제를 전략적으로 이용해야 하는 거죠.

특히 종합비타민과 오메가3와 같은 필수지방산은 여성이라면 선택이 아닌 필수라고 할 수 있죠. 또 관절이 약하다거나 골다공증과 같은 증상이 있다면 칼슘이나 글루코사민 같은 관절관련 영양제 섭취도 고려하세요. 보충제와 영양제는 몸이 힘들고 영양소가 부족해지기 쉬운 다이어트 기간 동안 여러분의 몸을 지켜줄 거예요.

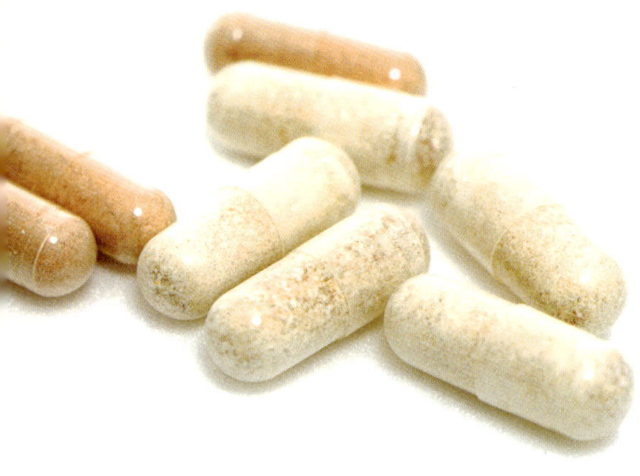

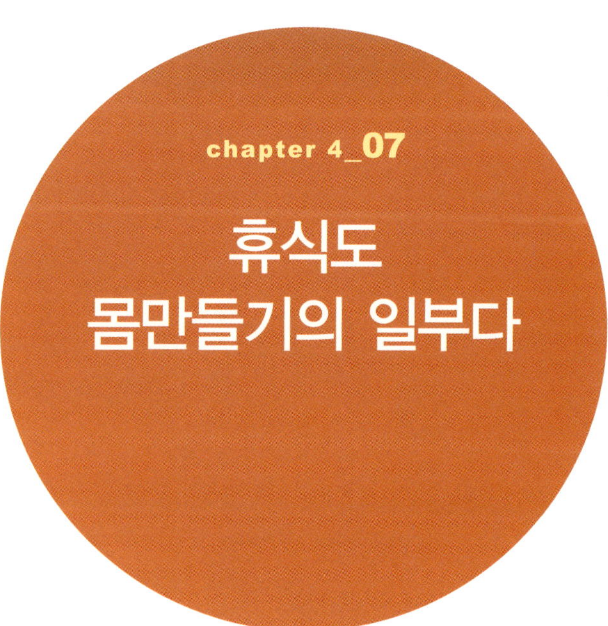

휴식도
몸만들기의 일부다

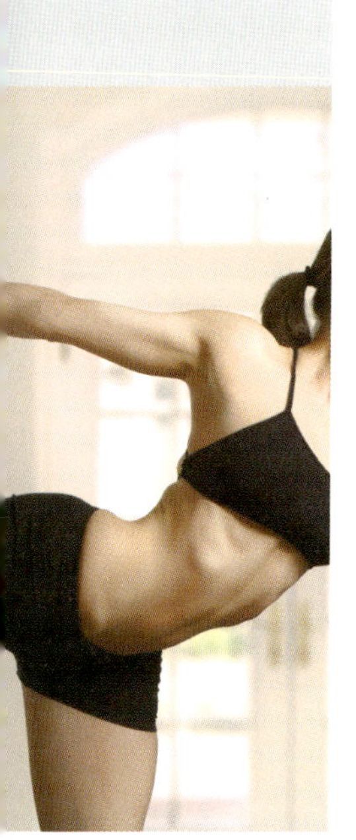

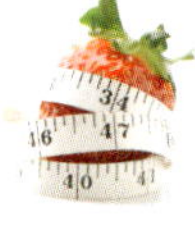

휴식은 왜 필요한가

운동을 하고 나면 사실은 근육들이 미세하게 파열되는 거예요. 그래서 그 다음 날 몸이 욱신거리고 쑤셔오는 거죠. 그러면 우리 몸은 다음에는 그 정도의 자극(운동부하)에 근육이 손상되지 않게 하기 위해서 근육을 더 강하고 단단하게 만들어요. 운동해서 근육이 경미하게 손상되면 더 강하게 근육을 회복시키고, 또 운동으로 근육이 경미하게 손상되면 또 더 강하게 근육을 회복시키고……. 이러한 과정을 반복하면서 우리 몸은 현재보다 더 강하고 단단하며 탄력 있는 근육을 얻게 되는 거예요.

그리고 이 과정에서 아주 중요한 것이 근육을 회복시키면서 더 강하게 만드는 '휴식'이에요.

정적 휴식과 동적 휴식

휴식에는 크게 정적 휴식과 동적 휴식이 있어요. 정적 휴식이란 말 그대로 움직임 없이 휴식을 취하는 것이고, 동적 휴식은 아주 낮은 강도의 운동 등으로 몸을 움직여서 빠른 회복을 꾀하는 방법이에요.

휴식에서 가장 중요하고 큰 부분을 차지하는 것이 대표적인 정적 휴식인 수면이에요. 수면을 취하는 동안 성장호르몬이 많이 분비되기 때문에 근육을 회복시키고 성장시키고자 운동을 한다면 수면을 전략적으로 이용해야 해요. 최소한 6시간 이상의 수면시간을 확보해야만 운동과 다이어트로 지쳐 있는 몸을 회복시킬 수 있고 근육성장도 기대할 수 있답니다.

한편으로 동적 휴식을 취하는 것이 피로회복에 훨씬 효과적일 수도 있어요. 강도 높은 운동을 하면 젖산과 같은 피로물질이 체내에 남아 근육통을 유발하고 몸을 피로하게 만들죠. 그렇게 몸이 아프고 힘들 때 가벼운 워킹이나 산책 등 저강도의 유산소성 운동을 함으로써 체내에 산소를 충분히 공급하면, 그 산소는 혈액을 타고 근육에 도달해 피로물질들을 상당부분 제거해 준답니다.

운동이 끝나고 난 직후 정리운동을 실시하는 이유도 바로 피로물질의 과다 축적을 막고 올라간 체온을 서서히 내리기 위해서랍니다. 너무 힘든 상태가 아니라면 몸을 조금씩 움직임으로써 더욱 빠른 회복을 촉진할 수 있다는 사실을 기억하세요.

오버트레이닝 대처법

오버트레이닝신드롬(과훈련증후군)은 특이하게도 목표를 향한 의지가 아주 강한 사람들에게 나타날 수 있는 증상이에요. 오버트레이닝은 몸이 회복할 시간을 주지 않고 계속해서 높은 강도로 운동했을 때 나타나는 증상으로 각별히 조심해야 해요.

오버트레이닝의 주요 증상으로는 근력과 지구력 감소, 만성피로, 휴식 때 맥박 수 증가, 불면증, 두통, 생리불순, 근육량 감소, 위장장애, 면역력 저하, 집중력 저하, 우울증 등이 있어요. 이토록 많은 부정적 영향을 주는 오버트레이닝은 어떻게 피해갈 수 있을까요?

우선은 체력수준이 높아질 때까지 운동 강도를 점진적으로 늘려나가는 것이 중요해요. 자신의 체력수준을 감안한 운동 프로그램을 따라야만 오버트레이닝을 예방할 수 있어요.

두 번째로, 일주일에 최소 하루는 완전하게 휴식을 취하세요. 그래야만 근육의 회복과 성장을 도모할 수 있고 다음 날부터 다시 시작되는 운동에 정신적, 육체적으로 대비할 수 있으니까요.

세 번째는 운동과 다이어트에서 오는 스트레스를 적절한 방법으로 풀라는 거예요. 피할 수 없다면 대처하는 방법을 찾아야 해요. 좋아하는 음악을 듣는다거나 평소 보고 싶었던 영화를 본다거나 악기를 배워 본다거나 아니면 게임 같은 것을 조금씩 즐기는 것도 스트레스 해소에 아주 큰 도움이 된답니다.

마지막으로 몸이 하는 말에 귀를 기울이세요. 이게 가장 중요해요. 우리 몸은 스스로를 보호하기 위해서 문제점이 생기기 전에 반드시 어떤 신호를 보내요. 예를 들어 감기가 온다 싶으면 컨디션이 나빠지고 몸이 으슬으슬 추워지기 시작하죠. 몸이 보내는 이 신호를 감지하고 몸을 따뜻하게 하고 약을 먹는다면 감기를 예방할 수 있을 거예요. 마찬가지

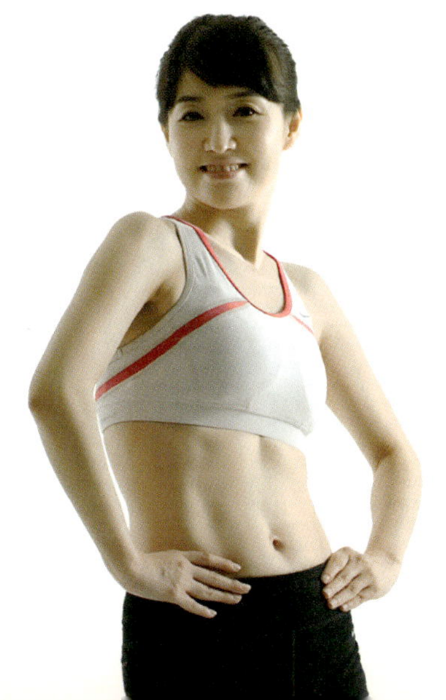

로 계속되는 운동과 힘든 다이어트로 오버트레이닝 증상이 나타나려고
한다면 틀림없이 몸은 신호를 보내요. 몸이 쉬라고 말을 한다면 쉬세요.
그 휴식이 여러분들을 지켜줄 거예요.

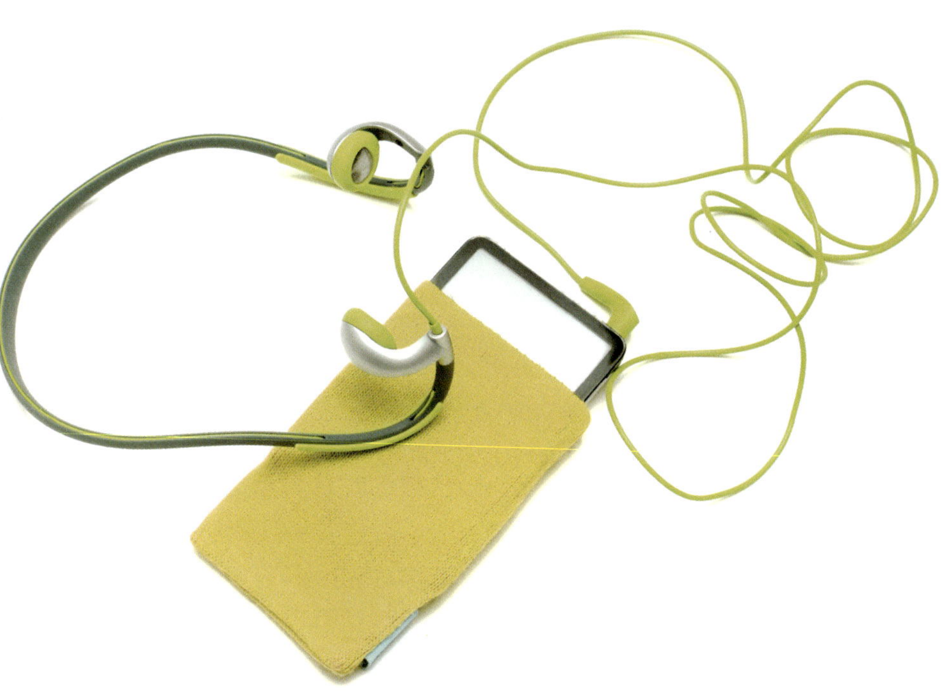

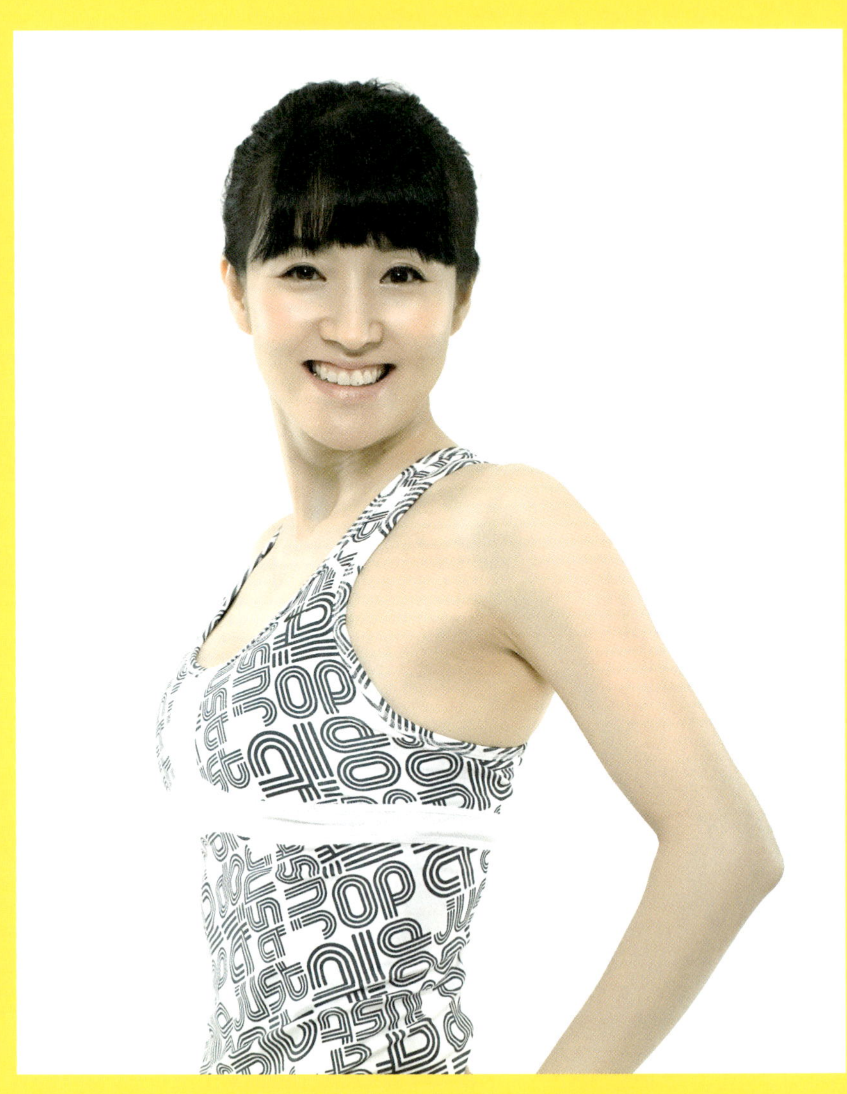

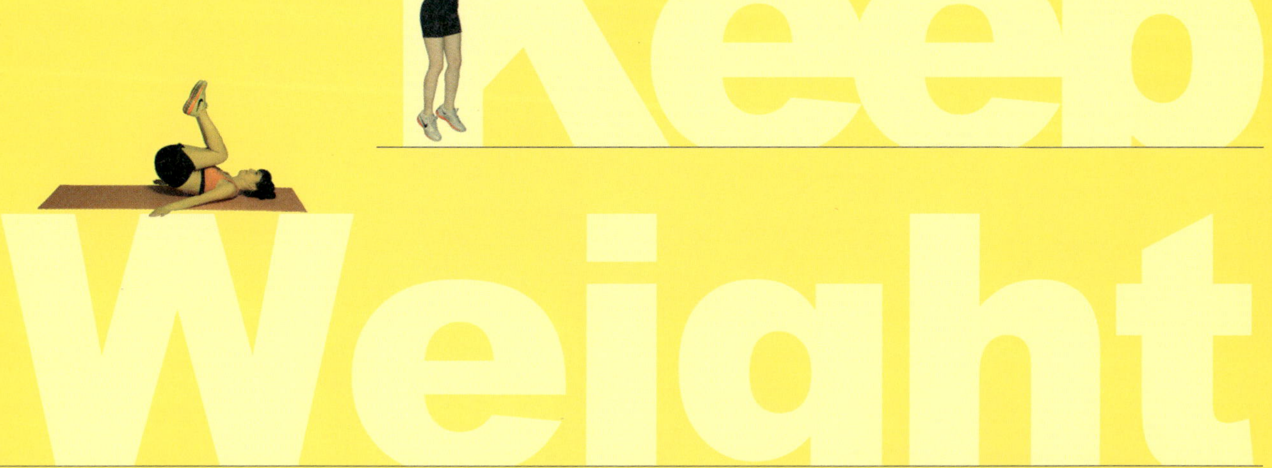

Keep Weight Training

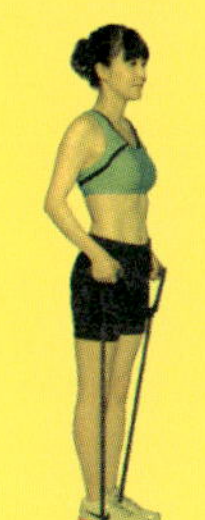

평생 날씬하게 살기

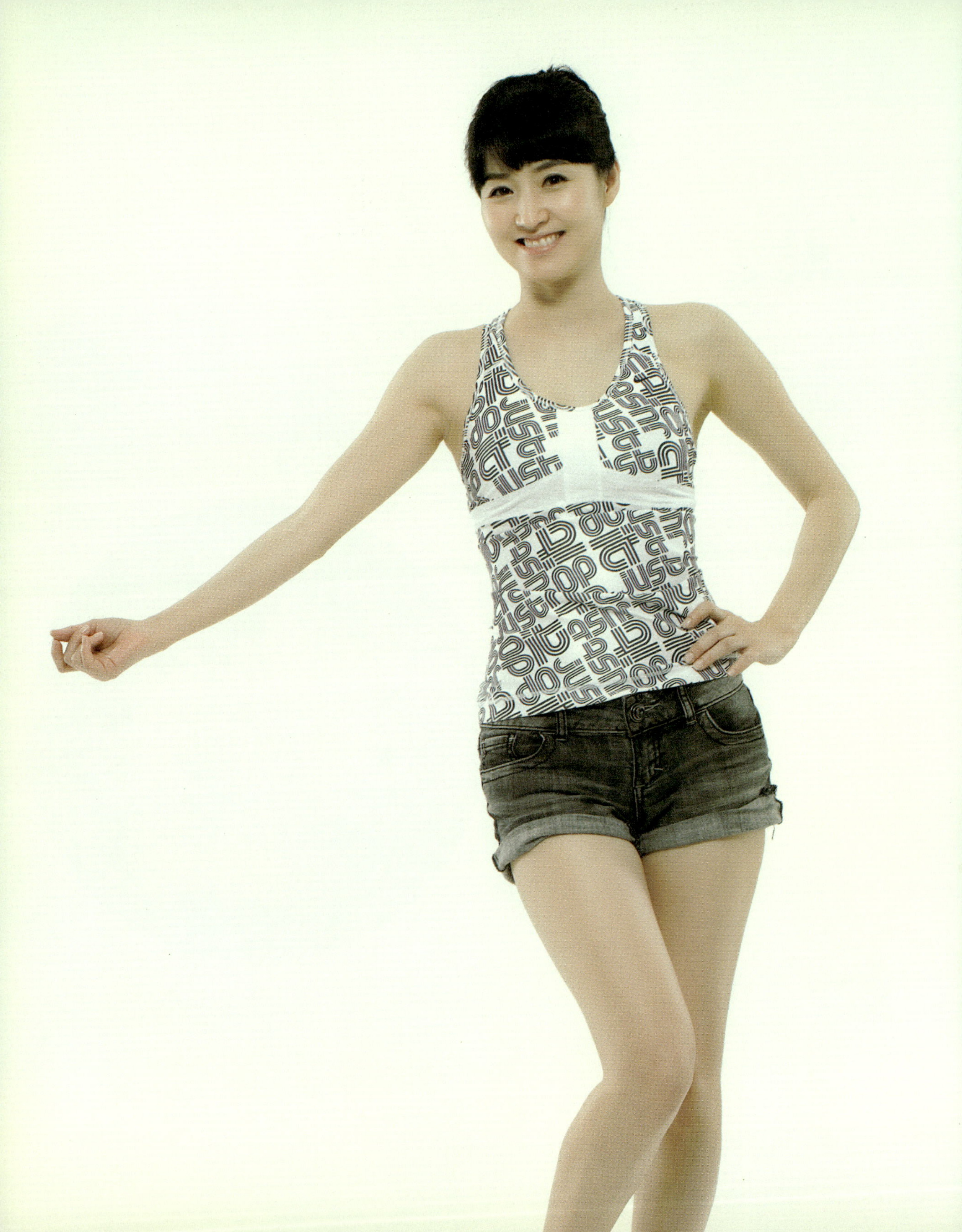

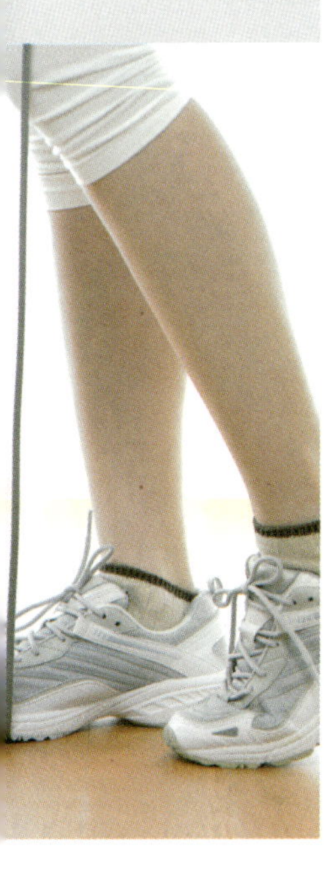

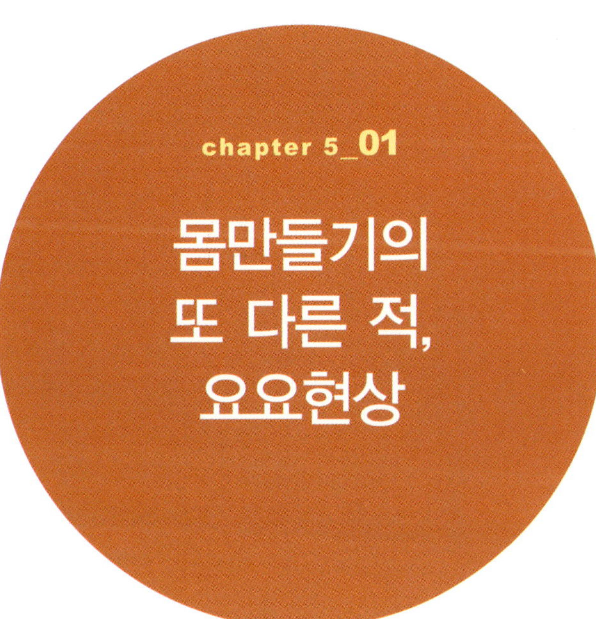

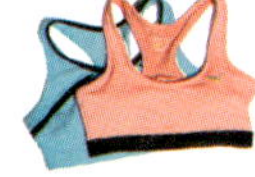

절대로 굶지 않는다

요요현상이 찾아오는 가장 큰 이유는 극단적인 칼로리 제한으로 인한 근육량 감소라고 했던 말 기억하시죠? 절대로 굶어서는 안 돼요. 굶으면 그 결과 근육량이 감소하고 기초대사량이 떨어져 다이어트가 끝나자마자 요요현상이 온다는 것, 꼭 기억하세요! 성공적인 다이어트를 하려면 적은 양의 음식을 조금씩 자주 먹어야 해요. 하루 3끼가 아닌 4~6끼로 나누어 먹는 방법을 추천해요. 조금씩! 자주!

근력운동을 열심히 한다

보통 여성들은 다이어트를 할 때 근력운동의 필요성을 인정하지 않는 경우가 많아요. 하지만 유산소운동만으로 체중을 많이 줄여서 다이어트에 성공한 것처럼 보이는 사람들도 다이어트가 끝나고 나면 그 기간 동안 떨어진 기초대사량으로 인해 다시 쉽게 살이 찌는 경우가 많아요. 근력운동을 병행하는 이유는 기초대사량을 높여서 체지방의 연소를 더욱 가속화하고 쉽게 살이 찌지 않는 체질로 바꾸어 다이어트가 끝났을 때에도 살이 늘어지지 않고 탄력을 유지하기 위해서예요.

평생 올바른 식습관을 유지한다

정해놓은 기간 동안 열심히 노력해서 원하는 결과를 얻었다면 그에 대한 보상으로 먹고 싶었던 음식을 조금씩 먹는 것은 육체적, 정신적으로도 상당히 이롭지만 어디까지나 기본적인 식단은 저칼로리 고단백질 저지방을 유지해야 한답니다. 그래야만 힘들게 이루어낸 값진 건강과 날씬한 몸매를 계속 유지해나갈 수 있으니까요.

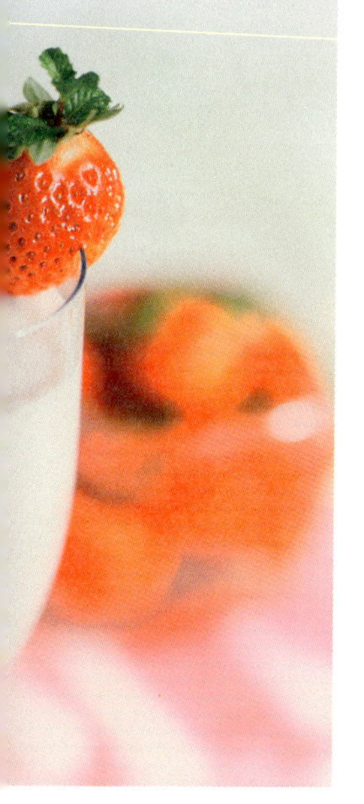

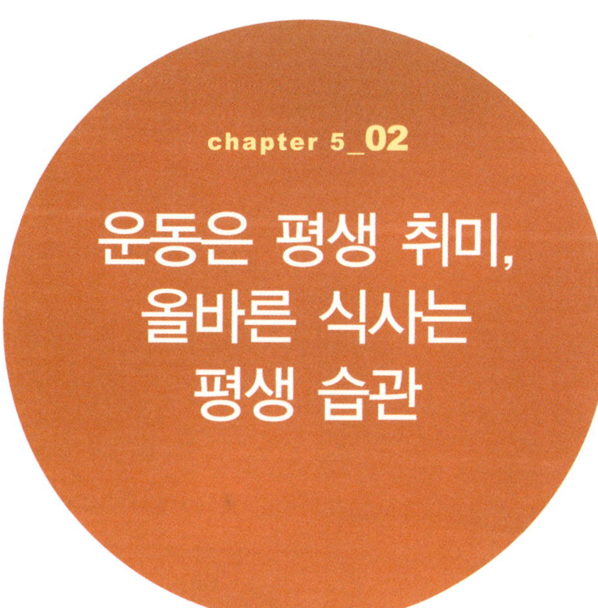

운동은 평생 취미, 올바른 식사는 평생 습관

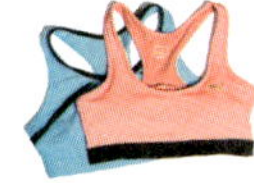

열심히 운동하고 올바른 식사법을 배우고 실천함으로써 날씬한 몸매와 튼튼한 체력 그리고 세상에서 가장 소중한 건강을 얻었어요.

이 소중하고 값진 결과물을 어떻게 하면 평생 유지할 수 있는지 이제 다들 알고 있겠죠? 네, 맞아요. 계속해서 운동하고 올바른 식단을 유지하는 것 말고는 다른 방법이 없어요.

처음에는 힘이 들고 즐거움을 느끼기가 어렵겠지만 끈기 있게 계속하다 보면 점점 날씬해지고 건강해지는 자신의 모습을 보면서 운동의 진정한 즐거움을 느끼게 되는 날이 올 거예요. 그리고 그 즐거움을 알게 되는 순간부터 여러분은 절대로 운동을 놓지 못할 거예요.

올바른 식사습관도 마찬가지예요. 처음에는 간이 되어 있지 않고 지나치게 담백한 탓에 먹는 것이 힘들겠지만, 시간이 지나면 차츰 적응해 나중에는 오히려 맵고 짠 음식 때문에 속이 불편해지는 순간이 올 거예요. 자기 자신도 모르는 사이에 습관이 되는 거죠.

하지만 죽을 때까지 평생 다이어트 음식만 먹으라는 얘기는 아니에요. 사람인 이상 그렇게 살 수는 없죠. 가끔씩 자신이 먹고 싶은 음식도 먹을 수 있어요. 하지만 일주일에 하루 정도(보통 일요일)로 제한해야 하고 그 양도 자신이 조절할 수 있어야 해요.

이렇듯 운동과 올바른 식사가 평생 취미 그리고 평생 습관으로 자리 잡을 수 있다면, 여러분은 평생 동안 건강하고 날씬하게 살아갈 수 있는 발판을 마련한 거예요.

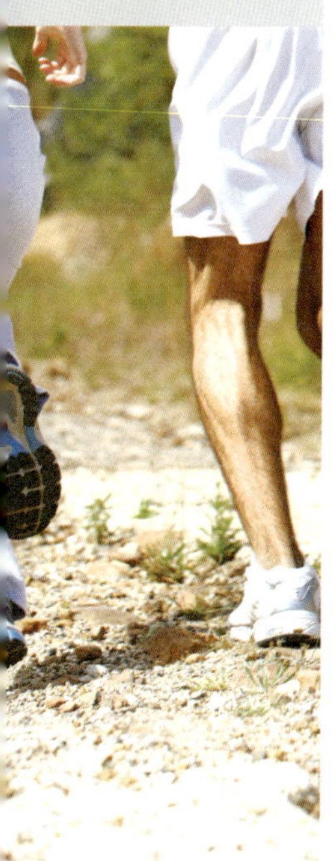

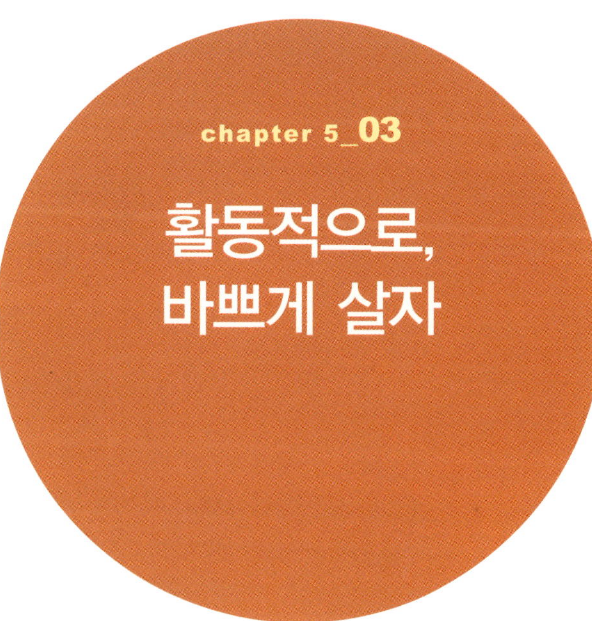

활동적으로, 바쁘게 살자

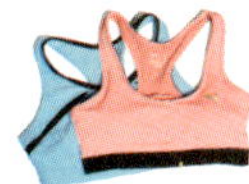

가만히 앉아 있는데 이루어지는 것은 아무것도 없답니다. 내가 원하는 것이 있다면 그것을 얻기 위해서 당장 움직여야 해요! 가만히 앉아서 '나는 왜 이럴까?' 하고 신세한탄을 해봐야 달라지는 것은 아무 것도 없어요. 날씬하고 건강하며 탄력 있는 몸매를 원한다면 가만히 앉아서 생각만 하지 말고 지금 당장 일어나서 움직이세요!

활동적으로 움직이는 사람들은 그렇지 않은 사람들에 비해 각종 호르몬 분비도 왕성하고 신진대사도 활발하며 정신적인 스트레스도 적게 느낀다고 해요. 건강하고 날씬한 것은 말할 것도 없고요. 반면 비활동적

인 사람들은 우울증을 가진 경우가 많고 정신적 스트레스에 매우 취약
하며 비만인 경우가 많다는 연구결과가 있어요.

하루하루 자신의 목표를 위해 바쁘게 활동적으로 움직이다 보면 자
신도 모르는 사이에 놀라울 정도로 날씬해지는 것은 물론 긍정적인 사
고방식을 가진 사람으로 변하게 될 거예요.

가족들을 날씬하게 만들자

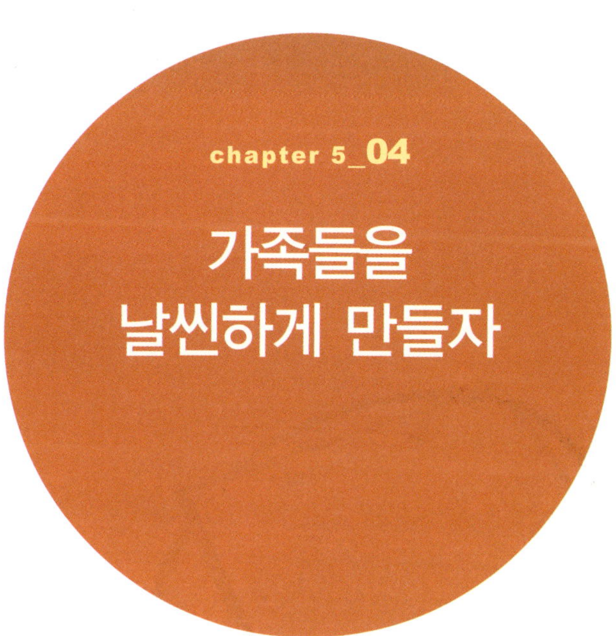

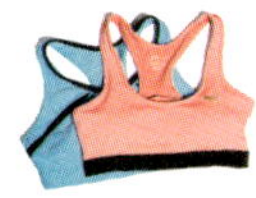

단지 남편과 아이들을 날씬하게 만들기 위해서 다이어트를 권하라는 것은 아니에요. 날씬해지기 위해서 운동을 열심히 하다 보면 활력과 자신감이 생기며 정신적으로도 강하고 긍정적인 사람이 될 수 있어요. 이는 남편의 사회생활에 무척이나 큰 플러스 요인이 될 것이고, 아이들도 건강하고 바르게 자랄 수 있도록 해줄 거예요.

이처럼 가족들이 공통된 목표를 향해 다 같이 몸만들기를 하고 건강한 식단을 공유한다면 그 중 한 명이 힘들어서 그만두려고 할 때 서로 끌어주고 밀어주며 끝까지 포기하지 않도록 도와줄 수 있을 거예요.

세상에서 나에게 가장 중요한 것은 '건강'이고, 화목한 가정을 위해 가

장 필요한 것도 바로 '건강'이라는 점을 잊지 마세요.

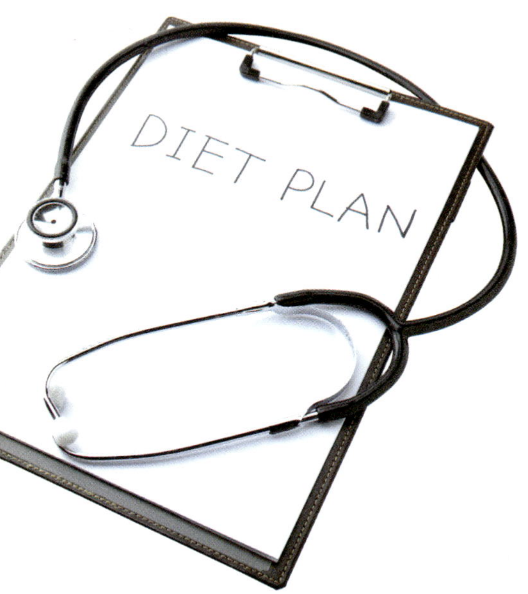

Part 5

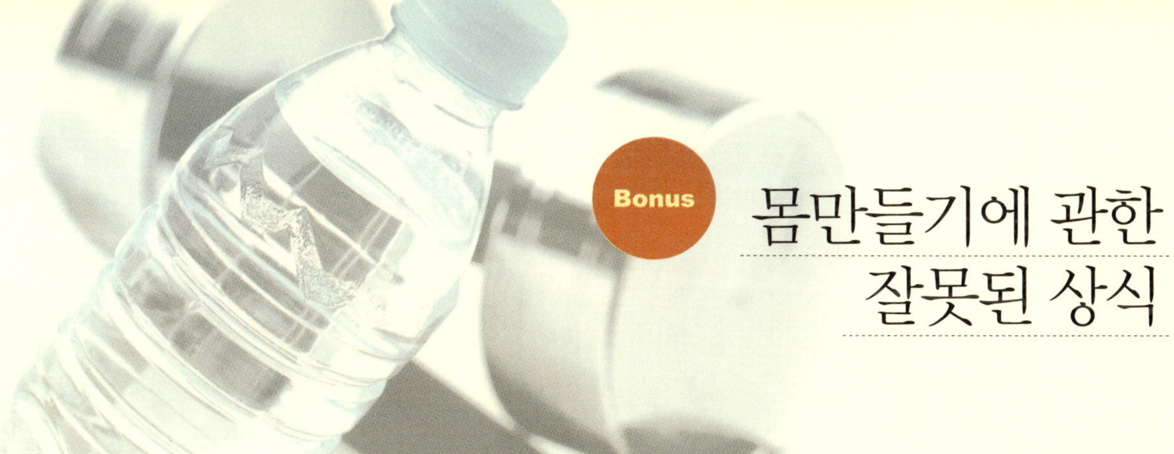

몸만들기에 관한 잘못된 상식

근육을 만들고 체지방을 줄이기 위해서 매일 운동해야 한다는데 사실인가요?

아니요. 근육은 쉬는 동안 자라기 때문에 운동을 하지 않고 완전히 쉬는 날이 반드시 최소 주 1회 이상은 있어야 해요. 또 휴식 없이 매일 운동하면 오버트레이닝이 되어서 오히려 역효과가 난답니다.

운동을 하고 나서 아픈 부위는 또 운동으로 풀어줘야 한다는데 사실인가요?

아니요. 우리가 특정부위를 집중해서 운동함으로써 강한 자극을 주면 그 다음 날부터 그 부위가 쑤셔오기 시작하죠. 이 통증은 흔히 '기분 좋은 통

251

증'으로 불리는데 근육의 성장에 꼭 필요한 전조증상이기 때문에 완전
히 회복이 될 때까지 그 부위를 운동하면 안 된답니다. 근육은 자극을
주고 회복할 시간을 주어야 성장할 수 있기 때문이에요. 하지만 낮은 강
도의 유산소성 운동은 오히려 추천해요. 원활한 산소공급으로 빠른 회
복을 가능하게 하니까요.

많이 걸으면 다리에 근육이 생
겨 두꺼워진다는데 사실인가
요?

아니요. 근섬유는 크게 두 가지로 나눌 수 있어
요. 빠르게 걷기와 같은 유산소성 지구력운동은
속근섬유가 아닌 지근섬유를 자극하기 때문에 근
육이 커지고 두꺼워질 염려는 하지 않아도 된답니다. 다이어트를 위해
서 칼로리를 제한하고 있는 상황에서 지근섬유를 사용하는 걷기운동으
로 다리 근육이 커지는 일은 불가능해요.

근력운동을 하면 살이 근육으
로 바뀌어서 안 빠진다는데 사
실인가요?

아니요. 아주 오래 전부터 존재했던 가장 잘못된
속설 중에 하나예요. 우리가 말하는 살(체지방)과
근육은 그 성분부터가 완전히 다르답니다. 절대

로 살이 근육으로 전환될 일은 없어요. 다만 근력운동을 열심히 하면서 유산소운동을 게을리 한다거나 식단관리를 하지 않고 아무 것이나 다 먹으면, 근육은 발달하는데 체지방이 빠지지 않아 살이 단단하게 느껴질 수는 있겠죠. 그렇다고 해서 살이 근육으로 바뀌었다고 착각해서는 안 돼요.

다이어트 할 때 과일은 마음껏 먹어도 된다는데 사실인가요?

아니요. 과일도 당분(탄수화물)으로 이루어져 있어요. 과일은 우리 몸에 꼭 필요한 에너지와 비타민, 섬유질 등을 공급해주기 때문에 맘껏 먹는다면 당분을 과다 섭취하게 되고, 사용하지 못한 당분은 다른 음식들과 마찬가지로 모두 체지방으로 전환되어 축적돼요. 특히 바나나와 포도, 수박 등 당도가 높은 과일들은 더 살이 찌기 쉬우니 아침 식사에 먹거나 운동이 끝난 직후에 먹는 등 현명하게 섭취해야 해요.

다이어트에 성공하려면 저녁을 굶어야 한다는데 사실인가요?

아니요. 저녁을 굶으면 초반에는 빠르게 체중이 줄어들기 때문에 단기적으로 봤을 때는 다이어트에 효과적이라고 생각할 수도 있지만 장기적으로 봤을 때는 좋은 방법이 아니랍니다. 일단 굶으면 사람의 몸은 적은 칼로리로도 몸을 유지하기 위해서 대사량을 낮추기 시작해요. 저녁에도 식사를 하되 아침 식사와 점심에 비해서 탄수화물의 양을 현저히 줄인 식단으로 구성해야 해요.

다이어트 할 때 지방으로 된 음식은 무조건 제한해야 한다는데 사실인가요?

아니요. 지방 또한 우리 몸에 꼭 필요한 3대 영양소 중의 한 가지라는 사실을 잊어서는 안 돼요. 물론 단위 g당 높은 열량을 가지고 있고 먹어도 먹어도 계속 먹고 싶게끔 하는 특유의 맛이 있어서 다이어트 할 때는 가장 경계해야 할 영양소지만 몸에 유익한 불포화지방으로 이루어진 음식들을 섭취하도록 노력해야 해요.

운동이 끝나고 나서 물을 마시면 다시 살이 찐다는데 사실인가요?

아니요. 운동이 끝나고 난 직후에 체중을 재어서 급격한 체중감량을 확인했다면 그건 줄어든 체지방의 양뿐만이 아니라 운동 중 땀 배출로 인한 몸

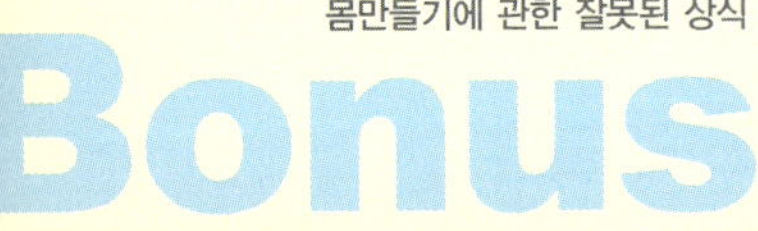

의 수분 손실도 포함하고 있다는 사실을 알아야 해요. 몸의 수분 손실로 인한 체중감량은 다시 물을 마시면 몸의 수분이 보충되면서 원래대로 돌아가는 체중이므로 진정한 의미의 체중감량이라고 할 수 없어요. 어차피 물을 마시면 돌아가는 체중이므로 신경 쓰지 말고 운동이 끝나면 충분한 양의 수분을 섭취해서 탈수를 막고 신진대사가 원활해질 수 있도록 해야 한답니다.

아니요. 운동으로 이룬 체중감량은 불필요하게 축적된 체지방이 줄어들어서 생긴 결과지만 사우나를 통해 이룬 체중감량은 몸의 수분이 땀으로 배출되면서 생긴 일시적인 현상이기 때문에 진정한 체중감량이라고 볼 수 없어요. 오히려 탈수 등의 위험이 있으므로 사우나에 가서 땀을 흘리기보다는, 체육관에 가서 땀 흘려 운동하는 것이 안전하고도 올바른 방법이랍니다.